SUSAN ALBERS

Erhöhen Sie Ihren EatQ

SUSAN ALBERS

Erhöhen Sie Ihren
EatQ

Intelligent mit Gefühlen umgehen
und dabei abnehmen

Aus dem Englischen
von Ulrike Strerath-Bolz

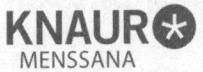

Die amerikanische Originalausgabe erschien 2013
unter dem Titel »EAT.Q.: Unlock the Weight-Loss Power of Emotional Intelligence«
bei HarperOne, an imprint of HarperCollins Publishers, LLC., New York.

Besuchen Sie uns im Internet:
www.mens-sana.de

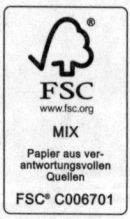

FSC
www.fsc.org
MIX
Papier aus ver-
antwortungsvollen
Quellen
FSC® C006701

© 2013 Susan Albers
Für die deutschsprachige Ausgabe:
© 2014 Knaur Verlag
Ein Unternehmen der Droemerschen Verlagsanstalt
Th. Knaur Nachf. GmbH & Co. KG, München
Alle Rechte vorbehalten. Das Werk darf – auch teilweise – nur mit
Genehmigung des Verlags wiedergegeben werden.
Redaktion: Martina Darga
Umschlaggestaltung: ZERO Werbeagentur, München
Umschlagabbildung: FinePic®, München
Satz: Adobe InDesign im Verlag
Druck und Bindung: CPI books GmbH, Leck
ISBN 978-3-426-65732-4

2 4 5 3 1

Inhalt

Vorwort

Lust auf ein Geheimnis? Eine der besten Sachen, die Sie für Ihre Gesundheit tun können, ist, gutes Essen zu sich zu nehmen, aber nicht zu viel und nicht zu wenig. Sie wissen schon, es geht um diese bizarre, rätselhafte Welt der kontrollierten Mengen, die nur normale Esser irgendwie meistern. In den letzten zwei Jahrzehnten, in denen ich mit Patienten zu tun hatte, habe ich festgestellt, dass die meisten wissen, was sie essen sollen, aber sie kämpfen mit den Mengen oder sie essen aus den falschen Gründen, in der Regel in Verbindung mit Emotionen und eingefleischten schädlichen Verhaltensmustern.

Und es überrascht wenig, dass das Wissen um das *Was* uns nicht sehr viel weiterbringt, wenn es um die Pilgerfahrt der Gabel zum Mund geht.

Ich verstehe etwas davon, weil ich in Harvard Integrative Medizin studiert habe und weil ich den *New-York-Times*-Bestseller *The Hormone Cure* geschrieben habe. Vor allem aber verstehe ich etwas von den Problemen rund um Essen und Körpergewicht, weil ich die letzten vier Jahrzehnte in einem weiblichen Körper verbracht habe und außerdem mindestens drei Mal am Tag damit zu tun habe.

Wenn Sie sich wie die meisten Leute – übergewichtig oder nicht – mit dem Thema Essen herumschlagen, dann verbringen Sie viel Zeit damit, darüber nachzudenken, dafür zu schwärmen und zu planen, was Sie essen werden. Vielleicht geloben Sie immer wieder an den Montagen entschlossen, die neueste Modediät auszuprobieren. Vielleicht spitzen Sie die Ohren, wenn jemand in Ihrem Bekanntenkreis ein neues Nahrungsergänzungsmittel hat, von dem Sie hoffen, es werde Ihre Probleme mit dem Essen ein für alle Mal lösen. (Leider gibt es ein solches Nahrungsergänzungsmittel nicht. Nahrungsergänzungsmittel verteuern nur Ihren Urin.) Und sehr wahrscheinlich essen Sie, wenn Sie gestresst sind. Drohende Abgabetermine, ein krankes Kind, hilfsbedürftige Eltern und viel zu wenig Zeit – Sie essen, um die Stresshormone zu besänftigen, die in Ihrem Organismus Chaos und Verwüstung anrichten.

Und an dieser Stelle kommt Dr. Susan Albers ins Spiel. Susan ist nicht einfach nur irgendeine Psychologin, sie hat sich auf achtsames Essen, Emotionale Intelligenz, Gewichtsabbau und – o ja! – die vielen unheimlichen Dinge spezialisiert, die wir rund um das Thema Körperwahrnehmung erleben.

Die Kurzfassung: Susan ist echt. Sie ist die Psychologin, deren Bücher Sie lesen und von der Sie sich anleiten lassen sollten. Gestatten Sie ihr, Ihre steinige Beziehung zum Essen zu heilen. Susan hat ein sehr wirkungsvolles Buch geschrieben – dies halten Sie nun in der Hand. Es ist ein Buch mit dem Potenzial, Ihre Beziehung zum Essen entscheidend zu verbessern und Ihr Leben zu verändern. *EatQ* ist eine faszinierende Mischung aus einem Buch über Emotionale Intelligenz und einer Anleitung, diese konkret auf Ihr Essverhalten zu übertragen.

Susan ist nicht nur Ernährungsexpertin. Sie hat einen Doktor in Psychologie, hat ihr Klinik-Praktikum an der Universität von Notre Dame absolviert und nach ihrer Dissertation an der Universität Stanford gearbeitet. Ein Jahrzehnt lang hat sie wichtige Arbeiten über das Thema »Achtsames Essen« veröffentlicht, und sie hat das Leben Tausender Menschen verbessert, indem sie ihnen praktische Hinweise gegeben hat, wie man sich anders ernährt, vor allem durch kognitives Training und Verhaltensänderung. Schon deshalb wäre ich gern ihre Klientin und ihre Freundin und würde sie mit Vergnügen mal zu einer Portion Grünkohl mit Quinoa einladen.

Was ich durch EatQ gelernt habe

EatQ hat meine eigene Beziehung zum Essen verbessert und mein Leben verändert. Ehrlich, Susan hat mich im Sinn gehabt, als sie das Diagramm in Kapitel 1 entwickelte. Sie strickt die wichtigsten psychologischen Konzepte unserer Zeit zusammen und wendet sie auf mich und mein Essen an. Wie unglaublich ist das denn?

Beim Thema »Emotionale Intelligenz« (EQ) geht es darum, klüger mit zwischenmenschlichen Beziehungen umzugehen. Susan überträgt die Grundsätze des EQ aufs Essen, und das ist eine sehr gute Idee. In ihrer ganz eigenen witzigen, trockenen Sprache zeigt sie, dass alles, was für Führungskräfte gilt, auch für Esser seine Gültigkeit hat. Ihre Checklisten sind wirkungsvolle Werkzeuge, die Ihnen alles zeigen, was Sie über Ihr Essverhalten wissen müssen.

Wegweiser, Therapeutin und Freundin

Vermutlich haben Sie schon mal Michael Pollans Mantra gehört: »Essen Sie richtiges Essen. Nicht zu viel. Hauptsächlich pflanzlich.« Ich liebe Michael Pollan, aber er ist keine Freundin, und wenn er mir sagt, ich soll nicht so viel essen, dann erwacht mein Widerspruchsgeist, und ich will genau das Gegenteil tun. Wie Eva im Paradies, nur dass ich statt eines Apfels mein Lieblingsessen haben will. Erdnussbutter! Dunkle Schokolade! Malbec!

Susan ist ein Wegweiser. Und sie ist das richtige Mädchen für den Job. Sie ist geradezu besessen davon, unsere Probleme mit dem Essen aufzudröseln und durch Ess-Intelligenz zu ersetzen. Was sie da macht, ist unglaublich verführerisch. Ich würde wirklich so weit gehen zu sagen, dass es das klügste Buch über die Verbesserung unserer Essgewohnheiten ist, das ich je gelesen habe.

Und wer braucht so etwas nicht? In all den Jahren, die ich mich um Männer und Frauen kümmere, habe ich nur eine Handvoll normale Esser kennengelernt. Zum Beispiel meine Freundin Allison. Sie schneidet sich ein winziges Stückchen Käse ab, wenn unsere Familien sich zum Abendessen treffen. *Ihre Käsescheibe ist so dünn, dass man hindurchsehen kann. Dann legt sie sie auf einen glutenfreien Cracker und nimmt einen winzigen Bissen davon.* Dann legt sie den Cracker mitsamt dem Käse auf ihren Teller und kaut bedächtig, etwa dreißig Mal, bevor sie schluckt. Das habe ich noch nie im Leben gemacht. Aber sie ist ein *normaler Esser. Solche Leute sind unglaublich selten.*

Wir anderen brauchen dieses Buch.

Es gibt Menschen, die haben ein Thema durchdrungen und sind in der Lage, es auf einfache, aber unwiderstehliche Weise weiterzuvermitteln. Susan gehört dazu. In diesem Buch bietet sie uns ihre umfangreichen Kenntnisse darüber an, warum wir wider besseres Wissen zu viel essen. Und was noch wichtiger ist, sie zeigt uns Alternativen auf. Keine verrückten, abgedrehten Alternativen, sondern solche, die wir mit Händen greifen können. Würde eine Freundin beim Abendessen von diesen »Heilmitteln« erzählen, würde man gespannt zuhören, mitgerissen von ihrer Klugheit.

Es ist an der Zeit

EatQ ist entwaffnend einfach. Als ich Susans Buch las, konnte ich kaum mehr aufhören, weil ich so gefesselt war von dieser neuen Art des Denkens. Ich begriff, dass sie die größten Hindernisse anging, die mich davon abhalten, richtig gutes Essen zu genießen. Sie brauchen das auch! Es verknüpft die Schaltungen in Ihrem Gehirn neu und auf bessere Weise.

Als ich in den Zwanzigern war, dachte ich immer, ich könnte meine Kalorien-Exzesse durch Sport wettmachen, aber in den Dreißigern musste ich der Wahrheit ins Auge sehen, dass das Essen den größten Teil der Gleichung ausmacht. Tatsächlich sind etwa 70 Prozent Ihres Gewichts davon abhängig, was Sie essen, von dem nutrigenomischen Wert Ihres Essens (also dem Zusammenspiel von Nahrung und Erbanlagen), von der Art, wie Sie essen (ob Sie das Essen langsam genießen oder herunterschlingen), und auch von der Menge.

Ich sage Ihnen, was ich Ihnen wünsche: Frieden rund um das Thema Essen. Ich wünsche Ihnen, dass Sie mit Intelligenz essen. Ich wünsche Ihnen, dass Sie dieses Buch nicht nur lesen, sondern Susans klugen Rat heute noch in die Tat umsetzen – in dieser Minute, dieser Stunde. Schieben Sie es nicht auf, denn Ihre Beziehung zum Essen könnte die wichtigste Beziehung in Ihrem Leben sein. Es ist uns fast unmöglich, liebevolle PartnerInnen oder Eltern zu sein oder unsere Aufgaben im Leben zu stemmen, wenn wir eine miese Beziehung zum Essen haben.

Das hier ist Susans bisher bestes Buch. Es ist klug, es ist fundiert. Es ist an der Zeit dafür.

Lesen Sie weiter.

Dr. Sara Gottfried
Berkeley, Kalifornien

TEIL I

Was heißt EatQ?

»Man kann nicht gut denken,
lieben oder schlafen,
wenn man nicht gut gegessen hat.«

Virginia Woolf

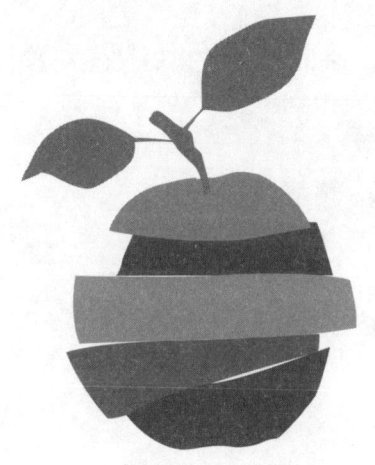

Einige der klügsten Menschen, die ich kenne, essen zu viel. Sie sind erfolgreich im Geschäft, verantwortungsvoll und kreativ. Sie wissen, wie eine gesunde Lebensweise aussieht: mehr Obst und Gemüse, weniger Fertiggerichte, regelmäßige Bewegung. Im Kopf wissen sie, dass sie gut daran täten, sich gesünder zu ernähren, aber sie sehen sich nicht in der Lage, ihre Ernährung tatsächlich zu verbessern. Meine Klienten stellen mir immer wieder dieselbe Frage: »Warum *weiß* ich, wie man richtig isst, und kriege es nicht hin, es auch zu *tun?*« Sie fragen sich, warum ihre Entscheidungen nicht zu ihren Wünschen passen. Die Antwort auf diese Frage ist kompliziert, aber sie wird im Laufe dieses Buches klarer werden. Um Ihnen jetzt schon einen Hinweis zu geben: Oft genug liegt in der Kluft zwischen Ihrer Entscheidung und Ihrem Handeln ein Gefühl oder eine Emotion.

Wann ist es so schwierig geworden, sich in Sachen Essen richtig zu entscheiden?

Lange Zeit in der Geschichte der Menschheit war die Entscheidung über das Essen reiner Luxus. Die meisten Leute kämpften um ihr Essen und aßen, wenn ihnen etwas zur Verfügung stand, und nicht, wenn sie es wollten. Emotionales Essen hingegen ist ein relativ junges Phänomen, das seine Wurzeln in den neuen Möglichkeiten hat, aus einer breiten Palette von billigem, reichlichem und schmackhaftem Essen auszuwählen.

Ob uns das nun guttut oder nicht: Wir haben mehr Auswahl als je zuvor. Schon Starbucks prahlt mit 87 000 verschiedenen Getränkekombinationen, aus denen Sie sich das Richtige aussuchen können – zusätzlich zu den Speisen.

Und das Ergebnis? Wir haben mehr Wahlmöglichkeiten als je zuvor. Und vor allem essen wir nicht mehr, wenn uns etwas zu essen zur Verfügung steht, denn eigentlich steht uns immer etwas zur Verfügung. Wir essen aus den verschiedensten Gründen, aber körperlicher Hunger – das Knurren und der Schmerz in einem leeren Magen – steht nicht immer ganz oben auf der Liste dieser Gründe.

Heute beginnt jeder Krümel, den Sie in den Mund stecken – sei es eine ganze Mahlzeit oder ein Snack, Diätnahrung oder Trostessen, gerade genug oder viel zu viel –, mit einer Entscheidung, und jede Entscheidung hat ihren Ursprung in einem Gefühl. Emotionales Essen ist das Ergebnis fehlender Fähigkeiten, die einem Menschen helfen könnten, die Intensität und Dauer seiner oder ihrer Gefühle auszuhalten, statt sie zu unterdrücken, zu dämpfen, abzuschalten oder vor ihnen mithilfe von Trostessen zu fliehen. Leider werden diese Fähigkeiten nicht in der Schule unterrichtet, und es fällt auch schwer, anderen Menschen Techniken beizubringen, die man selbst nicht beherrscht. Diese Fähigkeiten – also die Möglichkeit, Emotionen wahrzunehmen, zu nutzen, zu verstehen und zu managen – wurden vor ein paar Jahrzehnten von Psychologen als »Emotionale Intelligenz« definiert. Aber sie wurden fast ausschließlich in den höheren Sphären des Berufs- und Geschäftslebens genutzt. In diesem Buch will ich Ihnen zeigen, wie Sie sie aus dem Besprechungsraum an den Küchentisch bringen.

Als Psychologin, die seit mehr als zehn Jahren Menschen hinsichtlich ihrer Ernährung berät, glaube ich, dass ohne die Fähigkeiten in Verbindung mit der Emotionalen Intelligenz der Drang oder der Wunsch zu essen – der von positiven wie auch von negativen Gefühlen angeheizt wird – selbst über die heldenhaftesten Versuche siegen wird, übermäßiges Essen einzudämmen. Die Lösung besteht darin zu erkennen, was Sie in dem kritischen Moment der Entscheidung fühlen, und dieses Gefühl zu managen, sodass gesündere Ernährungsentscheidungen dabei herauskommen. Und das *können* Sie lernen. Ich habe vielen Leuten geholfen, es zu lernen. Ich freue mich, alles mit Ihnen zu teilen, was ich weiß.

Ich heiße Sie herzlich willkommen bei EatQ, einem Set von Fähigkeiten und Strategien, die Ihre Emotionale Intelligenz ebenso weiterentwickeln wie Ihre Achtsamkeit: die Fähigkeit, genau zu beobachten, was Ihre Gefühle Ihnen in jedem gegebenen Augenblick sagen. Zusammengenommen bilden diese Fähigkeiten und Strategien die EAT-Methode, die Sie in die Lage versetzt, Ihre Gefühle *einzuholen,* Ihre Emotionen zu *akzeptieren* und neue, positive Alternativen zu *trainieren.* Wenn Sie diese Methode erlernen und anwenden, werden Sie die Kontrolle über Ihre Essgewohnheiten übernehmen, mit Ihren Gelüsten anders umgehen, emotionales und Stressessen überwinden und ein für alle Mal mit Ihrem Gewicht zurechtkommen. Und außerdem werden Sie noch Ihre Beziehungen zu anderen Menschen verbessern, Ihr Selbstbewusstsein stärken und Essen endlich wieder als Genuss erleben. Das ist EatQ in Aktion!

Die Lösung für emotionales Essen, Stressessen und das gute alte Zuviel

»Essen ist eine Notwendigkeit.
Intelligent zu essen ist eine Kunst.«

La Rochefoucauld

Bereiten Sie sich ein gesundes Abendessen zu oder schnappen Sie sich Fast Food? Salat oder Pommes frites? Ein Stück Kuchen oder Obst? Lassen Sie sich eine zweite Portion auf den Teller legen oder sagen Sie »Nein danke«? Einfache Fragen, die eigentlich zu klaren Entscheidungen führen sollten. Aber die Entscheidung, was Sie essen, kann eine der schwierigsten Entscheidungen an diesem Tag sein. Selten ist es der Hunger, der diese Aufgabe so kompliziert macht. Stattdessen haben Emotionen eine unglaubliche Macht über die Essensentscheidungen, die Ihren eigentlichen Absichten widersprechen – oft stehen sie jeder gesunden Entscheidung diametral entgegen.

Ich habe dieses Phänomen erst gestern live beobachtet, als ich mit meinem Laptop in meinem Lieblingscafé in Denver (ausgerechnet!) an diesem Buch arbeitete. Mein Tisch befand sich ganz in der Nähe der Glastheke mit ihrer schwindelerregenden Auswahl an Gebäck und auch gesünderen Angeboten wie Obstsalat und griechischem Joghurt. Während ich schrieb, hatte ich einen perfekten Blick auf die Kunden.

- Sind Sie eher ein Büchermensch oder lernen Sie von menschlichen Vorbildern?
- Gibt es eine Kluft zwischen Ihrer Absicht, gut zu essen, und Ihrer Fähigkeit, es auch zu tun? Wenn ja, was glauben Sie, woher diese Kluft kommt?
- Können Sie die Emotionen erkennen, die Ihre Essgewohnheiten am stärksten beeinflussen? Stress? Sorgen? Langeweile? Zorn? Was an diesen Gefühlen treibt Sie zum Essen?
- In welcher Weise benutzen Sie Essen, um Ihre Stimmung zu beeinflussen? Essen Sie beispielsweise, um sich zu unterhalten, um unangenehme Aufgaben aufzuschieben oder unangenehmen Gefühlen wie Traurigkeit, Einsamkeit, Langeweile oder Zorn auszuweichen?
- Welche Gefühle helfen Ihnen typischerweise, das richtige Essen in der richtigen Menge auszuwählen?

Eine attraktive Frau mittleren Alters in einem teuren Kostüm, mit einer ledernen Designertasche unter dem Arm, fiel mir auf. Sie stand in der Warteschlange, schaute auf ihre Uhr, trat ungeduldig von einem Fuß auf den anderen und seufzte jedes Mal, wenn ihr Handy wieder eine E-Mail ankündigte.

Als sie an die Reihe kam, schaute die Frau – die ein paar Sekunden zuvor noch so selbstbewusst gewirkt hatte – in die Theke mit den Backwaren und erstarrte.

Die Bedienung wartete geduldig, der Kunde hinter ihr schrieb in aller Ruhe seine E-Mail weiter. Den Kampf in ihren Augen sah nur ich.

Gute zwanzig Sekunden später – eine Ewigkeit, wenn man während der morgendlichen Rushhour in einem beliebten Coffeeshop eine Bestellung aufgibt – deutete sie auf ein großes Scone mit reichlich Zuckerguss. »Das da«, sagte sie mit resignierter Stimme.

Als sie sich an einen Tisch in meiner Nähe setzte, trafen sich unsere Blicke.

»Keine Ahnung, warum ich das genommen habe«, sagte sie. »Ich versuche wirklich, gesünder zu essen. Ich hätte auch einen Obstsalat oder einen Joghurt nehmen können. Ich mag das nicht mal besonders.« Sie sah das riesige Gebäckstück auf ihrem Teller an.

Obwohl ich weiterhin auf meinen Bildschirm schaute, beobachtete ich, wie sie etwa die Hälfte von ihrem Scone aß – ein riesiges Ding voll mit Zuckerguss. Dann stand sie auf, ging zum Mülleimer und ließ die andere Hälfte von ihrem Teller in die Tiefen des Mülleimers rutschen.

Bei der Beobachtung dieser Frau – die Begegnung dauerte keine fünf Minuten – wurden mir zwei Dinge klar. Zum einen hatte sie ganz deutlich Schwierigkeiten, sich zu entscheiden, was sie essen sollte. Zum Zweiten sehe ich überall um mich herum Zögern und Zweifel beim Thema Essen, und zwar selbst bei den klügsten, erfolgreichsten Leuten. Mein Bauchgefühl sagt mir, dass die Entscheidung, was wir essen oder nicht essen, mit einer überraschenden Menge von Schwierigkeiten und Emotionen belastet ist.

Vielleicht können Sie das nachvollziehen. Schließlich sind auch Sie mit einem endlosen Strom von Essensentscheidungen konfrontiert und treffen jeden Tag Hunderte von Entscheidungen zu dem Thema. Jeden Tag kommen Klienten zu mir, die ihre Essgewohnheiten verbessern wollen. Alles an dieser Frau – ihr Stil, ihre Haltung, ihr Benehmen – deutete darauf hin, dass sie in ihrem Büro jeden Tag unzählige Entscheidungen trifft, die samt und sonders von ihr verlangen, dass sie vernünftig, rational und logisch denkt und handelt. Und trotzdem nahm mein geschultes Auge wahr, wie sie von einer scheinbar einfachen Aufgabe aus der Bahn geworfen wurde, von einer Entscheidung, die tatsächlich komplizierter ist, als wir glauben: die Entscheidung, was wir essen.

Ich wette um eine Tasse meines Lieblingskaffees, dass sie in dem Augenblick, als sie auf das Scone zeigte, vom Stress in ihrer Fähigkeit geschwächt war, eine Entscheidung zu treffen, die ihren Zielen entsprach. Ihre Körpersprache – wie sie von einem Fuß auf den anderen trat, seufzte, auf die Uhr schaute – ließ das vermuten. Vielleicht hatte sie nur wenig Zeit zwischen zwei Besprechungen und musste später an diesem Tag noch ein Flugzeug erwischen. Vielleicht lief ihr die Zeit davon vor einer wichtigen Präsentation. Meine Spekulation gründet sich auf zehn Jahre klinischer Erfahrung. Die meisten meiner Klienten sagen mir, dass ihre Entscheidungsfähigkeit, die normalerweise ziemlich gut ausgeprägt ist, in den Keller geht, wenn sie in einer Stresssituation beschließen müssen, was sie essen wollen.

Diese Klienten sind kluge, erfahrene Entscheider. Sie treffen jeden Tag Hunderte von Entscheidungen, von ganz einfachen Dingen (Was ziehe ich heute an?) bis zu Themen, die ein Leben verändern können (Kaufe ich diese viele Millionen teure Firma?). Deshalb ist die Entscheidungsschwäche in Sachen Essen besonders rätselhaft und frustrierend für sie. Viele von ihnen sind an Ernährungsfragen durchaus interessiert und wissen darüber Bescheid. Sie verstehen, warum Vollkornprodukte, Obst und Gemüse gut sind, sie wissen, dass Fast Food und Fertiggerichte Gift sind, und sie fragen sich, warum dieses Ernährungswissen nicht ausreicht, damit sie »klug essen«. Die Forschung bestätigt ihre Erfahrung: Ernährungswissen ist hilfreich und notwendig, hat aber oft nur eine begrenzte Wirkung auf tatsächliche Verhaltensänderungen.

Ich spiele mit meinen Klienten Momente und Situationen in Restaurants und in ihrer Küche durch, die der eben erwähnten Szene im Coffeeshop ähnlich sind. Wir fangen ganz vorne an und definieren den Moment, an dem etwas schiefgelaufen ist. Und fast immer stellen wir fest, dass der Unterschied zwischen einer gesunden und einer bedauerlichen Entscheidung in einem Gefühl liegt. Aber warum stehen unsere Gefühle uns im Weg? Warum sabotieren gerade sie unsere Entscheidungen? Denken Sie einen Moment darüber nach, wie Ihre Emotionen Ihre Entscheidungen beeinflussen, vor allem Ihre Entscheidungen über das Essen.

- Wenn Sie wütend sind, denken Sie dann häufig »Zum Teufel mit allem« und essen Dinge, die Sie später bereuen?
- Wenn Sie sich Sorgen machen oder unter Druck stehen, essen Sie dann noch ein, zwei Stücke Pizza mehr?

- Wenn Sie sauer sind, weil eine Freundin abgenommen hat, bestellen Sie dann einen Salat?
- Wenn Sie glücklich sind, essen Sie dann Eiscreme, um zu feiern?
- Wenn Sie gestresst sind, geben Sie es dann auf, gesund zu essen, und sagen sich, dass es einfach zu schwierig ist?

Wahrscheinlich kommen Ihnen zumindest einige dieser Vorstellungen recht bekannt vor. Wenn das so ist, lesen Sie weiter. Sie werden bald feststellen, dass Ihre Entscheidung darüber, was Sie essen oder auch nicht essen, Bände über Ihre Gefühle erzählt. Die gute Nachricht ist, dass Sie das, was Sie über Ihre Emotionen lernen, nutzen können, um bessere Essgewohnheiten zu entwickeln. Und Sie werden einfache, wissenschaftlich gesicherte Strategien lernen, die Ihnen helfen können, Ihre Emotionen unter Kontrolle zu halten, damit sie Ihre Entscheidungen nicht zu sehr beeinflussen.

Klingt das gut? Dann machen Sie sich bereit. Wir gehen zusammen auf eine Reise, um zu verstehen, warum Ihre Emotionen Ihre Gabel kontrollieren, und um dafür zu sorgen, dass Ihr Gehirn wieder die Führung übernimmt.

Darf ich vorstellen: EatQ

Wenn die Frau in dem Coffeeshop eine Klientin von mir gewesen wäre, hätte sie genau gewusst, was sie tun musste, *bevor* sie sich das Scone aussuchte. Sie hätte in diesem entscheidenden Augenblick vor der Theke ihren EatQ benutzt, um ihre Entscheidung auf Einsicht aufzubauen und nicht auf einem plötzlichen Impuls. Aber was ist der EatQ?

Anders als Ihr IQ kann man den EatQ nicht in einer Zahl ausdrücken. Es handelt sich vielmehr um ein Konzept, das Ihnen hilft, Ihr Kopf-Wissen über Essen und Ernährung mit Ihren Emotionen in Einklang zu bringen, sodass Sie Essensentscheidungen treffen, die Ihren Absichten und Zielen nützen. Sie suchen sich nicht immer das gesündeste Essen aus, und der Grund liegt darin, wie Sie sich im entsprechenden Augenblick fühlen. Der EatQ verbessert die Qualität Ihrer Essensentscheidungen, unabhängig von Ihren Gefühlen.

Wenn Sie sich eine Skala der verschiedenen Essensentscheidungen vorstellen, dann liegt impulsives Essen am einen Ende dieser Skala und das Durchdenken jedes einzelnen Bissens am anderen Ende. Die meisten von uns befinden sich irgendwo dazwischen, aber mithilfe des EatQ bewegen Sie sich weiter in Richtung achtsames Essen, weil dahinter eine bestimmte Art von Selbstwahrnehmung steht, die Ihre Entscheidungen prägt. Ich spreche in diesem Zusammenhang von *Einsicht* – im nächsten Kapitel gehe ich genauer darauf ein.

BENUTZEN SIE IHREN »EMOTIONALEN DIMMER«

Ich spreche viel darüber, wie wichtig es ist, Gefühle zu managen. Emotionen sind flüssig, unvorhersehbar und oft ziemlich durcheinander. Was heißt das also, wenn Sie Ihre Gefühle »managen«, und warum ist es so wichtig, Ihre Beziehung zum Essen zu verbessern?

Denken Sie an Ihren Arbeitsplatz. Ob Sie dort andere managen oder selbst gemanagt werden – Sie verstehen sicher, was ein Manager im geschäftlichen Zusammenhang ist. Stellen Sie sich alle Ihre Gefühle – Glück, Traurigkeit, Zorn, Frustration, Freude – als Mitarbeiter vor, die verschiedene Stärken und Schwächen haben. Wenn Sie Ihre Emotionale Intelligenz benutzen, managen Sie diese Mitarbeiter und bringen sie auf eine freundliche, respektvolle Weise dazu, zu tun, was Sie gern von ihnen hätten.

Das Management Ihrer Gefühle ist nichts anderes als eine Regulation Ihrer Emotionen – die Fähigkeit, Ihre Emotionen zu verstehen und zu temperieren, damit sie für und nicht gegen Sie arbeiten. Wenn Sie zu viel fettes, zuckerhaltiges Essen zu sich nehmen, sobald Sie sich schlecht fühlen, dann versuchen Sie ebenfalls, Ihre Gefühle zu managen, aber auf eine ungesunde Weise. Sie schalten sie ab, als würden Sie einen Lichtschalter umlegen. Das moderne Leben kennt viele Möglichkeiten, Gefühle »auszuschalten«, die bekanntesten sind Essen, Drogen, Alkohol und lange Reisen durchs Internet oder Abende vor dem Fernseher. Leider führen alle diese »Aus-Schalter« dazu, dass Sie im Dunkeln sitzen.

Emotionale Regulation dagegen funktioniert eher wie ein Dimmer: Sie regeln eine bestimmte Emotion auf die Intensität zurück, die sich gut anfühlt. Beispielsweise können Sie rasende Wut auf eine eher handhabbare Emotion wie Zorn oder Irritation zurückregeln.

Vielleicht benutzen Sie schon Methoden der emotionalen Regulation wie zum Beispiel tiefes Atmen, Selbstgespräche, Tagebuchschreiben oder Meditation. Wenn das so ist, umso besser! In den späteren Kapiteln werden Sie lernen, wie man diese Methoden auf bestimmte Esssituationen anwendet.

Da es mein Job ist, Menschen bei der Bearbeitung ihrer Emotionen zu helfen, verstehe ich durchaus, wie schwierig es sein kann, Essgewohnheiten und den Umgang mit den eigenen Gefühlen zu verändern. Ich erlebe das jeden Tag. Deshalb bin ich so dankbar für die Möglichkeit, EatQ mit Ihnen zu teilen, nachdem ich gesehen habe, wie hilfreich und heilsam es bei meinen Klienten wirkt. Das EatQ-Modell basiert zum Teil auf der Vorstellung Emotionaler Intelligenz, weil es genau bei dem ansetzt, was die Frau in dem Coffeeshop im Moment ihrer Entscheidung gebraucht hätte: ein Bewusstsein dafür, wie sie sich fühlte, als sie beschloss, was sie essen wollte. Eine Möglichkeit, mit ihrem Stress zurechtzukommen, und eine Strategie, die ihr geholfen hätte, eine Entscheidung zu treffen, die ihren Absichten eher entsprach. EatQ bringt drei Forschungsbereiche und ihre Ergebnisse zusammen: Emotionale Intelligenz, emotionales Essen und Achtsamkeit.

Emotionale Intelligenz ist ein Set von Fähigkeiten, die zusammengenommen dabei helfen, die eigenen Emotionen und die Emotionen anderer Menschen wahrzunehmen und zu verstehen, einschließlich der Wirkung, die diese Emotionen auf uns selbst und andere haben. Der Begriff der Emotionalen Intelligenz erinnert vielleicht an den IQ, das Standard-Messverfahren für intellektuelle Intelligenz. Aber Emotionale Intelligenz hat wenig mit Bücherwissen oder Fakten zu tun. Es dreht sich eher darum, wie gut Sie Ihre eigenen Gefühle und die Gefühle anderer Menschen verstehen, wie gut Sie mit Stress zurechtkommen, wie Sie mit anderen kommunizieren, Impulse unter Kontrolle halten und mit sozialen Situationen umgehen. Ein Mensch mit einer hohen Emotionalen Intelligenz ist vielleicht nicht unbedingt Klassenbester, aber ein idealer Freund und Kollege – personenbezogen, entspannt, nicht so schnell zu frustrieren. Ein Mensch, der sich in seiner eigenen Haut wohlfühlt.

Emotionales Essen wird von Experten als ein Essverhalten definiert, das auf Emotionen reagiert – seien sie positiv oder negativ – und diese Emotionen zu verändern sucht. Ein Beispiel für emotionales Essen wäre, wenn Sie durch das Essen Ihre Stimmung bessern, betäuben oder beruhigen wollen. (Wobei Stimmung ein vorübergehender Zustand ist, der oft durch ein Ereignis oder eine aktuelle Situation ausgelöst wird. Ihre Stimmung beeinflusst die Art, wie Sie Informationen verarbeiten und Entscheidungen treffen.)

Tausende von Forschungsaufsätzen und Büchern haben die komplizierte Beziehung zwischen dem, was wir fühlen, und dem, was wir essen, untersucht. Aber in Wirklichkeit kennen wir das auch aus eigener Erfahrung. Wir alle haben schon mal um Mitternacht Kekse gegessen, weil wir nicht schlafen konnten, oder unachtsam vor uns hin gefuttert, während wir uns über einen vergangenen Streit ärgerten. EatQ geht über das emotionale Essen hinaus und beschäftigt sich auch mit *emotional ausgelöstem Essen,* also mit der Frage, wie Ihr derzeitiger emotionaler Zustand die Qualität Ihrer Essensentscheidungen beeinflusst. Beispielsweise, wenn Sie sagen: »Ist mir doch egal, was ich esse«, weil Sie zornig sind.

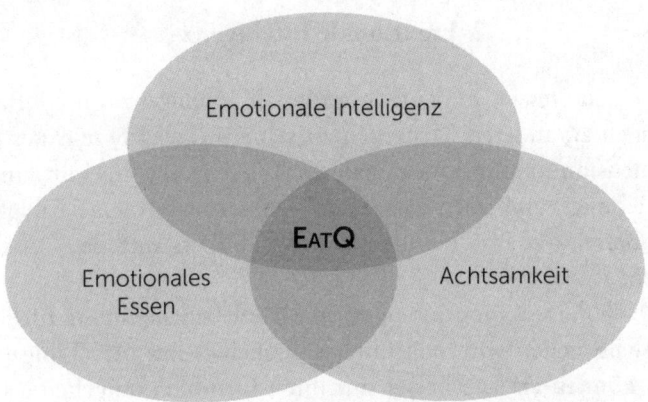

EatQ ist eine Synthese von drei Konzepten, die durch die Forschung gut gestützt sind: Emotionale Intelligenz, emotionales Essen und Achtsamkeit. Meine Patienten, die den Prinzipien meiner EatQ-Methode folgen, lernen, besser zu essen und langfristig ein gesünderes Gewicht zu halten.

Achtsamkeit ist ein Begriff, der seine Wurzeln im Buddhismus hat. Diese uralte Technik lehrt uns die Fähigkeit, ganz und gar im Augenblick präsent zu sein, ohne zu urteilen. Wenn Sie achtsam sind, nehmen Sie den gegenwärtigen Augenblick wahr (was nicht immer einfach ist, wenn die Welt Ihre Aufmerksamkeit in alle möglichen Richtungen zerrt) und sind in der Lage, auf das Wahrgenommene zu reagieren statt auf Ihre Gefühle (was ebenfalls nicht einfach ist). Die Übung der Achtsamkeit kann dabei helfen, uns auf unsere Gefühle einzustimmen, unsere Selbstwahrnehmung zu stärken und unsere Fähigkeit zu verbessern, mit unangenehmen Gefühlen zurechtzukommen, die uns zum Essen verleiten. Auf diese Weise verhilft Achtsamkeit auch zu einer (oft dramatischen) Stärkung der Emotionalen Intelligenz.

Wir wollen nun die unterschiedlichen Aspekte von EatQ untersuchen. In den folgenden Abschnitten erkläre ich Ihnen die Theorie hinter jedem Bereich von EatQ und versorge Sie mit Checklisten, sodass Sie selbst feststellen können, wo Sie gerade stehen.

Emotionale Intelligenz

Allgemein gesagt, hilft uns Emotionale Intelligenz, unsere Beziehungen zu anderen Menschen zu steuern. EatQ bezeichnet jene Dimension unserer Emotionalen Intelligenz, die uns hilft, unsere Beziehung zum Essen zu steuern – unsere allgemeine Fähigkeit, die Beziehung zwischen dem, was wir fühlen, und dem, was wir essen.

Wir alle haben Emotionen, aber wir erleben sie unterschiedlich. Deshalb gehen wir auch unterschiedlich damit um. Einige von uns können einfach besser mit ihren Gefühlen umgehen als andere. Vielleicht sind Sie ein Mensch, der flexibel und entspannt bleibt und auch unter Druck nicht ins Schwitzen gerät. Aber es kann auch sein, dass Sie sich leicht gestresst fühlen, sich schnell ärgern oder in unangenehmen Situationen verspannen. Zum Teil sind diese Züge angeboren, und manche Forscher denken, dass sie ein angestammter Teil unserer Persönlichkeit sind. Aber der Umgang mit Gefühlen ist auch eine Fähigkeit, die mit der Zeit weiterentwickelt und verbessert werden kann, und die Forschung lässt den Schluss zu, dass es möglich ist, Emotionale Intelligenz aufzubauen.

Die Forschungsergebnisse zweier Pioniere der EQ-Theorie, Dr. Peter Salovey von der Universität Yale und Dr. John D. Mayer von der Universität New Hampshire, besagen: Emotionale Intelligenz ist die Fähigkeit, Emotionen präzise wahrzunehmen, ihre Bedeutung zu verstehen, sie zu nutzen und auf produktive Weise zu managen. Mit anderen Worten: Wenn Sie verstehen, wie Ihre Emotionen funktionieren, dann können Sie sie in Bahnen lenken, die Ihnen eher helfen, als dass sie Ihnen wehtun. Saloveys und Mayers Forschungen gehörten zu den ersten systematischen Erklärungen, warum Menschen, die sehr klug sind, Schwierigkeiten damit haben können, eine ganz einfache Aufgabe zu erledigen wie zum Beispiel, mit Kollegen zu kommunizieren. Oder warum irgendeine Kleinigkeit sie vollkommen fertig machen kann, beispielsweise wenn das Druckerpapier ausgeht.

Ich muss dabei an ein paar Sätze aus dem Film *Der Pate* denken; Perlen einer geschäftlichen Klugheit, die auf die Spannung zwischen Emotionen und Entscheidungen hinweisen: »Es ist nicht persönlich gemeint, es ist streng geschäftlich«, ist eine solche Perle. Oder: »Halte deine Freunde nah bei dir, aber deine Feinde noch näher.« (Tatsächlich stammt dieses Zitat auf dem uralten Klassiker *Die Kunst des Krieges* von Sun Tsu, aber alle großen Strategen denken nun mal gleich.) Beide Sprüche beziehen sich auf die Wichtigkeit, Emotionen unter Kontrolle zu halten, damit sie nicht die Fähigkeit zunichtemachen, nützliche Entscheidungen zu treffen. Ironischerweise bezieht sich einer der berühmtesten Sätze im *Paten* aufs Essen: »Lass die Waffe liegen, nimm die Cannoli.« Clemenza ist vollkommen emotionslos, was den Mord an Paulie angeht – vollkommen von seinen Gefühlen abgeschnitten –, aber die leckeren Cannoli will er nicht liegen lassen.

Ein paar Jahre nach Salovey und Mayer veröffentlichte der Psychologe Daniel Goleman das Buch *EQ – Emotionale Intelligenz*, das achtzehn Monate lang auf der Bestsellerliste der *New York Times* stand und von dem mehr als fünf Millionen Exemplare in vierzig Sprachen verkauft wurden. Es wurde im amerikanischen Geschäftsleben so populär, dass die Zeitschrift *Harvard Business Review* einen von Golemans Aufsätzen über Emotionale Intelligenz in die Liste der zehn wichtigsten Artikel aufnahm, die man gelesen haben muss. Kaum ein anderer Aufsatz wurde so oft nachgedruckt. Firmen und Arbeitgeber begannen, Emotionale Intelligenz als professionelles Hilfsmittel zur Verbesserung von Leistungen und Ergebnissen am Arbeitsplatz zu entwickeln. Sie wollten verstehen und in bare Münze umsetzen, was Menschen in ihrem Beruf so erfolgreich macht, warum manche zu großartigen Führungskräften und Angestellten werden. Heute lassen auch andere Institutionen, darunter Schulen und Krankenhäuser, ihren Mitarbeitern EQ-Trainings zukommen. Endlich begriff man, warum die klügsten Leute auf der Welt nicht immer die erfolgreichsten sind – und umgekehrt.

In der Geschäftswelt wird Erfolg durch viele Faktoren bestimmt: Geld, Anerkennung, Macht, Wachstum – aber geschäftlicher Erfolg umfasst auch Vorstellungen wie die Entwicklung von Führungsqualitäten, die Bildung starker Arbeitsbeziehungen und Resilienz in wirtschaftlich schwierigen Zeiten. Emotionale Intelligenz ist nicht der einzige Erfolgsfaktor, aber sie ist ungemein hilfreich.

Aber was macht einen erfolgreichen Esser aus? Ich glaube, unsere Definition war lange Zeit zu eng. In populären Büchern und Zeitschriften wird erfolgreiches Essen übers Gewicht definiert, oft mit polarisierenden Begriffen wie »dick« und »schlank«. Schlanke Menschen werden häufig als erfolgreich charakterisiert. Die Forschung kann sogar zeigen, dass wir Stereotype von schlanken Menschen für attraktiver und erfolgreicher halten. Wir nehmen an, schlanke Menschen würden sich gesünder ernähren und hätten ihre Gelüste und Emotionen im Griff. So einfach ist das aber nicht! Hier sollten wir wirklich innehalten und überlegen, woran wir einen gesunden Esser erkennen.

Mein Vorschlag: Hören Sie auf, aufgrund des Gewichts zu beurteilen, wer ein gesunder Esser ist, und fragen Sie stattdessen nach dem EatQ – der Qualität der Entscheidungsfähigkeiten dieser Person beim Thema Essen. Erfolgreiche, clevere Esser können beispielsweise eine Süßigkeit essen und dann aufhören, bevor sie zu schlemmen beginnen. Sie benutzen Essen selten, um sich zu beruhigen – dafür benutzen sie hauptsächlich gesündere Mittel, wie Sport oder ein Gespräch mit einer Freundin. Sie wissen auch, dass Essen gelegentlich einfach »Geschäft« ist und zu anderen Zeiten sehr »persönlich«. Indem sie die Situation genau beobachten, klären sie für sich, ob sie sich an die Zahlen halten sollten (Kalorien, Fettgehalt, Nährstoffe) oder ob sie ihre Gefühle an die erste Stelle setzen und essen sollten, worauf sie gerade Lust haben. Sie sind in der Lage, die gesunde Wahl zu treffen, auch wenn es nicht ihre Lieblingswahl ist. Das Ziel besteht darin, sich um das »Geschäft« des Körpers zu kümmern: ihn gut zu ernähren und das Beste für Gesundheit und Wohlbefinden herauszuholen.

Vergessen Sie die Diäten – lernen Sie sich selbst kennen!

Interessanterweise betonen sowohl das Modell von Salovey und Mayer als auch das von Goleman (und ich bewundere beide) zwei spezielle Fähigkeiten: Selbstwahrnehmung und Selbstregulierung. Selbstwahrnehmung ist die Fähigkeit, nach innen zu schauen, sich auf die eigenen Stärken, Persönlichkeitszüge, Marotten und Aus-

drucksmöglichkeiten einzustellen – all die Merkmale, die uns aus-
machen. Selbstregulierung ist die Fähigkeit, Emotionen zu managen, ihre Intensität zu reduzieren, sie von außen anzuschauen und
auszuhalten, bis sie vergehen – ohne sie schlimmer zu machen.
Eine Chefin z. B., die sich selbst gut wahrnimmt und deren Selbstregulierung gut funktioniert, kann erkennen, wenn sie gereizt ist.
Sie kann sich dann entschließen, in ihrem Büro zu bleiben und
runterzukommen, bevor sie hinausgeht und mit ihren Mitarbeitern spricht. Eine Chefin, die diese Fähigkeiten nicht besitzt, wird
ihr Büro spontan verlassen, brummig über den Flur gehen oder
Leute anschnauzen, ohne sich bewusst zu machen, wie ihr Verhalten auf die Mitarbeiter wirkt. Und später wird sie sich verwirrt
fragen, warum heute eigentlich alle so reizbar sind und nicht vernünftig arbeiten.

BEOBACHTEN UND LERNEN: EMOTIONALE INTELLIGENZ IN AKTION

Wenn Sie vor der Wahl stehen, einen Salat oder einen Cheeseburger zu essen, sind Sie höchstwahrscheinlich in der Lage, die
gesunde Option zu erkennen. Einige von Ihnen kennen vielleicht sogar die Kalorienzahl eines Fischburgers bei einer bestimmten Fast-Food-Kette im Vergleich zum Salat mit Hähnchen ohne Croûtons und Käse, den Sie ebenfalls dort bekommen. Warum also nehmen Sie nicht den Salat?

Das bloße Wissen um die gesunde Option bedeutet noch nicht,
dass Sie sie auch auswählen. Emotionale Intelligenz spielt dabei unter Umständen eine Schlüsselrolle. Paula C. Peter und
David Brinberg haben untersucht, was passiert, wenn man die
Emotionale Intelligenz in Bezug auf Essensentscheidungen
trainiert, und diese Studie im *Journal of Applied Social Psychology* veröffentlicht. Sie fanden heraus, dass die Entscheidungen
scharfsichtiger wurden, wenn man allgemeine EQ-Fähigkeiten
trainiert. Und sie entdeckten, dass man diese Fähigkeiten tatsächlich lernen kann.

Das ist ermutigend, denn lange Zeit hat man in der Forschung
bei Entscheidungen Gedanken und Emotionen immer getrennt

voneinander betrachtet. Jetzt untersucht man, wie etwa in dieser Studie, die Interaktion zwischen Gedanken und Emotionen und den Einfluss der Emotionen.

Das erste Experiment der zweiteiligen Studie, die mit 120 Studenten durchgeführt wurde, diente dazu zu ergründen, welche Rolle die Emotionale Intelligenz spielt, wenn zwei Leute mit dem gleichen Ernährungswissen nicht dieselben gesunden Entscheidungen treffen – sodass die eine Person Gewichtsprobleme hat und die andere nicht. Der BMI (Body-Mass-Index, eine Maßeinheit basierend auf Größe und Gewicht) der Studenten wurde ebenso analysiert wie die Emotionale Intelligenz und das tatsächliche und vermeintliche Wissen über Ernährungs- und Gesundheitsthemen.

Dabei fanden die Forscher heraus, dass BMI, EQ und Wissen (tatsächliches und vermeintliches) zueinander in Beziehung stehen. Bei den Studenten, die eine wenig ausgeprägte Emotionale Intelligenz besaßen, stieg mit wachsendem Wissen tatsächlich auch der BMI. Bei denen mit ausgeprägter Emotionaler Intelligenz war der BMI umso niedriger, je größer das Wissen war. Das lässt darauf schließen, dass gute Fähigkeiten in Bezug auf Emotionale Intelligenz die Anwendung von Ernährungswissen zugunsten von Gewichtsverlust und Gesundheit fördern, während dieses Wissen bei fehlender Emotionaler Intelligenz eher einen negativen Effekt haben kann.

Im zweiten Experiment ließen die Forscher 146 Freiwillige, darunter 49 Übergewichtige, aufschreiben, was sie in den vergangenen 24 Stunden gegessen hatten. Dann wurden die Teilnehmer gewogen und nahmen an einem 75-minütigen EQ-Training oder an einer ebenso langen Vorlesung über Ernährung und Essensportionen teil. Das EQ-Training umfasste die Erkennung von Gesichtsausdrücken, das Verständnis von gemischten Emotionen und den Umgang mit negativen Gefühlen wie z.B. Schuld. Sechs Wochen später füllten die Teilnehmer noch einmal denselben Ernährungsfragebogen aus und wurden wieder gewogen. Bei den übergewichtigen Teilnehmern hatte das Training geholfen, Emotionen wahrzunehmen und zu erleben, sodass sie ihre Kalorienaufnahme reduzierten. Da die Studie nur so kurz angelegt war, betrachteten die Forscher Gewichtszunahme oder -verlust nicht als Ergebniswert, sondern gingen davon aus, dass die Teilnehmer eher Gewicht verloren hatten, da sie weniger Kalorien zu sich nahmen.

Die Ergebnisse dieser Studie lassen den Schluss zu, dass eine Anwendung von EQ-Fähigkeiten auf Emotionen, die mit dem Essen zu tun haben (z.B. Stress und Zorn) – wie es die EAT-Methode tut –, tatsächlich die Verbindung zwischen Fähigkeiten und Entscheidungen stärken kann. Was bei diesen Studenten funktioniert hat, kann auch bei Ihnen funktionieren!

Die Fähigkeiten zur Selbstwahrnehmung und Selbstregulierung betreffen auch Ihre Beziehung zum Essen. Wenn Sie sich selbst gut wahrnehmen und regulieren können, werden Sie sich schnell sagen: »Ich bin heute total gestresst«, und vielleicht lieber aus der Küche gehen und ein Computerspiel spielen, weil es Sie langfristig genauso gut beruhigt wie ein Becher Eiscreme. Wenn Sie aber typischerweise eher in die Küche marschieren, Chips mampfen, die Tüte leer essen und später denken: »Warum hab ich das gemacht?«, dann kann eine Stärkung Ihrer Selbstwahrnehmung und Selbstregulierung eine tiefgreifende positive Wirkung auf Ihr Essverhalten haben.

Ich habe dieses Phänomen bei meinen Klienten beobachtet, aber auch die Studien zeigen die direkte Verbindung zwischen Emotionaler Intelligenz und emotionalem Essen. Um nur ein Beispiel zu nennen: Forscher in Israel haben 90 Männer und Frauen im Alter zwischen 21 und 62 Jahren Fragebogen ausfüllen lassen, in denen Essverhalten und Emotionale Intelligenz gemessen wurden. Sie fanden heraus, dass Personen mit hoher Emotionaler Intelligenz weniger Muster von emotionalem Essen zeigten. Im Allgemeinen waren Frauen eher von emotionalem Essen betroffen als Männer, doch selbst wenn man Geschlecht und Alter mit berücksichtigte, blieb die Verbindung zwischen Emotionaler Intelligenz und emotionalem Essen offensichtlich. Mit anderen Worten:

Die Forscher konnten darauf vertrauen, dass ihre Ergebnisse nicht durch eine dritte Variable beeinflusst worden waren.

Dieses Ergebnis ist durchaus sinnvoll. Wenn Sie gut mit Ihren Gefühlen zurechtkommen, werden Sie die kurzfristige Freude am Essen gegen die langfristigen Vorteile guter Gesundheit und emotionalen Wohlbefindens abwägen und Optionen entdecken, mit denen Sie sich etwas Gutes tun können, ohne zu essen. Ihre Fähigkeit bestimmt, ob Sie sich einen Heißhunger auf Schokolade geschickt ausreden können oder ob Sie unter Stress einfach zugreifen.

Bitte bedenken Sie dabei, dass es manchen Menschen einfach schwerer fällt, mit ihrem emotional gesteuerten Essverhalten klarzukommen, als anderen. Mit anderen Worten: Manche Menschen sind mit Merkmalen geboren, die zu emotionalem Essen und zu

MERKMALE EMOTIONALER INTELLIGENZ	EMOTIONALE INTELLIGENZ AM ARBEITSPLATZ
Selbstwahrnehmung: Sie kennen sich selbst gut – Ihre typische Art zu denken, zu handeln und zu fühlen und Ihre Wirkung auf andere Menschen.	Sie erkennen Ihre eigenen Emotionen und wissen, wie sie Ihre Gedanken und Ihr Verhalten am Arbeitsplatz beeinflussen. Sie kennen Ihre Stärken und Schwächen und haben Selbstvertrauen in Ihre Fähigkeit, Ihre Tätigkeit auszuüben. Sie wissen, wie Mitarbeiter und Angestellte Ihre Persönlichkeit wahrnehmen und davon beeinflusst werden.
Selbstregulation: Sie sind in der Lage, nachzudenken und sich zu beruhigen, bevor Sie handeln. Sie können starke Emotionen »herunterregeln«, sodass Sie effektiv handeln können.	Sie sind in der Lage, Ihre Emotionen am Arbeitsplatz zu managen und auf eine gesunde Weise damit zurechtzukommen (indem Sie einen flotten Spaziergang machen, meditieren, eine Freundin oder einen Freund anrufen, um Dampf abzulassen), statt Ihre Emotionen an anderen auszulassen und sich damit selbst zu schaden.

Problemen mit dem Essen führen. Andere liegen eher im Normalbereich, was emotionales Essen angeht: Es ist ein täglicher Kampf, aber er ist nicht unüberwindlich.

Was bei Führungskräften funktioniert, funktioniert auch bei Essern

EQ-Fähigkeiten lassen sich ebenso gut aufs Essen anwenden wie aufs Geschäftsleben und auf Führungsqualitäten. Ich habe eine Tabelle erarbeitet, um zu zeigen, wie die meisten Eigenschaften der Emotionalen Intelligenz ganz einfach vom Besprechungstisch an den Küchentisch wandern können. Oder wo auch immer Sie sein mögen: im Büro, Klassenzimmer, Schnellrestaurant, Vier-Sterne-Restaurant – selbst in einem Flugzeug.

EMOTIONALE INTELLIGENZ IN DER KÜCHE

Sie sind eingestellt auf Ihren Körper, Ihren Appetit und die Art, wie Emotionen Ihre Entscheidungen über das Essen beeinflussen. Sie achten auf Empfindungen und Gedanken – einen knurrenden Magen oder den Gedanken, Sie sollten jetzt aufhören zu essen. Sie wissen um Ihre Gelüste und Essgewohnheiten, und Sie wissen, welche Situationen oder Personen Ihre Bemühungen um eine gesunde Ernährung typischerweise außer Kraft setzen. Sie verstehen, wie andere Menschen (Ihr Partner, Freunde oder Kinder) Ihre Essgewohnheiten wahrnehmen und davon beeinflusst werden.

Sie nutzen gesunde Mechanismen (die in der Spalte links aufgeführten oder andere, die ähnlich sind), um mit Stress und Emotionen zurechtzukommen, statt Ihre Gefühle mit tröstlichem Essen auszuhebeln. Sie beruhigen sich oder verarbeiten Ihre Gefühle, bevor Sie größere Entscheidungen treffen, vor allem, bevor Sie den Küchenschrank öffnen, den nächsten Bissen essen oder im Restaurant eine Bestellung aufgeben.

Merkmale Emotionaler Intelligenz	Emotionale Intelligenz am Arbeitsplatz
Flexibilität/Anpassung: Sie schwimmen mit dem Strom.	Sie können mit unerwarteten Ereignissen (eine plötzliche Besprechung, ein hektisches Projekt in letzter Minute) umgehen und passen sich einem sich ständig wandelnden Arbeitsumfeld an.
Motivation: Sie haben den Antrieb, ein Ziel zu erreichen, und streben ausdauernd danach, selbst wenn Sie auf Schwierigkeiten stoßen.	Harte Arbeit geht für Sie über die Frage nach Geld und Status hinaus. Sie hat ihre Wurzeln in der Energie und Begeisterung für das Erreichen eines Ziels. Sie werden von inneren Motivationen gesteuert: Befriedigung, Stolz und Leistung.
Empathie: Sie können sich in andere Menschen hineinversetzen.	Sie sind aufmerksam auf die Bedürfnisse, Sorgen und Gefühle anderer Menschen und besitzen die Fähigkeit, die Emotionen anderer Menschen zu verstehen und darauf zu reagieren. Sie kommunizieren so, dass Ihr Verständnis für die Gefühle von Angestellten und Kollegen sichtbar wird.
Optimismus: Sie nehmen eine positive Perspektive ein.	Sie halten die Hoffnung aufrecht, auch wenn Sie Misserfolge in Ihrer Arbeit hinnehmen müssen.
Impulskontrolle: Sie können der Versuchung einer unmittelbaren Belohnung widerstehen und auf eine spätere Belohnung warten.	Sie können geduldig sein und besitzen Selbstkontrolle und Willenskraft. Sie können auf einen sofortigen Abschluss verzichten, weil Sie wissen, dass in der Zukunft ein lukrativeres oder lohnenderes Angebot warten könnte.
Soziale Fähigkeiten: Sie können gut mit anderen zusammenarbeiten und kommunizieren.	Sie sind in der Lage, eine Einigung zustande zu bringen, sich anderen anzunähern, zu kommunizieren, zu überzeugen und Veränderungen herbeizuführen. Sie können beispielsweise Ihren Angestellten ein taktvolles Feedback geben oder eine Forderung so ablehnen, dass Sie verstanden und geschätzt werden.

Sie können vernünftige Essensentscheidungen treffen, selbst wenn sich Ihre Routine ändert. Wenn Ihr Partner auswärts essen möchte, können Sie beispielsweise Ihren gesunden Ernährungsplan aufrechterhalten, ohne sich benachteiligt vorzukommen oder sauer zu sein. Sie können auch in einer neuen, fremden Umgebung gesunde Ernährungsoptionen auswählen. Und Sie können Ihre Nahrungsmenge daran anpassen, wie viel Sie bei Ihrer letzten Mahlzeit zu sich genommen haben.

In Bezug auf gesünderes Essen konzentrieren Sie sich auf die langfristigen Vorteile für Gesundheit und Selbstachtung, statt sich von der täglichen Zahl auf der Waage verrückt machen zu lassen. Sie laufen einen Marathon, keinen Sprint. Ein gutes inneres Gefühl und die Steigerung von Selbstachtung und Selbstvertrauen halten Sie eher bei der Stange als die Zahl auf der Waage.

Sie betrachten voller Mitgefühl und Verständnis Ihren eigenen Kampf und den Kampf anderer Menschen mit dem Essen. Ihre Empathie führt zu einer urteilsfreien Haltung anstatt zu kritischen Gedanken, die Sie nur kaputtmachen und außerdem davon abhalten, gut zu essen.

Sie denken positiv über die Veränderung Ihrer Essgewohnheiten. Sie bleiben mutig und verarbeiten Schuldgefühle und Irrtümer, wenn Sie zu viel gegessen haben. Vor allem aber wissen Sie, dass eine Verbesserung Ihrer Essgewohnheiten möglich ist. Sie halten die Hoffnung aufrecht, selbst wenn Sie frustriert sind.

Sie üben Selbstkontrolle in Bezug auf angenehmes Essen. Sie können auf die unmittelbare Belohnung durch ein schmackhaftes Essen verzichten (selbst wenn Sie es wirklich gern hätten!), weil Sie die langfristigen künftigen Vorteile eines guten Gewichts und der Verbesserung Ihrer Gesundheit im Blick behalten.

Sie können Ihre Bedürfnisse gegen die Bedürfnisse anderer Menschen abwägen (z.B. was Sie essen wollen gegen das, was Ihr Partner oder Ihre Kinder gern essen). Sie gehen geschickt mit Situationen um, in denen Essen zum sozialen Ereignis wird (Festtage, auswärts essen), ohne sich gehen zu lassen. Sie können Nein sagen, wenn Sie zum Essen genötigt werden, und zwar auf eine ebenso geschickte wie taktvolle Weise. Und Sie können gemeinsam mit anderen essen, ohne dem Druck nachzugeben, so zu essen wie sie.

Nachdem Sie jetzt einige der nützlichsten Fähigkeiten aus dem Bereich der Emotionalen Intelligenz kennengelernt haben, fragen Sie sich vielleicht, wie es mit Ihren eigenen Fähigkeiten in diesem Bereich aussieht. Die folgende Checkliste zeigt Ihnen, welche Eigenschaften Emotionaler Intelligenz, die Ihnen im Hinblick auf Ihr Essverhalten nützlich sein können, Sie bereits besitzen.

CHECKLISTE »EMOTIONALE INTELLIGENZ«

Diese Checkliste gründet sich auf Merkmale, die Menschen mit stark ausgeprägter Emotionaler Intelligenz gemeinsam sind. Einige Sätze konzentrieren sich darauf, wie gut Sie Ihre eigenen Gefühle wahrnehmen, andere beziehen sich auf die Wahrnehmung anderer Menschen und einige auf den Umgang mit schwierigen Gefühlen (und der Kontrolle Ihrer Reaktion auf sie). Kreuzen Sie alle Sätze an, die auf Sie zutreffen.

Dabei sollten Sie bedenken, dass wir alle stärker und schwächer ausgeprägte Bereiche der Emotionalen Intelligenz besitzen. Beispielsweise kann es sein, dass Sie die Gefühle anderer Menschen intuitiv verstehen und gut damit zurechtkommen, dass Sie aber Schwierigkeiten bei der Wahrnehmung und Formulierung eigener Gefühle haben. Wo auch immer die Herausforderungen für Sie liegen, Sie haben mit Sicherheit Stärken, auf denen Sie aufbauen können. Dieses einfache Hilfsmittel kann dazu beitragen, dass Sie über diese Stärken nachdenken und Ihre Herausforderungen besser in den Blick bekommen.

- Ich weiß, was ich fühle, wenn ich es fühle.

- Ich kann normalerweise ganz exakt einkreisen, wie ich mich fühle. Ich benutze also nicht allgemeine Begriffe wie »aufgeregt«, sondern präzisere Begriffe wie »zornig« oder »frustriert«.

- Ich kann meine Gefühle gut in Worte fassen.

- Ich empfinde Empathie für andere Menschen.

- Ich kann schnell und/oder leicht Entscheidungen treffen.
- Ich bin flexibel und anpassungsfähig.
- Ich denke über meine Gefühle nach und versuche zu verstehen, warum ich so und nicht anders empfinde.
- Ich lerne aus früheren Erfahrungen und mache nicht oft zweimal denselben Fehler.
- Meistens habe ich eine gute Menschenkenntnis.
- In der Regel werde ich nicht allzu gestresst, und ich kenne gesunde Arten, mit Stress umzugehen.
- Ich bin optimistisch, dass alles gut wird.
- Wenn eine Freundin oder ein Freund emotional mitgenommen ist, helfe ich ihr oder ihm, darüber zu sprechen. Starke Emotionen oder Tränen belasten mich nicht allzu sehr.
- Ich kann Probleme auch frontal angehen.
- Wenn ich Fehler mache, weiß ich, dass das menschlich ist, und versuche, mich selbst nicht zu heftig zu kritisieren oder innerlich fertigzumachen.
- Ich arbeite auch an ungeliebten Aufgaben weiter und lege sie weder zur Seite, noch vermeide ich sie.
- Ich kenne meine Stärken und Schwächen.
- Wenn ich aufgebracht bin, versuche ich mich zu beruhigen, bevor ich mit anderen Menschen umgehe. Ich kann solche Situationen durchdenken.

Haben Sie festgestellt, dass Sie bereits über eine stark ausgeprägte Emotionale Intelligenz verfügen? Großartig! Es wird nicht lange dauern, bis Sie lernen, diese Fähigkeiten auf Situationen anzuwenden, die mit dem Essen zu tun haben, sodass Sie nicht mehr weiteressen, obwohl Sie eigentlich satt sind, oder nicht mehr Massen von Keksen essen, nur weil sie so elend gut schmecken.

Emotionales Essen

- Wenn ich gestresst bin, stopfe ich mich mit Schokolade voll.
- Wenn ich mich langweile, mampfe ich Chips in mich hinein, ohne nachzudenken. Bis die Tüte leer ist.
- Nach einem langen, frustrierenden Arbeitstag beruhigt mich ein Becher Eis sofort.

Wenn Sie ein emotionaler Esser sind, kennen Sie diese Sätze vermutlich. Aber was, wenn Sie tröstliches Essen zu sich nehmen, nicht um den Stress zu lindern oder der Langeweile zu entkommen, sondern weil Sie in einer so schlechten Stimmung sind, dass es Ihnen egal ist, was Sie essen?

Sowohl positive als auch negative Emotionen lenken unsere Gedanken und Entscheidungen. In diesem Buch spreche ich von »emotional gesteuertem Essen« statt von »emotionalem Essen«. Denn auch wenn wir nicht alle emotionale Esser sind, so sind unsere Entscheidungen doch immer von unseren Emotionen beeinflusst.

Sind Sie schon mal auf einem Karussell mitgefahren, das sich so schnell dreht, dass die Mitfahrenden an die Wand gedrückt werden? Selbst wenn der Boden sich senkt, bleiben sie an der Wand »kleben«, weil die Fliehkraft sie dagegendrückt – eine Kraft, die durch die Kreisbewegung erzeugt wird und uns von der Mitte wegbewegt. Emotionen wirken ähnlich wie die Fliehkraft: Sie können uns so schnell drehen, dass wir aus unserer eigenen Mitte weggedrängt werden und die ursprünglich beabsichtigte Richtung verlassen.

Emotionales Essen ist eine konsumierende Reaktion auf Emotionen. Wenn Sie Stress bei der Arbeit haben, essen Sie. Wenn Sie sich von Ihrem Partner trennen, essen Sie. Oft lauern unbewusste Emotionen hinter ungesunden Essensentscheidungen – und hinter jedem Zuviel. Bewusst oder unbewusst wählen Sie das, was Sie essen, so aus, dass es Ihren emotionalen Zustand verändert: Ihre Stimmung aufmöbelt, Ihre Schmerzen lindert, Ihren Stress verringert.

GROSSE AUGENBLICKE IN DER GESCHICHTE DES EQ

Das Interesse an der nichtkognitiven Intelligenz (also Ihrer Fähigkeit, im Umgang mit anderen Menschen gut zu reagieren, und nicht Ihrer Fähigkeit, Fakten wiederzugeben oder Tests zu bestehen) geht auf Charles Darwin zurück, den Vater der Evolutionstheorie. Er nahm an, dass das Überleben vom Verständnis für emotionale Ausdrucksformen abhängig ist: Wer Angst hat, läuft weg. Hier einige Meilensteine in der Entwicklung unserer Vorstellung von Emotionaler Intelligenz:

1920er-Jahre: Edward Thorndike schreibt ausführlich über das, was er »soziale Intelligenz« nennt.

1955: David Wechsler entwickelt die »Wechsler Adult Intelligence Scale«, die verbale und nonverbale Formen von Intelligenz umfasst – eine deutliche Weiterentwicklung der traditionellen Methode, den IQ als eine Einheit zu messen.

1983: Howard Gardner stellt das Konzept der multiplen Intelligenz vor und identifiziert acht Typen: räumliche, sprachliche, logisch-mathematische, körperlich-kinesthetische, musikalische, interpersonale, intrapersonale und naturalistische Intelligenz.

1985: Dr. Reuven Bar-On, Spezialist für klinische und Organisations-Psychologie, entwickelt die erste Methode zur Messung von emotionaler und sozialer Intelligenz, den EQ-i. Seine Theorie, die er in den frühen Achtzigern zu formulieren begann, basiert auf dem EQ (dem Emotionalen Quotienten), den er in der Vorarbeit zu seiner Doktorarbeit entwickelt hatte. Bar-On ist nach wie vor aktiv in der Forschung und publiziert weiterhin.

1990: Dr. Peter Salovey von der Universität Yale und Dr. John D. Mayer von der Universität New Hampshire veröffentlichen einen bahnbrechenden Aufsatz in der Zeitschrift *Imagination, Cognition, and Personality*. In diesem Aufsatz wird der Begriff »Emotionale Intelligenz« geprägt; hier erklären die beiden ihre Theorie von den vier Zweigen des EQ: Wahrnehmung von Emotionen; Nutzung von Emotionen, um das Denken zu erleichtern; Verstehen der Bedeutungen von Emotionen; Management von Emotionen. Salovey und Mayer sind nach wie vor führende Forscher auf dem Gebiet, auf dem sie die Pionierarbeit geleistet haben. Später kam David Caruso dazu; er ist Spezialist für Management-Psychologie an der Universität Yale.

1995: Daniel Golemans Bestseller *EQ − Emotionale Intelligenz* verbindet EQ mit dem Thema Erfolg und formuliert neue Definitionen für die Einschätzung von Intelligenz und Fähigkeiten.

Das Interesse an EQ besteht bis heute fort. Es gibt zahlreiche Aufsätze darüber, die man im Internet unter www.eiconsortium.org finden kann. Außerdem sind viele neue Bücher wie dieses hier erschienen, die zeigen, wie man EQ im Alltag anwendet, beispielsweise *Search Inside Yourself* (dt. *Search Inside Yourself: Das etwas andere Glücks-Coaching*) von Chade-Meng Tan, einem der Google-Pioniere. Das Buch stellt eine bewegende, kluge Verbindung von EQ und Achtsamkeit her. Es ist nicht überraschend, dass Daniel Goleman und Jon Kabat-Zinn, ein berühmter Lehrer für Achtsamkeit, für Tans Buch das Vorwort geschrieben haben.

Beim emotional gesteuerten Essen gründen sich Ihre Entscheidungen zum Teil darauf, wie Sie sich im Moment der Entscheidung fühlen; dies bestimmt, ob, was, wann und wie viel Sie essen werden. Vielleicht haben Sie sich schon mal gesagt: »Ich bin zu gestresst, ich kann nicht ausgerechnet jetzt anfangen, gesund zu essen.« Und genau das ist emotional gesteuertes Essen. Genauso ist Ihre Entscheidung, jetzt ein Stück Kuchen herunterzuschlingen, zumindest teilweise davon abhängig, ob Sie sich entspannt oder gestresst fühlen. Viele meiner Klienten sagen mir, wenn sie von negativen Emotionen beherrscht werden (Zorn, Traurigkeit oder Stress), übertönen diese Gefühle alles andere (Geschmack, Nährwert, Aussehen, Möglichkeit, später Reue zu empfinden), was für den Entscheidungsprozess wichtig sein könnte. An ruhigeren Tagen können sie alle Informationen durchdenken, bevor sie eine Entscheidung treffen. Mit anderen Worten: Gefühle und Gedanken beeinflussen Ihr Handeln.

Eine meiner Klientinnen, Jill, hat mir vor Kurzem ein Beispiel für emotional gesteuertes Essen genannt. Sie hatte sich zum Mittagessen mit ihrer Freundin Janet getroffen. Jill kam etwas früher ins Restaurant, las die Speisekarte und entschied sich für gebratenes Hähnchen, ein Gericht, das sie liebt, sich aber zu Hause nie selbst zubereitet. Dann kam Janet herein, die fit und großartig aussah.
»Ich war neidisch«, sagte Jill zu mir, und dieser Neid führte zu einer Änderung ihrer Entscheidung. Sie hatte eigentlich keinen Salat gewollt, aber ihre Stimmung veränderte sich, als sie ihre Freundin sah, und ihre Gefühle beeinflussten ihre Wahl. (Leider entscheiden wir uns nicht immer für die gesündere Option. Es hätte auch der doppelte Cheeseburger sein können und nicht der Salat.)
Emotional gesteuerte Entscheidungen können auch auf positiven Gefühlen beruhen. Beispielsweise erinnert Sie die Spaghettisoße, die auf dem Herd blubbert, an Ihre Großmutter, die Ihnen gern noch eine zweite Portion aufgenötigt hat. Diese freundliche Erinnerung kann Sie dazu verleiten, zu essen, selbst wenn Sie eigentlich keinen Hunger haben. Oder vielleicht bestellen Sie einen bestimmten Nudelsalat mit Oliven, weil er Sie an Ihre erste große Liebe erinnert – er hätte diesen Salat bestellt.
Die gute Nachricht ist: EatQ kann Ihnen helfen, sowohl bei emotional gesteuertem Essen als auch bei emotionalem Essen. Das Ziel besteht darin, die Verbindung zwischen Stimmung und Essen wahrzunehmen und zu verstehen, statt sie einfach zu kappen.

CHECKLISTE: EMOTIONALES ESSEN UND EMOTIONAL GESTEUERTES ESSEN

Vielleicht fragen Sie sich, ob Sie anfällig für emotionales Essen oder emotional gesteuertes Essen sind. Kreuzen Sie die Sätze an, die auf Sie zutreffen.

- Wenn mir alles zu viel wird, denke ich, was soll's, ich kann ebenso gut essen, worauf ich gerade Lust habe.

- Ich neige zu besseren Essensentscheidungen am Morgen, wenn ich noch frisch bin, und zu den schlimmsten Entscheidungen am späten Abend, wenn ich müde bin und mich entspannen will.

- Wenn ich gestresst bin, ist es mir egal, was ich esse.

- Ich bin anfällig für emotionales Essen, also dafür, Trost und Beruhigung im Essen zu suchen.

- Wenn ich feiere, benutze ich das Essen, um mich in die richtige Stimmung zu bringen. Beispielsweise will ich im Urlaub essen, worauf auch immer ich Lust habe.

- Ich unterhalte mich mit Essen, wenn ich Langeweile habe.

- Knabbern lenkt mich von meinen Gefühlen ab.

- Meine Entscheidungen übers Essen schwanken, je nachdem, was andere Leute darüber sagen oder denken könnten.

- Manchmal esse ich gut, so wie ich es eigentlich will, und manchmal habe ich anscheinend überhaupt keine Strategie.

- Ich neige dazu, alle gesunden Ernährungsziele aufzugeben, indem ich warte, bis der richtige Zeitpunkt gekommen scheint, um damit anzufangen, oder bis ein bestimmtes Ereignis vorbei ist.

Achtsamkeit

Das Thema Achtsamkeit hat vor vielen Jahren mein Interesse geweckt, als ich während meines Studiums in Japan darüber stolperte. Damals las ich auch den Bestseller *Full Catastrophe Living* (dt.: *Gesund durch Meditation*) von Dr. Jon Kabat-Zinn, dem Gründungsdirektor der *Stress Reduction Clinic* und des *Center for Mindfulness in Medicine, Health Care and Society* an der Medical School der Universität von Massachusetts. Er hat Achtsamkeit in die klinische Forschung eingeführt und die damit verbundenen Fähigkeiten auf eine Weise unterrichtet, dass andere Menschen sie verstehen und in ihrem Leben anwenden konnten. Während der letzten fünfzehn Jahre habe ich fünf Bücher und zahlreiche Aufsätze über achtsames Essen geschrieben, und ich nutze Achtsamkeit in meinem eigenen Leben und in meiner Arbeit mit den Klienten.

Viele unserer Entscheidungen übers Essen, gute und schlechte gleichermaßen, sind Gewohnheiten ohne Achtsamkeit, die sich zur Routine entwickelt haben: Wir essen jeden Tag die gleichen Flocken zum Frühstück, bestellen im Restaurant unser Lieblingsgericht, ohne auch nur in die Speisekarte zu schauen. Wir wählen, was wir immer wählen, ohne wirklich alle Möglichkeiten wahrzunehmen. Achtsamkeit schaltet unser Autopilot-Verhalten ab und die Aufmerksamkeit an, sodass wir vernünftige Entscheidungen treffen können. Mithilfe von Achtsamkeit werden unsere Entscheidungen bewusst und gründen sich auf eine echte Wahrnehmung unserer Gefühle und Gedanken – und nicht auf bloße Gewohnheit.

Schon früh in meinem Berufsleben wusste ich, dass emotionale Esser und Leute mit Ernährungsproblemen oft in unbewusste Gewohnheiten verfallen, dass sie Probleme im Umgang mit ihren Gefühlen haben und das Essen benutzen, um sich zu betäuben. Und sie gehen sehr hart mit sich selbst um! Viele meiner Klienten haben festgestellt, dass ein Aspekt der Achtsamkeit ihr Leben verändert hat: die Einstellung, nicht zu urteilen. Als sie lernten, ihren Gedanken wirklich zuzuhören, erkannten sie, wie kritisch und selbstzerstörerisch ihr Denken sein konnte. Sie können sich vorstellen, dass Gedanken wie »Wie dumm bist du eigentlich, so viel zu essen!« der Qualität künftiger Entscheidungen schweren Schaden zufügen. Achtsamkeit hilft Ihnen dabei, das negative Denken zu verwandeln und mitfühlender und sanfter mit sich selbst umzugehen. Auf diese Weise ebnen Sie den Weg zu klügeren Entscheidungen.

Wie die Emotionale Intelligenz deutet die Achtsamkeit auf die Vorstellung hin, dass Selbstwahrnehmung und die Fähigkeit, Gefühle zu regulieren, dabei helfen können, mit vielen Arten von körperlichen und emotionalen Schmerzen umzugehen. Mit anderen Worten: Sowohl EQ als auch Achtsamkeit sind ganz konkrete Werkzeuge für den Umgang mit der Erkenntnis, dass das Leben hart, stressig und mit Leiden verbunden ist. Wenn Sie schon mal versucht haben, Ihre Essgewohnheiten zu verändern, wissen Sie aus erster Hand, wie schmerzhaft Gewichtsprobleme sein können.

Achtsamkeit ist extrem wichtig, wenn Menschen lernen wollen, mit Verlangen, Gelüsten und schwierigen Emotionen umzugehen. Und es ist sehr befriedigend, sie darin zu unterrichten. Die Übungen können durchaus angenehm sein – meine Klienten und ich essen dabei vielleicht eine einzelne Scheibe Orange oder einen einzelnen Schokokuss und genießen jede Empfindung im Hier und Jetzt, oder wir meditieren mit geschlossenen Augen bei beruhigender Musik. Manchmal sind die Übungen auch fordernder, zum Beispiel wenn ich die Klienten bitte, schwierige Gefühle wie Traurigkeit und Enttäuschung einfach »auszusitzen«, bis sie vergehen (was sie tatsächlich fast immer tun). Wie auch immer die Aufgabe aussieht, ich weiß, dass meine Klienten mit etwas Übung aufmerksamer auf das werden, was sie im gegebenen Moment körperlich und emotional fühlen. Und das hilft ihnen, auch stärker darauf zu achten, wie ihre Gefühle ihre Essensentscheidungen beeinflussen.

Achtsamkeit ist darüber hinaus eine Möglichkeit, den EQ zu stärken. Die folgende Checkliste hilft Ihnen herauszufinden, ob Sie bereits achtsam leben oder noch daran arbeiten. Sie werden vielleicht feststellen, dass viele Fähigkeiten, die hier erwähnt werden, denen aus dem Bereich des EQ ähnlich sind, aber trotzdem einzigartig insofern, als sie sich nach innen und auf das Jetzt richten, nicht auf die Vergangenheit oder auf Vorahnungen für die Zukunft. In diesem Buch werden Sie mehr über Achtsamkeit und die damit verbundenen Fertigkeiten lernen.

CHECKLISTE: ACHTSAMKEIT

Kreuzen Sie bitte die Fähigkeiten an, die auf Sie zutreffen:

- Ich habe ein Gefühl, und ich erkenne es sofort.
- Ich denke, bevor ich handle.
- Wenn ich ein unangenehmes Gefühl erlebe, kann ich es einfach wahrnehmen, ohne etwas daran zu ändern.
- Ich kann Dinge akzeptieren, wie sie sind, ohne den Wunsch, sie zu ändern.
- Ich lebe in einer nicht-urteilenden Haltung mir selbst und anderen gegenüber.
- Ich lebe im Augenblick, statt in der Vergangenheit zu verharren oder Zukunftswünsche zu hegen.
- Ich halte inne, wenn ich in ein Autopilot-Verhalten rutsche.
- Ich stelle mich auf meinen Körper und meine Empfindungen ein, wenn ich esse. Ich nehme Farben, Aromen und Klänge wahr.
- Ich versuche den Augenblick zu genießen, ohne hindurchzueilen.
- Ich höre wirklich zu, wenn Leute mit mir reden, statt an etwas anderes zu denken.

An dieser Stelle fragen Sie sich vielleicht, wie es um Ihren EatQ steht. Ist er hoch oder niedrig? Sind Sie schon Experte, oder stehen Sie noch am Anfang? Wenn Sie dieses Buch lesen, ist die Wahrscheinlichkeit groß, dass Sie noch daran arbeiten, Ihre Fähigkeiten zu entwickeln.

CHECKLISTE: EATQ-FÄHIGKEITEN

Kreuzen Sie die Sätze an, die auf Sie zutreffen:

● Ich kann spezifische Gefühle ermitteln, die mich zum Essen verleiten, beispielsweise Langeweile oder Stress.

● Ich kann Gefühle ermitteln, die mir den Appetit verderben, beispielsweise Sorgen oder Schuldgefühle.

● Ich kann meine Gefühle anderen Menschen gegenüber klar ausdrücken.

● Ich kann flexibel reagieren, wenn sich die Pläne ändern.

● Ich kann mich von einem Essfehler erholen und einfach weitermachen.

● Ich bin mir bewusst, in welcher Weise Emotionen meine Entscheidungen übers Essen beeinflussen.

● Ich gehe mitfühlend mit den Kämpfen um Gewicht und Ernährungsprobleme um – meinen eigenen und denen anderer Menschen.

● Ich kann zwischen emotionalem und körperlichem Hunger unterscheiden.

● Ich kann auf die Signale meines Körpers hören (aufhören zu essen, wenn ich satt bin; essen, um Energie zu tanken, usw.)

● Ich kann Essen takt- und respektvoll ablehnen, wenn man mich zum Essen drängt, obwohl ich keinen Hunger habe.

● Ich benutze Essen nicht, um meinen Gefühlen auszuweichen.

● Ich kann mit unangenehmen Gefühlen umgehen.

● Ich denke flexibel über Essen.

● Ich habe meine eigene Einstellung zum Essen und ahme nicht (bewusst oder unbewusst) das Essverhalten anderer Leute nach.

- Ich kann mit Stress umgehen, ohne dass er negative Auswirkungen auf mein Essverhalten hat.

- Ich kann wirksam mit Gelüsten umgehen, entweder indem ich ihnen nachgebe, ohne zu viel zu essen, oder indem ich sie loslasse.

Mary: Wie alles zusammenpasst

Zu einem Teil ist EatQ das Werk der vielen tapferen, hart arbeitenden Klienten, die ich über die Jahre hinweg begleitet habe. Aber eine geniale junge Frau (die ich hier Mary nennen möchte, obwohl sie nicht wirklich so heißt) hat mir das EatQ-Konzept in den Kopf gesetzt. Unsere gemeinsame Arbeit hat mir den ersten Blick in den Abgrund ermöglicht: zwischen der Sehnsucht emotionaler Esser, gesunde Entscheidungen zu treffen, und ihrer schmerzhaften Unfähigkeit, genau das zu tun.

Am Ende meiner Universitätszeit, als ich mit Studenten und Studentinnen mit Essstörungen arbeitete – an zwei akademischen Institutionen, die nur die Besten und Begabtesten aufnahmen –, kam Mary zu mir und suchte Hilfe, weil sie zu viel aß. Sie war eine außergewöhnliche junge Frau: intelligent, musikalisch, fleißig und mit dem Ziel, Mathematikprofessorin zu werden. Für sie war Mathematik etwas beruhigend Konkretes. Wenn man hart genug arbeitete und mit den Zahlen spielte, fand man die richtige Lösung. Sie nahm an, mit der Gewichtsabnahme sei es genauso. Und so setzte sie sich bei unserem ersten Treffen hin und gab mir Erklärungen wie aus dem Lehrbuch über Gewichtsabnahme und die Prinzipien guter Ernährung. Und sie erklärte mir, sie brauche einen Ernährungsplan.

Selbst als frischgebackene Psychologin mit wenig klinischer Erfahrung wusste ich schon, dass emotionale Esser einem Ernährungsplan zwar folgen können, wenn sie sich »gut« fühlen, dass ihre guten Absichten aber wirkungslos sind, wenn ihre Gefühle die Oberhand gewinnen.

Deshalb ging ich nicht auf Marys Forderung ein, sondern fragte sie sanft, ob sie wohl bereit wäre, über die nächsten zwei Wochen über alles Buch zu führen, was sie aß, einschließlich Uhrzeit, Situation und wie sie sich fühlte, wenn sie aß. Zögernd willigte sie ein.

Zwei Wochen später zeigten ihre Einträge ein Muster auf: Am Tag vor einem stressigen Ereignis – einer Prüfung oder einem Vorspielen mit der Geige – ließ sie ihren Plan beiseite und fiel zurück in ihre alten Essgewohnheiten (jede Menge fetthaltiger Snacks und Süßigkeiten am späten Abend). Für Mary, die nur zögernd über ihre Gefühle sprach oder nachdachte, stellte diese einfache Beobachtung einen Meilenstein dar. Zum ersten Mal konnte sie die Verbindung zwischen ihrem Essen und ihren Gefühlen sehen. Und ihre Gefühle waren die ganze Zeit von Angst bestimmt. Sie fühlte sich wie eine Hochstaplerin, die die geniale Studentin spielte und alle zum Narren hielt, die ihren Erfolg nicht verdient hatte und ständig fürchtete, ihn wieder zu verlieren.

Ermutigt von ihrer Entdeckung, führte Mary ihr Tagebuch fort, während wir gemeinsam die nächsten Schritte angingen: die sehr negativen Gefühle in genau dem Augenblick identifizierten, wenn sie auftraten, und sie beruhigten, sodass sie eine gute Essensentscheidung treffen konnte. Diese Schritte verlangten viel Arbeit an den Gefühlen, Geduld und Übung.

Währenddessen begann Mary zu erkennen, dass sie versucht hatte, ihr Essen und ihr Gewicht – und damit ihr ganzes Leben – auf eine Reihe von Gleichungen zu reduzieren. Und was noch wichtiger war: Sie begann zu erkennen, warum sie das tat. Sie war mit einer Mutter aufgewachsen, die unter einer bipolaren Störung litt und sie in ihren manischen Phasen ständig kritisierte und ihr ihre »Fehler« aufzeigte: Sie war faul, ihre Noten waren nicht perfekt, sie war kein musikalisches Genie. Wenn ihre Mutter in die Depression verfiel, lag sie hingegen auf der Couch und ignorierte ihre Tochter.

Das wechselhafte Verhalten ihrer Mutter löste bei Mary Schrecken, Selbstkritik und Schamgefühle aus. Um ihrer Mutter und diesen schmerzhaften Gefühlen aus dem Weg zu gehen, verbrachte sie so viel Zeit wie möglich in der Schule. Mathematik war vorhersehbar, eine beruhigende Alternative zu ihrem chaotischen

Leben zu Hause, und weil sie immer die »richtige« Lösung fand, konnte niemand ihre Begabung bestreiten.

Allmählich entwickelte Mary ihre Fähigkeit, die Gefühle zu ermitteln, die sie zum Essen drängten, und diese Gefühle zu managen, sobald sie auftraten. Wir deckten auch Situationen auf, die ihren Drang zum Essen förderten – an erster Stelle das Stehen vor den übervollen Büfett-Tischen in der Cafeteria –, und entwickelten Methoden, damit zurechtzukommen. Indem sie all das lernte, erlangte Mary die Freiheit, ihre Essensentscheidungen nicht aufgrund ihrer Gefühle im jeweiligen Moment zu treffen, sondern aufgrund ihres *Verständnisses* für diese Gefühle.

Ihre Achtsamkeit und ihr Umgang mit den schmerzhaften Gefühlen ihrer Kindheit wurden zur fleißigen, alles durchdringenden Praxis. Und als wir mit unserer gemeinsamen Arbeit zum Ende kamen, traf sie überwiegend gesunde Essensentscheidungen und verlor Gewicht.

Marys Geschichte erinnert mich an den Film *Good Will Hunting*, dessen Hauptfigur Will Hunting, gespielt von Matt Damon, einen genialen IQ besitzt, aber trotzdem als Hausmeister im MIT arbeitet. Innerlich verfolgt von den Missbrauchserfahrungen seiner Kindheit, ist Will nicht in der Lage, seinen Intellekt zu benutzen, seine Stimmungen zu kontrollieren, einen Job zu finden, der seine unglaublichen mathematischen Fähigkeiten nutzt, oder eine Liebesbeziehung einzugehen. Ein mitfühlender Therapeut, gespielt von Robin Williams, hilft ihm, seine Emotionale Intelligenz zu entwickeln. Allmählich, durch eine Konfrontation mit seinen Gefühlen, durch Gespräche und das schrittweise Annehmen dieser Gefühle, verbessert Will seine Fähigkeit, zu kommunizieren, seine Impulse zu kontrollieren und eine ernsthafte Beziehung einzugehen.

Mary und Will sind Beispiele für Menschen am äußersten Ende des Spektrums: mit einem hohen IQ und einer schwach ausgeprägten Emotionalen Intelligenz aufgrund vergangener emotionaler Missbrauchserfahrungen. Aber eine schwach ausgeprägte Emotionale Intelligenz führt nicht zwangsläufig dazu, dass man ans Ende des Spektrums gerät; es muss auch keine Missbrauchserfahrung im Hintergrund lauern. Jeder und jede von uns kann über Emotionen stolpern, unabhängig von seinem oder ihrem Hintergrund und IQ. Ich erwähne diese Beispiele nur, weil sie gut illustrieren, wie weit IQ und EQ gelegentlich voneinander entfernt sein können.

Ich hoffe, Marys Geschichte inspiriert Sie. Mich inspiriert sie nämlich sehr. Immer wenn ein Klient zu mir sagt: »Ich möchte mein Essverhalten verändern, aber ich schaffe es einfach nicht«, denke ich an Mary und überlege mir dann, wie ich den EatQ der jeweiligen Person in ähnlicher Weise steigern könnte.

Ein Wegweiser durch dieses Buch

Bis heute sind Einzelberatungen die Hauptmöglichkeit für Sie, Ihre Fähigkeit zum Umgang mit Essgelüsten und zum Management Ihrer Gefühle zu entwickeln. Außerdem gibt es zu Gewichtsabnahme und Essstörungen im Internet hilfreiche Gruppen, in denen man etwas über die Regulation von Gefühlen lernt. Wenn Sie nun die Fähigkeiten und Werkzeuge nutzen, die in diesem Buch beschrieben werden – die gleichen, die ich auch meinen Klienten beibringe –, dann können Sie lernen, emotionales oder stressbedingtes Essen auf eigene Faust zu besiegen. Wenn Sie jedoch eine echte Essstörung haben (oder den Verdacht, dass eine Essstörung ihr Problem ist), also Magersucht, Bulimie oder Esssucht, dann wenden Sie sich *bitte* an einen qualifizierten Arzt, Psychologen oder Ernährungsberater, der sich auf Essstörungen spezialisiert hat. Dieses Buch kann Schritte in die richtige Richtung zeigen, aber es ersetzt keine Therapie.

Im zweiten Kapitel werden Sie den Schlüssel zur Steigerung Ihres EatQ kennenlernen: die Fähigkeit, eine achtsame Pause zu machen – gerade lang genug, um eine gesunde Entscheidung zu treffen und keine emotional bedingte. Und Sie werden lernen, die für Sie im jeweiligen Moment nützlichste Entscheidung zu finden. Außerdem gibt es in diesem Kapitel weitere Werkzeuge, die Ihnen bei der Entscheidung helfen können.

Kapitel 3 erklärt die EAT-Methode. Ihr Erfolg hängt von Ihrer Fähigkeit ab, die Werkzeuge aus Kapitel 2 zu nutzen und weitere

Werkzeuge einzusetzen, die Ihnen helfen, Ihre Gefühle und Ihr Essverhalten zu managen. Ich wende diese Werkzeuge mit meinen Klienten an und erlebe sie als ausgesprochen wirkungsvoll.

Im zweiten Teil des Buches werden Sie einige weitverbreitete Hindernisse für die Steigerung des EatQ kennenlernen: Diäten, die Suche nach Vergnügen, soziales Essen, Stress und emotionale Verletzungen. Jedes Kapitel beginnt mit einem Abschnitt namens »Gedankenfutter«, der Sie einlädt, darüber nachzudenken, ob dieses spezielle Hindernis auch Ihnen im Weg steht.

Im dritten Teil des Buches unter der Überschrift »Werkzeuge des Erfolgs« werden Sie fünfundzwanzig Werkzeuge kennenlernen – auch diese wende ich mit meinen Klienten an –, die auf den wichtigsten Forschungsergebnissen zum Thema Emotionale Intelligenz beruhen. Sie werden Ihnen helfen, alle Teile der EAT-Methode in die Praxis umzusetzen, sodass Sie Ihr Essverhalten besser regulieren können.

So verführerisch es sein kann, einfach ins kalte Wasser zu springen und sich an die Arbeit zu machen: Es ist wichtig, die Teile eins und zwei durchzulesen, bevor Sie sich an Teil drei machen. Sie vermitteln Ihnen Verständnis für die Theorie und Forschung hinter dem Thema EatQ und der EAT-Methode und machen es Ihnen möglich, die Werkzeuge aus Teil drei richtig gut anzuwenden. Dabei geht es vor allem um Übung. Teil drei vermittelt Ihnen die Werkzeuge, aber wie Muskeln brauchen sie Training, Wiederholung und ständigen Gebrauch.

Um Ihnen beim Üben zu helfen und Sie zum Nachdenken darüber anzuregen, wie Ihre Emotionen Ihre Essensentscheidungen beeinflussen, habe ich über das ganze Buch Fragebogen verteilt. Sie stellen keine echten klinischen Forschungswerkzeuge dar, und das sollen sie auch gar nicht. Sie sind eher Ausgangspunkte für Ihre Selbsterforschung. Fragebogen laden Sie ein, nach innen zu schauen und sich selbst Fragen über Ihre wahren Gefühle und Gedanken zu stellen. Auf diese Weise verbessern Sie Ihre Selbstwahrnehmung. Ich hoffe, sie machen Ihnen auch Spaß und Sie haben Lust, sie mit anderen Leuten zu teilen.

Wichtig ist bei alledem, dass Sie verstehen, wie viele Faktoren beim Thema »gesundes Essen« eine Rolle spielen: Biologie, Geschlecht,

Zugang zu Nahrungsmitteln, Umgebung, um nur einige zu nennen. In diesem Buch kann es nicht darum gehen, sie alle in Betracht zu ziehen. Sie sollten also beim Lesen bedenken, dass sich dieses Buch auf den Bereich der Emotionen konzentriert, der bisher im Zusammenhang mit Entscheidungsprozessen nur allzu oft übersehen worden ist, obwohl er extrem wichtig ist.

Ich kann Ihnen nicht versprechen, dass Sie zu jeder Zeit mit jedem einzelnen Gefühl gut umgehen werden oder dass Sie zu jeder Zeit stets diejenigen Essensentscheidungen treffen werden, die Ihrer Gesundheit und Ihrem Wohlbefinden am zuträglichsten sind. Aber indem Sie mehr über die Emotionen erfahren, die Sie dazu treiben, Trost im Essen zu suchen, und die Ihre Entscheidungen manchmal sabotieren, werden Sie hoffentlich bereits eine unglaubliche Veränderung erleben, weil die Aufmerksamkeit in Ihnen wächst. Sie werden in der Lage sein, zehn Schritte vorwärts zu machen und das emotionale Essen gleich zu Anfang zu stoppen – nicht erst, wenn »es« passiert ist.

Der letzte Bissen

Der große französische General Napoleon Bonaparte hat gesagt: »Nimm dir Zeit zum Nachdenken, aber wenn der Moment zum Handeln gekommen ist, hör auf nachzudenken und handle.« Meinen herzlichen Glückwunsch! Indem Sie beschlossen haben, dieses Buch in die Hand zu nehmen, haben Sie sich fürs Handeln entschieden. Es kann gut sein, dass Sie schon länger über eine Veränderung Ihres Essverhaltens nachdenken. Jetzt sind Sie bereit zu lernen, wie man kluge Essensentscheidungen trifft, die langfristig günstig für Ihre Gesundheit und Ihr Wunschgewicht sind. Sie haben also einen großen Schritt vorwärts getan.

Im nächsten Kapitel werden Sie lernen, wie Ihre Emotionen Ihre Entscheidungsprozesse beeinflussen.

Der Moment der Entscheidung

Vier Werkzeuge,
die Ihren EatQ sofort steigern

»Keep calm and carry on« –
»Ruhig bleiben und weitermachen«

Plakat des britischen Informationsministeriums 1939

Dies ist eines meiner Lieblingszitate, weil es so zutreffend beschreibt, was wir alle jeden Tag tun müssen: mitten in unserem stressigen Leben ruhig bleiben und unterwegs Entscheidungen treffen, oft unter eher ungünstigen Begleitumständen.

Bei einem London-Besuch während meiner Collegezeit habe ich mir das Plakat gekauft, weil ich fand, dass es perfekt an die Wand einer Psychologin passte – ich stand damals kurz vor dem Abschluss. Und ich hatte recht. Das Witzige war, dass das Plakat für mich ebenso hilfreich wie für meine Klienten war. Jeden Tag schaute ich viele Male darauf, wenn ich mit verstörten oder traumatisierten Patienten arbeitete.

Leider wurde es nach ein paar Jahren mitten in der Nacht von der Wand meines Büros gestohlen. Erst war ich stinkwütend, dann begriff ich die Ironie der Situation: Derjenige, der es gestohlen hatte, brauchte es offenbar viel mehr als ich. Aber das Bild und das Zitat sind für immer in meinem Bewusstsein eingegraben und erinnern mich daran, auf dem Weg durch meine Tage (und Nächte) möglichst klar zu bleiben.

- Wann haben Sie Ihre letzte Essens-»Entscheidung« getroffen? Wie haben Ihre Gefühle diese Entscheidung beeinflusst? Waren Sie wütend auf Ihren Partner, gestresst von Ihrer Arbeit, allein und gelangweilt oder was sonst?
- Gibt es spezielle Situationen, in denen Sie emotionales Essen für unausweichlich halten?
- Versuchen Sie, Essgelüste mit Logik und Vernunft zu bekämpfen? Wenn dies so ist, wie erfolgreich sind Sie dabei?
- Wenn Sie auf Ihren Kühlschrank zugehen, welche Gedanken gehen Ihnen durch den Kopf, wenn Sie die Tür öffnen? Greifen Sie nach dem Erstbesten, was Sie sehen, oder denken Sie länger nach?
- Was sind derzeit die besten Strategien, die Sie anwenden, um ruhig zu bleiben? Atmen Sie tief durch, rufen Sie jemanden an?

Die meisten von uns beherrschen das »Weitermachen« ganz gut. Was sollen wir auch sonst tun, wenn die Heizung kaputtgeht, die Rechnungen sich stapeln oder Probleme im Job oder in unserem Privatleben auftauchen? Das »Ruhigbleiben« gestaltet sich schon schwieriger. Aber wenn wir ruhig bleiben, treffen wir die besten Entscheidungen, ob es nun um unsere Heizung geht oder eine Portion Pommes frites.

Die Fähigkeit zum Ruhigbleiben verlangt zweierlei von Ihnen. Das Erste ist psychologischer Natur: Sie müssen sich versichern können, dass Sie der Situation gewachsen sind, wie auch immer sie aussehen mag. Das Zweite ist physiologischer Art: Sie müssen wissen, wie Sie Ihren Körper daran hindern, in den »Flucht oder Angriff«-Modus umzuschalten, in das primitive, angeborene Reaktionsmuster, das automatisch greift, sobald Sie etwas als lebensbedrohlich wahrnehmen.

In Kapitel 7 erfahren Sie mehr über dieses Reaktionsmuster. Im Moment müssen Sie nur wissen, dass Sie, wenn es greift, buchstäblich unfähig sind, eine Entscheidung zu treffen, einfach aus dem Grund, weil Sie zu konzentriert aufs Überleben sind und sich nicht ausführlich mit Ihren Gedanken und Gefühlen beschäftigen können. Und genau das ist ja nötig, wenn Sie eine Entscheidung treffen wollen.

Unser angeborenes Reaktionsschema ist Millionen Jahre alt und stammt aus einer Zeit, als das Überleben des Menschen davon abhängig war, blitzschnelle, instinktgesteuerte Entscheidungen zu treffen – also sofort loszurennen, wenn Gefahr drohte, statt die Vor- und Nachteile des Weglaufens abzuwägen. (Instinkte gehören zu unserer biologischen Hardware, während unsere Intuition auf höher angesiedelten Denkschemata beruht.) Die »Flucht oder Angriff«-Reaktion ist in unserem Körper fest verankert. Heute brauchen wir sie nur noch selten, weil wir kaum noch mit unmittelbar lebensbedrohlichen Situationen konfrontiert sind. Aber chronischer Stress und intensive Emotionen können sie trotzdem auslösen. Die gute Nachricht ist: Sie können lernen, Ihren Körper und Geist wieder zu beruhigen. Und die noch bessere Nachricht: Wenn Sie ruhig bleiben, hilft Ihnen das, vernünftige Essensentscheidungen zu treffen und emotionales Essen zu vermeiden.

Gute Entscheidungen sind weder emotionslos noch von Emotionen überschattet oder gesteuert. Deshalb ist es hilfreich, immer dann, wenn Sie eine Emotion erleben, die Sie typischerweise zum Essen drängt – überwältigenden Stress, glühende Wut, herzzerreißende Traurigkeit oder auch Freude im Zusammenhang mit einem Fest oder Treffen –, erst einmal dieses Gefühl wahrzunehmen und dann Maßnahmen einzuleiten, damit Sie Essensentscheidungen treffen können, die Ihnen eher Kraft geben, als dass sie Sie aus der Bahn werfen. Und das alles geht nur, wenn Sie ruhig bleiben.

Entscheidungen, Entscheidungen: nicht immer rational

Dr. Spock im Raumschiff Enterprise ließ sich in seinem Denken überhaupt nicht von Emotionen kontrollieren oder beeinflussen. Wenn wir alle unsere Entscheidungen so leidenschaftslos treffen könnten wie er, würden wir das zweite Stück Käsekuchen einfach ablehnen, sobald wir satt sind, ohne diesen frustrierenden inneren Kampf zwischen »Ich möchte gern« und »Ich sollte nicht«.

Aber die Forschung bestätigt, was so viele von uns schon wissen: Entscheidungsprozesse sind nicht immer rational. Emotionen sind tatsächlich von ganz entscheidender Bedeutung für die Fähigkeit unseres Gehirns, einen Weg einzuschlagen; sie sind notwendig, damit wir die unbedeutende Entscheidung treffen können, was wir zum Abendessen machen wollen, aber auch die bedeutende Entscheidung, wen wir heiraten. Wenn Sie nicht wenigstens ein bisschen Emotion in Ihre Entscheidungen legen, dann hängen Sie irgendwann womöglich in einem endlosen Kampf zwischen Pro und Kontra fest. Manchmal kann nur eine Bauchentscheidung den Knoten auflösen.

Obwohl Emotionen also immer unsere Entscheidungen beeinflussen, sind sie dabei nicht unbedingt hilfreich. Denken Sie an einen Streit mit Ihrem Partner, bei dem Sie geschrien und gebrüllt haben und bei dem schließlich das Abendessen ausfiel. Oder das Vorstellungsgespräch, vor dem Sie sich fürchteten, weil Sie in letzter Zeit wieder zweieinhalb Kilo zugenommen hatten. Oder die Tüte Chips, die Sie nach einer schlechten Nacht und einem stressigen Tag niedergemacht haben. Wenn Sie verstehen, wie Ihre Emotionen Ihre Entscheidungsfindung rund ums Essen beeinflussen, dann kann Ihnen das helfen, die Fallstricke ungesunden Verhaltens zu umgehen und Handlungsalternativen anzusteuern, die Sie eher anstreben.

In unserer Kultur ist das Essen eines der emotional belastetsten Entscheidungsfelder überhaupt. Wenn Sie mit einer Gruppe ansonsten ganz normaler Frauen ins Restaurant gehen, hören Sie mit Sicherheit schuldbewusste Ausrufe, weil sie keinen Salat bestellen, weil sie sich ein Dessert gönnen oder weil sie nach dem Essen nicht sofort ins Fitnessstudio rennen, um jede einzelne Kalorie wieder wegzutrainieren. Kein Wunder, dass unsere Schuldgefühle dramatische Auswirkungen darauf haben, was und wie viel wir essen. Tatsächlich verkauft die Supermarktkette »Trader Joe« Snacks mit dem Namen »reduced guilt«, was man mit »weniger Schuld« oder »besseres Gewissen« übersetzen könnte. Als ob man sich schuldig fühlen müsste, wenn man Fett und (Gott bewahre!) Kohlenhydrate zu sich nimmt. Andere Diätprodukte werben damit, dass man ganz ohne schlechtes Gewissen essen könne. Die Verbindung von Essen und Emotionen ist machtvoll, und die Marketingstrategen wissen das und nutzen es zu ihrem Vorteil, genau wie sie Worte wie »glücklich« benutzen, um Schokolade zu beschreiben.

Verschiedene Emotionen wirken auf unterschiedliche Weise. Emotionen wie Zorn und Gereiztheit können zu übereilten Entscheidungen führen; andere wie zum Beispiel Sorgen, Stress oder Furcht lähmen Sie vielleicht und hindern Sie daran, überhaupt etwas zu entscheiden. Hunderte, wenn nicht Tausende von Studien betonen die Verbindung von Essen und Gefühlen; die Tabelle im folgenden Kapitel listet nur einige wenige auf.

Aber die Forschungsergebnisse widersprechen sich auch. Beispielsweise zeigen einige Studien, dass Sorge zu einer Verringerung der Nahrungsaufnahme führt, während andere das Gegenteil behaupten. Für mich zeigen diese Widersprüche, dass die Erforschung der komplizierten Faktoren, die bei der Verbindung von Emotionen und Essgewohnheiten eine Rolle spielen, noch im Gange ist. Bei meinen Klienten beobachte ich, dass kleinere Sorgen, beispielsweise wenn sie auf einen Anruf warten oder eine Zwischenprüfung ablegen müssen, eher dazu führen, dass sie mehr essen. Chronische Ängste, z. B. verursacht durch eine Scheidung oder die Versorgung eines chronisch kranken Angehörigen, führen manchmal dazu, dass Leute ihren Appetit verlieren und Gewicht verlieren, ohne es überhaupt zu wollen. Die Art, Intensität und Dauer einer Emotion wie auch viele andere Variablen (Geschlecht, Ausgangsgewicht, Diät oder keine Diät) können bestimmen, ob Emotionen eine Entscheidung eher fördern oder ihr im Wege stehen.

Dabei müssen Sie mit bedenken, dass jeder Mensch einzigartig ist. Einige Emotionen werden auf Sie so wirken wie in den Studien beschrieben, die ich hier aufliste, andere eher nicht. Wichtig ist, dass Sie ebenso sehr wie ich davon ausgehen, dass Emotionen Ihre Entscheidungen im Hinblick auf das Essen beeinflussen.

Die Verbindung von Emotionen und Entscheidungen

Einige Studien zeigen, dass Emotionen unsere Entscheidungen beeinflussen, ob es uns gefällt oder nicht.

Einsamkeit: Inwieweit diese Emotion beeinflusst, wie viel Sie essen, liegt möglicherweise daran, ob Sie selbst versuchen, weniger zu essen. Das jedenfalls behauptet eine Studie kanadischer Forscher. Sie baten fünfzig Studentinnen, wissenschaftlich fundierte Fragebogen auszufüllen, mit denen Einsamkeit, Depression und Essstörungen festgestellt werden sollten. Dann forderten sie die Teilnehmerinnen, die sich traurig, einsam oder neutral fühlten, auf, Kekse zu essen, angeblich im Zusammenhang mit einer Studie über ihren Geschmackssinn. Die Frauen, die gerade eine Diät machten oder versuchten, weniger zu essen, nahmen im Zustand der Einsamkeit mehr Kekse zu sich. Diejenigen, die gerade keine Diät machten, aßen tatsächlich weniger Kekse, wenn sie sich einsam fühlten.

Müdigkeit: Müdigkeit kann unsere Fähigkeit schwächen, alle Informationen in Betracht zu ziehen und eine kluge Entscheidung zu treffen. Das jedenfalls hat eine Studie aus dem Jahr 2010 herausgefunden, die in der Zeitschrift *American Journal of Clinical Nutrition* veröffentlicht wurde. Die Forscher beschränkten den Schlaf von zwölf gesunden jungen Männern nur eine Nacht lang und berichteten danach von signifikant stärkerem Hungergefühl vor den Mahlzeiten am nächsten Tag. Die Teilnehmer nahmen im Laufe des folgenden Tages 22 Prozent mehr Kalorien zu sich. Schlafstörungen werden auch oft von Personen angegeben, die unter Esssucht leiden.

Glück: Ja, eine negative Stimmung kann dazu führen, dass Sie mehr essen, als Sie wollen. Aber auch eine gute Stimmung kann sich in dieser Weise auswirken, so zeigt eine Studie aus dem Jahr 2010, die in der Zeitschrift *Appetite* veröffentlicht wurde. In dieser Studie füllten 106 Frauen wissenschaftliche Fragebogen aus, die auf kontrollierte und unkontrollierte emotionale Essverhaltensmuster abgestimmt waren. (Kontrollierte Esser sind in der Lage, ihr Essverhalten wirksam zu regulieren, unkontrollierte Esser nicht.) Nach diesem Test wurden die Teilnehmerinnen nach dem Zufallsprinzip entweder einer Gruppe zugeordnet, die einen Ausschnitt aus einem witzigen Film ansah, um sie in gute Stimmung zu versetzen, oder in eine Gruppe, die eine wissenschaftliche Dokumentation ansah. Nach dem Film wurden die Teilnehmerinnen gebeten, wieder einen Fragebogen auszufüllen, mit dessen Hilfe ihre Stimmung eingeschätzt wurde, und jede bekam währenddessen einen Teller mit acht Keksen hingestellt. Die Forscher stellten fest, dass die kontrollierten Esserinnen in guter Stimmung im Durchschnitt 3,3 Kekse weniger aßen, während die unkontrollierten Esser in guter Stimmung 1,7 Kekse mehr zu sich nahmen.

Traurigkeit: In einer 2013 in der Zeitschrift *Appetite* veröffentlichten Studie ordneten die Forscher sechzig Studentinnen zwei Gruppen zu, einer mit extrem hohen und einer mit extrem niedrigen Ergebnissen auf einem Fragebogen, in dem es um emotionales Essen ging. Sie induzierten dann Freude oder Traurigkeit mithilfe virtueller Realität in Form von emotionalen Filmen und Musikstücken. Stark ausgeprägte emotionale Esserinnen aßen in trauriger Stimmung signifikant mehr als in freudiger Stimmung – und mehr süße als salzige Lebensmittel. Dagegen aßen die schwach ausgeprägten emotionalen Esserinnen in trauriger und freudiger Stimmung gleich viel. Wenn Sie also ein emotionaler Esser sind, können negative Gefühle Sie anfälliger dafür machen, mehr zu essen, um sich zu trösten. Bedenken Sie dabei jedoch, dass auch positive Gefühle für eine Steigerung der Nahrungsaufnahme sorgen können.

Depression: In einer Studie mit mehr als tausend TeilnehmerInnen wurden höhere Punktzahlen in Bezug auf Depression mit einem stärkeren Schokoladenkonsum in Verbindung gebracht. Tatsächlich nahmen Teilnehmer mit einer starken

Depression doppelt so viel Schokolade zu sich wie die Teilnehmer mit normalen Werten. So berichtet es jedenfalls der Forschungsbericht, der 2010 in der Zeitschrift *Archives of Internal Medicine* veröffentlicht wurde. In dieser Studie aßen 1018 Personen mit hohen Depressionswerten auf der Skala des CES-D (Center for Epidemiologic Studies – Depression) etwa sechzig Prozent mehr Schokolade als Personen mit niedrigen Testergebnissen.

Nachdem Sie jetzt einige Forschungsergebnisse kennengelernt haben, die Gefühle und Nahrungsaufnahme miteinander verbinden, können Sie im nächsten Schritt entdecken, wie bestimmte Emotionen Sie mehr oder weniger stark zum Essen drängen. Hier eine einfache Übung dazu:

Versuchen Sie eine Woche lang nachzuvollziehen, wie Ihre Gefühle alle Ihre Entscheidungen beeinflussen, vor allem aber diejenigen, die mit Nahrung und Essen zu tun haben. Schreiben Sie Ihre Beobachtungen in einem kleinen Notizbuch nieder. Stellen Sie sich dabei die folgenden Fragen: Welche Gefühle lähmen Sie? Welche erschweren Ihre Entscheidungen? Welche führen zu Kurzschlusshandlungen oder Unentschlossenheit? Welche lösen den Knoten zwischen zwei Möglichkeiten auf?

Nach einer Woche sollten Sie eine neue Wertschätzung für die Kraft der Emotionen erlangt haben. Das Gute daran ist, dass sich Ihre Entscheidungsfähigkeit verbessert, sobald Sie darauf achten, wie Ihre Gefühle Ihre Entscheidungen beeinflussen. In den meisten Fällen werden Emotionen Ihre Absicht, gut zu essen, eher fördern als behindern.

Der Moment der Entscheidung:
die Macht der Reaktionen

Im Durchschnitt treffen Sie jeden Tag mehr als zweihundert Entscheidungen zum Thema Essen; das jedenfalls hat Brian Wansink,

Ph. D., für den Durchschnittsamerikaner herausgefunden. Wansink ist Experte in Sachen Konsumverhalten und Ernährungswissenschaft. Einige dieser Entscheidungen wirken sich positiv auf Ihr Gewicht und Ihre Gesundheit aus, andere eher nicht.

Was trennt aber nun eine Entscheidung, die gut für Ihre Gesundheit und Ihr Wohlbefinden ist, von einer schlechten Entscheidung? Ein wichtiger Faktor ist das, was ich den »Moment der Entscheidung« nenne – der Augenblick, in dem Sie den Kühlschrank öffnen, die Speisekarte studieren, Ihre Bestellung an einer Theke aufgeben. Der Moment, in dem Sie entscheiden, was Sie essen und was nicht. In diesem Moment sind, wie in jeder Entscheidungssituation, Ihr Denken und Ihr Fühlen von gleich großer Bedeutung.

Bevor Sie die Rolle der Emotionen bei der Entscheidungsfindung in den Griff bekommen, müssen Sie wissen und anerkennen, dass überhaupt eine Entscheidung fällig ist. Tatsächlich besteht Ihre erste Aufgabe – die Sie vermutlich angehen müssen, wenn Sie etwas zu essen vor sich haben – darin, sich den Moment der Entscheidung bewusst zu machen. Das heißt, Sie müssen Ihr Tempo so weit herabsetzen, dass Sie wahrnehmen: Jetzt muss ich entweder Möglichkeit A wählen (zu essen) oder Möglichkeit B (nicht zu essen).

Sich diesen wichtigen Augenblick bewusst zu machen, braucht Übung. Viele neue Klienten sagen mir, nachdem es ihnen nicht gelungen ist: »Ich dachte, Nein!, Stopp!, aber noch während ich das dachte, aß ich schon.« Oder: »Ich hatte den Becher Eiscreme schon zur Hälfte geleert, bevor ich darüber nachdachte, ob ich mich richtig entschieden hatte – oder ob ich überhaupt eine Entscheidung getroffen hatte.«

Das klingt sinnvoll. Einige Forscher behaupten, zwischen unserer Entscheidung und der bewussten Wahrnehmung einer Entscheidung lägen sieben Sekunden. Mit anderen Worten: In vielen Fällen entscheiden wir gar nicht bewusst, bevor wir handeln, wir greifen aus reiner Gewohnheit nach dem Essen. Wenn Sie im Autopilot-Modus essen, ohne Verbindung zu Ihren Gedanken und Gefühlen, dann kann der Moment der Entscheidung kommen und gehen, ohne dass Sie es überhaupt merken.

Wenn Sie Übergewicht haben, kann es sein, dass Sie Ihre Entscheidungen impulsiver treffen, mit mehr negativen Ergebnissen als Menschen mit durchschnittlichem Gewicht. In einer Studie aus den Niederlanden benutzten die Forscher den *Iowa Gambling Task* – einen Test, der Entscheidungen aus dem echten Leben simuliert –, um zu vergleichen, ob Frauen mit Esssucht ihre Entscheidungen anders trafen als Frauen mit durchschnittlichem Gewicht oder Übergewicht (BMI über 25). Die Forscher ließen die Teilnehmerinnen auch Fragebogen ausfüllen, die die Schwere der Essstörung maßen, die Sensibilität für Strafe und Belohnung und die Selbstkontrolle.

Im Grunde genommen ist dieser Test ein Kartenspiel, bei dem die Strategie sich während des Spiels ergibt. Die übergewichtige und die esssüchtige Testgruppe kamen damit schlecht zurecht, weil sie nicht aus ihren Fehlern lernten, während die Gruppe mit Durchschnittsgewicht schnell lernte.

Außerdem neigten die übergewichtigen Frauen bei diesem Spiel dazu, Entscheidungen zu treffen, die kurzfristige Belohnungen und langfristige Folgen hatten. Aufgrund dieser Beobachtung stellten die Forscher die These auf, dass übergewichtige Frauen möglicherweise eher auf unmittelbare Belohnungen reagieren. Das heißt, sie erleben Essen und angenehme Situationen stärker als Belohnung als andere Menschen.

Was bedeuten diese Feststellungen nun für Sie? Wenn Sie mit Ihrem Gewicht zu kämpfen haben, kann es sein, dass Sie zu schnellen Entscheidungen und kurzfristigen Belohnungen (Vergnügen jetzt!) neigen und die langfristigen Folgen außer Acht lassen. Kommt Ihnen das bekannt vor?

Wenn ja, können Sie dieses Verhaltensmuster ab sofort verändern. Bei der nächsten Mahlzeit oder Zwischenmahlzeit achten Sie auf den Moment der Entscheidung. Und wenn Sie ihn bemerken, machen Sie ihn sich bewusst. Sie müssen nicht mehr tun, als sich leise oder laut selbst zu sagen: »Jetzt bin ich da. Hier ist der Punkt der Entscheidung.« Der nächste Schritt besteht dann darin, eine bewusste Entscheidung zu treffen.

Zwei Arten von Entscheidungen

»Ich arbeite zu Hause«, erzählte mir mein Klient Dan. »Manche Leute halten mich für einen Glückspilz, aber ich habe fünf Kilo zugenommen, seit ich von meinem Abteil im Großraumbüro in die Schlafzimmerecke gezogen bin. Jeden Tag, immer wenn ich mich langweile oder müde werde, höre ich, wie das Essen nach mir ruft. Mir ist vollkommen klar, dass ich eine Entscheidung treffen muss: Gehe ich in die Küche und verbringe zwanzig Minuten damit, den Kühlschrank oder den Vorratsschrank zu durchforsten, oder hocke ich mich wieder hin und arbeite weiter? Aber diese Entscheidung ist ein ständiger Schrecken für mich.«

Ich habe schon erwähnt, dass effektive Entscheidungen auf einer Kombination aus Gedanken und Gefühlen beruhen. Aber mein Klient beschreibt sehr genau, was für ein Kampf es ist, über die Reaktion auf Emotionen zu entscheiden, die uns zum Essen drängen.

Die Forschung zeigt, dass Entscheidungen von Leuten, die mit ihrem Gewicht zu kämpfen haben, stärker mit Emotionen verbunden und damit höchstwahrscheinlich auch impulsiver sind, also lediglich auf der Gefühlslage im jeweiligen Moment beruhen. Die Studien zeigen auch, dass Menschen, die Probleme mit dem Essen haben, ihre Gefühle nur schwer ertragen und intensiv erleben, sodass sie danach streben, sie schnell abzuschalten. Wenn Sie Ihre Gefühle ertragen, heißt das, Sie akzeptieren sie, wie sie sind, ohne den Versuch, sie zu verändern oder darauf zu reagieren.

Wenn Sie sich Ihrer Gefühle aber nicht bewusst sind oder sie abschalten und verdrängen, dann verschlechtert sich die Qualität Ihrer Entscheidungen. Wenn Sie nicht vorsichtig sind, werden Sie in dem Augenblick, in dem Sie den Kühlschrank öffnen, die Speisekarte schließen oder Ihre Bestellung an der Theke aufgeben, eine Entscheidung treffen, die Sie eher von Ihren Zielen abbringt als sie zu fördern. Diesen Augenblick nenne ich EE (Emotionale Entscheidung).

Das bestmögliche Szenario würde so aussehen, dass Sie Ihre Emotionen klug nutzen, um Ihre Essensentscheidungen mit Informationen zu stützen und zu leiten. Im Moment der Entscheidung können Sie zwei Richtungen einschlagen:

In einer emotionalen Entscheidung reagieren Sie einfach und entscheiden sich aufgrund Ihrer Gefühle und nicht aufgrund rationaler Gedanken. Die Qualität Ihrer Entscheidungen wechselt je nach Ihrem emotionalen Zustand. Stellen Sie sich zum Beispiel vor, Sie würden in fünf Minuten furchtbar wütend – über einen Stau, eine verletzende Bemerkung Ihres Partners, eine Meldung in den Nachrichten, suchen Sie sich etwas aus. Überwältigt von Ihrem Ärger, essen Sie eine halbe Tüte Chips leer und denken: Was soll's, zum Teufel! Wenn Sie solche impulsiven, gefühlsbeladenen Entscheidungen übers Essen treffen, sind Sie im EE-Modus.

Bei einer von Einsicht getriebenen Entscheidung geben Sie eine Antwort und lassen sich von Ihren Gefühlen eher leiten als dominieren. Sie nehmen wahr, sehen voraus und bereiten sich vor. Sie verstehen, wie sehr Emotionen Ihre Entscheidungen beeinflussen, sehen mögliche Konsequenzen voraus und managen Impulse rechtzeitig, nicht wenn schon alles passiert ist. In Bezug auf das eben erwähnte Beispiel heißt das, sobald Sie Ihren EatQ gestärkt haben, nehmen Sie Ihren Ärger wahr, begreifen, dass Sie im Zorn schlechte Essensentscheidungen treffen, und bereiten sich darauf vor, Ihren Ärger positiv zu verarbeiten. Und so sind Sie im Moment der Entscheidung emotional dafür gerüstet, eine gute Wahl zu treffen.

Zwei Arten von Entscheidungen

Gefühl	Moment der Entscheidung	Reaktion	Emotional gesteuerte Entscheidung: »Zum Teufel!« Aufgabe oder Niederlage	Automatisches Verhalten: essen

Emotional gesteuerte Entscheidung: In diesem Modell bestimmen Emotionen Ihre Entscheidung übers Essen. In dem Moment, in dem Sie eine Entscheidung treffen müssen, reagieren Sie automatisch auf Ihre Gefühle und fallen deshalb in vertraute Verhaltensmuster zurück.

| Gefühl | Moment der Entscheidung | Achtsame Pause | Von Einsicht gesteuerte Entscheidung: Annahme des Gefühls und Zuwendung zu positiven Alternativen | Bewusste Wahl: essen oder nicht essen |

Von Einsicht gesteuerte Entscheidung: In diesem Modell beeinflussen Emotionen Ihre Entscheidung übers Essen, aber während Sie Ihre Wahl treffen, bauen Sie eine kurze Pause ein, um Ihre ursprüngliche Reaktion einzuschätzen. Sie können die achtsame Pause mit einem der Beruhigungswerkzeuge füllen, die ich Ihnen an die Hand gebe. Auf diese Weise verbessern Sie die Qualität Ihrer Entscheidungsfindung.

Lesen Sie sich doch bitte einmal die folgenden Beispiele für emotionales und einsichtsvolles Denken durch. Welche kommen Ihnen eher vertraut vor? Werden Sie durch Ihre Emotionen oder Ihre Einsicht eher vom Essen weg- oder zum Essen hingelenkt?

BEISPIELE FÜR EMOTIONALES DENKEN	BEISPIELE FÜR EINSICHTSVOLLES DENKEN
Ich will das haben!	Wenn ich das esse, werde ich mich später schrecklich fühlen.
Zum Teufel mit dieser Diät.	Ich brauche das nicht, ich habe nur Lust darauf.
Das ist nicht fair, warum darf ich nicht essen, was mir schmeckt?	Auch dieser Drang wird vorbeigehen.
Ich bin so gestresst. Brauche was. Schokolade. Jetzt.	Das ist ungünstig für mein Ziel, gesünder zu essen.
Dieser Drang ist einfach zu stark, ich werde wahnsinnig, wenn ich keine Pizza kriege.	Wenn ich jetzt diese Pizza esse, beruhige ich nur meine Gefühle mit Essen, und das hilft höchstens eine Minute lang.
Es ist doch Urlaub, ich muss das feiern.	Ich kann sorgfältig auswählen, was ich esse.

Der Moment der Entscheidung ist unglaublich wichtig. Ich helfe meinen Klienten, damit sie daran denken zu antworten, statt zu reagieren, und zwar mit der folgenden Affirmation:

Sie können nicht entscheiden, wie Sie sich fühlen.
Aber Sie können entscheiden, was Sie essen.
Wahrnehmen, vorhersagen, vorbereiten!

WIE TREFFEN SIE IHRE ENTSCHEIDUNGEN?

Selbstkontrolle (die Fähigkeit, Ihre Impulse zu managen) ist ein Ergebnis von Selbstwahrnehmung, und beide sind wichtige Merkmale Emotionaler Intelligenz. Wenn Sie den Stil Ihrer Entscheidungsfindung kennenlernen, verstehen Sie auch besser, wie sehr Sie von Emotionen zu Ihren Entscheidungen getrieben werden. Beantworten Sie bitte die folgenden Fragen, um diesen Stil besser kennenzulernen. Stellen Sie sich vor, Sie halten eine Speisekarte im Restaurant in der Hand. Die Art des Restaurants spielt dabei keine Rolle. Stellen Sie sich bildlich vor, wie Sie sie öffnen. Werden Sie jetzt eher ...

1. ... den erstbesten Vorschlag wählen, der Ihnen gefällt, und dann die Speisekarte schließen, ohne die restlichen Möglichkeiten zu lesen?
2. ... sich mit Unentschlossenheit herumschlagen und sich schwertun, etwas auszuwählen?
3. ... die Speisekarte ein paarmal durchlesen und alle Möglichkeiten überdenken, mit Pro und Kontra?
4. ... spontan entscheiden und das erste Gericht nehmen, das in diesem Moment gut klingt?
5. ... jemand anderen auswählen lassen, weil die vielen Möglichkeiten Sie überfordern?
6. ... auf Nummer sicher gehen und das nehmen, was am vertrautesten und einfachsten klingt?
7. ... bestellen, was auf Ihrem Ernährungsplan steht oder was Sie glauben, essen zu sollen, selbst wenn Sie es nicht mögen?

8. ... das Essen ausfallen lassen, weil Sie sich nicht entscheiden wollen?
9. ... sich sagen, dass Sie zu beschäftigt sind, so etwas zu entscheiden, und der Bedienung sagen, Sie solle Ihnen einfach irgendetwas bringen?
10. ... die Speisekarte gar nicht erst lesen und lediglich aufgrund der Fotos das auswählen, was am besten aussieht?
11. ... die Speisekarte analysieren, jedes Gericht und auch die Beilagen durchdenken, um festzustellen, ob Ihnen etwas wirklich gefällt?
12. ... ein Gericht nehmen, es aber auf Ihre Wünsche zuschneiden (keine Mayonnaise, Brokkoli statt Pommes frites etc.)?
13. ... die Speisekarte im Internet gelesen haben, bevor Sie in das Restaurant gegangen sind, um alle Möglichkeiten in Ruhe anzusehen, solange noch keine Bedienung wartend neben Ihnen steht?
14. ... bei der Bestellung Ihrem momentanen Gefühl folgen, ein gesundes Gericht auswählen oder je nach Stimmung entscheiden?
15. ... nach dem Ausmaß Ihres Hungers auswählen? Wenn Sie wirklich hungrig sind, schmeckt alles.

Auswertung

Ihre Antworten auf die fünfzehn Fragen können Ihnen helfen einzuschätzen, wo Sie in diesem Spektrum anzusiedeln sind:

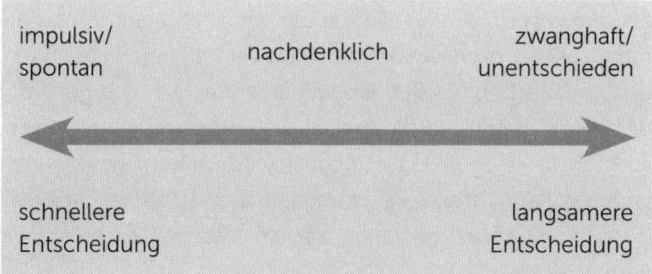

impulsiv/ spontan	nachdenklich	zwanghaft/ unentschieden
schnellere Entscheidung		langsamere Entscheidung

Fragen 1, 4, 10, 14, 15: impulsiv/spontan. Sie neigen zu Blitzentscheidungen, die interessant und variabel bleiben. Aber vermutlich sind Ihre Entscheidungen auch stark von Emotionen gesteuert – sie beruhen auf Ihrer momentanen Stimmung. Bevor Sie in den EE-Modus geraten, legen Sie eine achtsame Pause ein. Das wird Ihnen helfen, in Kontakt zu Ihren Gefühlen zu treten, und Ihnen die Zeit verschaffen, alle Möglichkeiten abzuwägen.

Fragen 3, 6, 11, 12, 13: nachdenklich. Sie nehmen sich Zeit, Ihre Möglichkeiten abzuwägen. Das ist gut, *wenn* Sie beim Betrachten der Speisekarte in der Lage sind, Ihre Möglichkeiten und Ihre Gefühle (also das, was Sie gern essen würden) sowie Ihre Entscheidungen in Einklang zu bringen, um zu einer von Einsicht gesteuerten Entscheidung zu kommen. Es ist nämlich auch möglich, sich in eine ungesunde Entscheidung hineinzudenken, weil Sie etwas besonders dringend wollen. Das Gute ist: Sie können lernen, Ihre natürliche Nachdenklichkeit zu nutzen, um sich zu einer gesunden Auswahl hinzudenken und zu -fühlen, die auch noch Ihrem Gaumen gefällt.

Fragen 2, 5, 7, 8, 9: zwanghaft/unentschieden. Entscheidungen können wehtun. Vielleicht überdenken Sie Ihre Möglichkeiten noch einmal, schieben Sie auf Ihre Begleitung ab oder bestellen einfach, was alle anderen ebenfalls bestellen. Es könnte hilfreich sein, auf Ihr Bauchgefühl zu achten und sich zu fragen, was Sie fühlen, statt zu denken. Denken Sie auch nicht zu lange nach, das könnte Sie lähmen. Es ist keine Freiheit, wenn Ihr Gegenüber für Sie die Entscheidung trifft.

Nachdem Sie jetzt mehr über den Stil Ihrer Entscheidungsfindung wissen, denken Sie bei der nächsten Essensentscheidung darüber nach, wo auf der Skala Sie sich gerade befinden, und verschieben Sie sich ein wenig (außer, Sie sind genau in der Mitte). Wenn Sie zu impulsiven Entscheidungen neigen, versuchen Sie einmal, alle Möglichkeiten durchzulesen, auch wenn es nervt. Wenn Sie zwanghaft lange für Ihre Entscheidungen brauchen, vertrauen Sie ein bisschen mehr auf Ihr Bauchgefühl.

Fallen Sie nicht in die Lücke

Stellen Sie sich vor, eine Ihrer Kolleginnen bringt am Freitag immer Kekse mit in die Arbeit und Sie neigen dazu, sie gedankenlos in sich hineinzuessen. Wenn ich Sie jetzt fragen würde, ob Sie kommenden Freitag einen oder mehrere Kekse essen werden, wäre Ihre Antwort wohl davon abhängig, wie Sie sich im Moment fühlen. Wenn Sie sich gut fühlen, sagen Sie vermutlich Nein. Aber was, wenn Sie sich am Freitag nicht so gut fühlen, wenn die Kekse auf dem Tisch im Pausenraum stehen?

Willkommen in der Empathie-Lücke, ein Begriff, der die Unfähigkeit beschreibt, sich vorzustellen, dass man irgendwann einmal etwas anderes fühlen könnte als gerade jetzt. Wenn Sie jemals hungrig in einen Supermarkt gegangen sind und mehr Lebensmittel eingekauft haben, als Sie brauchten, weil Sie sich nicht vorstellen konnten, wie es ist, wenn man keinen Hunger hat, dann sind Sie geradewegs in die Empathie-Lücke gefallen.

Vielleicht ist es die »Heiß-zu-kalt«-Lücke. Das heißt, wenn Sie »heiße« Emotionen erleben (Zorn, Stress, Frustration), können Sie sich nicht vorstellen, dass sie irgendwann verschwinden. Und ähnlich ist es mit einer ausgeprägten Lust, etwas Bestimmtes zu essen: Sie müssen jetzt darauf eingehen, ohne darüber nachzudenken, dass die Lust auch wieder vergeht.

Wenn Sie andererseits in die »Kalt-zu-heiß«-Lücke fallen, neigen Sie dazu, den Einfluss Ihrer heißen Gefühle zu unterschätzen. Solange Sie die Lust auf ein bestimmtes Essen nicht empfinden, können Sie sich schwer vorstellen, wie fest Ihre Lust auf Schokolade oder das vierte Stück Pizza Sie im Griff haben wird, wenn es so weit ist, wie schwierig es sein wird, den Drang in diesem Moment zu managen, und wie sehr er Ihrer Fähigkeit zu einer einsichtsvollen Entscheidung schaden wird. Weil Sie unterschätzen, wie stark heiße Gefühle Ihre Entscheidungen belasten, können Sie auch kaum den Umgang mit ihnen planen.

Meine Klienten erleben das auf die ganz harte Tour. Manche von ihnen gehen ziemlich lässig mit dem Aufstellen eines Speiseplans um und sagen sich: »Ich brauche keinen Plan, ich weiß, was ich essen soll.« Und bei unserem nächsten Treffen erzählen Sie mir, dass sie schon am Tag nach unseren letzten Treffen einen Einbruch erlebt haben. Sie sind nicht in der Lage, sich vorzustellen, dass ihre ruhige, entspannte Stimmung sich in Frustration und Sorge verwandelt, und deshalb treffen sie emotionale Entscheidungen, sobald Stress oder Zorn zuschlagen.

Sie können das Verständnis der Empathie-Lücke nutzen, um präziser wahrzunehmen, vorherzusagen und sich darauf vorzubereiten, was passiert, wenn Ihre Emotionen im Moment der Entscheidung schwanken. Wenn Sie wissen, dass Sie am Nachmittag gern eine Zwischenmahlzeit zu sich nehmen, dann akzeptieren Sie das, gehen Sie davon aus, dass es am Nachmittag so sein wird, und packen Sie sich einen gesunden Snack ein, damit Sie nicht an den Automaten gehen müssen. Sie können sich auf Gefühle vorbereiten, von denen Sie wissen, dass sie kommen und dass Sie sie nicht vermeiden können: Zorn über einen unangenehmen Vorgesetzten oder das tägliche Pendeln. Und wenn Sie mitten in einer emotionalen Esslust stecken, dann erinnern Sie sich daran, dass sie vergehen wird, und versuchen Sie sie auszusitzen.

Aber wie kriegen Sie das alles hin? Wie lernen Sie, tatsächlich einsichtsvolle Entscheidungen zu treffen? Im Moment der Entscheidung legen Sie eine achtsame Pause ein. Das kann Ihnen dabei helfen, Ihren ersten Impuls zu verarbeiten und nicht gleich zu reagieren. Danach wenden Sie dann die EAT-Methode an, die wir im dritten Kapitel genauer ansehen werden.

Ihr wichtigstes Werkzeug, um Ruhe zu bewahren: die PAUSE-Formel

In der Theorie zum Thema *Emotionale Intelligenz* ist Wahrnehmung der Schlüssel zur Verbesserung des Entscheidungsprozesses, und eine achtsame Pause kann Ihnen helfen, diese Wahrnehmung zu finden. Weil Sie eine Lücke zwischen dem Impuls zu essen und dem tatsächlichen Tun schafft, kann sie Ihnen dabei helfen,

- den Moment der Entscheidung wahrzunehmen,

- sich auf Ihre Gefühle und Ihr Hungergefühl einzustellen und

- sich zu beruhigen, sodass Sie Ihre Entscheidung mit klarem Kopf treffen.

TIEFE WAHRNEHMUNG

Ein grundlegender Aspekt Emotionaler Intelligenz bezieht sich auf Ihre Fähigkeit wahrzunehmen, was Sie fühlen. Wenn Sie Ihre Gefühle wahrnehmen, wissen Sie, was Sie fühlen, und zwar genau in dem Moment, in dem Sie es fühlen. Achtsamkeit hilft Ihnen dabei, diese Wahrnehmung aufzubauen. Wenn Sie eines meiner früheren Bücher übers Essen, über Körperwahrnehmung und Gewicht gelesen haben, wissen Sie bereits, dass Achtsamkeit und Wahrnehmung im Mittelpunkt meiner Arbeit mit meinen Klienten stehen.

Achtsamkeit heißt: Sie nehmen in der Tiefe wahr, was Sie im Moment denken und fühlen, und zwar im Augenblick, in einer offenen, annehmenden Weise. Achtsamkeit ist eine jahrhundertealte Vorstellung aus der buddhistischen Tradition – sowohl eine Erfahrung als auch eine Haltung. Sie stellt Sie auf Ihren Geist, Ihren Körper und Ihre Gedanken ein, wie man ein altes Radio einstellt, indem man an dem Knopf dreht, bis das Signal kristallklar rüberkommt.

Vielleicht denken Sie jetzt: Aber ich weiß, was ich fühle. Achtsamkeit und Emotionale Intelligenz gehen jedoch von einer anderen Art der Einstellung auf Ihre Emotionen aus. Sie sollen nicht nur wissen, was in Ihrem Kopf vorgeht, sondern auch, was in Ihrem Körper und Geist passiert.

Stellen Sie sich vor, Sie sind gestresst. Diese Art der Wahrnehmung hilft Ihnen, sich auf einer tieferen Ebene auf den Stress einzustellen: Welche Gedanken bringt er hervor, welche Gefühle steigen in der Folge in Ihnen auf, wie wirken sich diese Gefühle körperlich aus? Während Sie den Stress erleben, können Sie ihn so sein lassen, können ihn akzeptieren, ohne zu versuchen, ihn zu kontrollieren oder zu beurteilen. Wenn Sie

Ihren Stress in- und auswendig kennen, hilft Ihnen das ungeheuer, sobald der Stress irgendwelche Essgelüste auslöst.

Leider sind wir in unserer Kultur nicht besonders gut darin, unsere Gefühle zu erkennen und dabei zu bleiben. Wir neigen dazu, sie zu betäuben, vor ihnen wegzulaufen, ihnen aus dem Weg zu gehen, uns eben nicht auf sie einzustellen. Wir sind auch nicht gut im Umgang mit Langeweile. Stillsitzen fällt uns schwer. Handys, Computer und Social Media haben das eher noch schlimmer gemacht. Die Technologie lässt uns wenig Zeit zum Alleinsein, zum Genießen von Stille – nicht einmal für die kleinste Pause. Der Moment der Entscheidung kann sich deshalb sehr unangenehm anfühlen.

Und weil wir in einer Kultur leben, die auf Leistung und Ergebnisse gepolt ist, sind wir auch eher darauf trainiert, in die Zukunft zu schauen als in die Gegenwart. Wir wissen aber nicht, wie wir uns morgen oder in fünf Jahren fühlen werden. Wir können nur feststellen, wie wir uns jetzt fühlen. Und diese Jetzt-Gefühle, seien sie positiv oder negativ, gestalten die Gedanken und Verhaltensweisen, die unsere Essensentscheidungen in der Gegenwart und in der Zukunft bestimmen. Wir handeln erst und fragen später. Aber sobald wir lernen, zu antworten und nicht zu reagieren, treffen wir klügere Entscheidungen.

Eine ganze Reihe von Studien hat festgestellt, dass Achtsamkeitstechniken beim Essen dabei helfen, Gelüste zu kontrollieren, übermäßiges Essen zu reduzieren und Gewichtsabnahme ohne Diäten zu fördern. Die Fähigkeiten aus dem Bereich der Emotionalen Intelligenz, die Sie in diesem Buch kennenlernen – eine Mischung aus Übungen zur Emotionalen Intelligenz und zur Achtsamkeit –, können Ihnen helfen, mit dem Alltagsstress und mit emotionalen Auslösern zurechtzukommen, die Sie zum Essen treiben. Sie sind einfach anzuwenden und dabei wirkungsvolle Alternativen zur Selbstberuhigung mit Essen.

Viele Leute haben Schwierigkeiten damit, ruhig zu bleiben, weil sie versuchen, auf der kognitiven Ebene einzugreifen: Sie befehlen sich sozusagen, sich zu beruhigen. Es ist aber viel günstiger, den Körper davon abzuhalten, in den »Flucht oder Angriff«-Modus einzusteigen, bei dem Atmung und Herzschlag sich beschleunigen. Indem Sie auf die Pausentaste drücken, spiegeln Sie Ihrem Körper vor, Sie wären bereits ruhig: indem Sie ihn aktiv und absichtlich abbremsen, sodass Sie Gelegenheit haben, eine einsichtsvolle Entscheidung zu treffen.

Sie können die PAUSE-Formel benutzen,

- bevor Sie etwas essen,

- wenn Sie eine schwierige Essensentscheidung treffen müssen (z. B. ob Sie eine zweite Portion essen),

- um Ihre Gefühle in dem Moment wahrzunehmen, in dem sie auftauchen,

- um zu spüren, wenn Sie gestresst sind und den Drang verspüren, darauf mit Essen zu reagieren, und

- um ruhig zu antworten, statt einfach auf Ihre Emotionen zu reagieren.

Und hier kommt die PAUSE-Formel:

P   Parken: Halten Sie inne, hören Sie in sich hinein. Erkennen Sie diesen Augenblick als den Moment der Entscheidung.

A   Aufmerksamkeit: Lassen Sie die Aufmerksamkeit auf diesen Augenblick mindestens zehn Sekunden wirken.

U   Umdenken: Versuchen Sie Ihre Gefühle zu verstehen. Fassen Sie für sich in zwei, drei Worten zusammen, wie Sie sich fühlen (traurig, wütend, glücklich, frustriert). Dann fragen Sie sich, ob Ihre Gedanken von Einsicht oder Emotionen getrieben sind. Und schließlich stimmen Sie sich auf Ihren Körper ein. Gibt er Ihnen Signale zu Ihren Gefühlen (geballte Fäuste, hängende Schultern, schnelle, flache Atmung)?

S Stehen bleiben: Verharren Sie in dem Augenblick. Konzentrieren Sie sich auf Ihre Atmung (siehe »Werkzeug 3 zum Ruhigbleiben: Konzentrierte Atmung« im nächsten Kapitel). Nehmen Sie jeden Drang wahr, Ihre Emotionen zur Seite zu schieben (»Das will ich jetzt nicht fühlen!«). Gehen Sie in die Gefühle hinein, statt ihnen auszuweichen, und fragen Sie sich, wie Sie sie so nutzen können, dass sie Sie leiten und nicht drängen.

E Erkennen: Lassen Sie sich die verschiedenen Möglichkeiten durch den Kopf gehen. Es gibt immer mindestens zwei. Dabei kann es ums Essen gehen (A: noch eine zweite Portion; B: aufhören zu essen; C: noch ein Löffel) oder um Alternativen zum Essen, die Ihren Körper ruhiger machen (ein Spaziergang, eine Stunde Kickboxen), Ihren Geist beruhigen (ein Computerspiel, ein Kreuzworträtsel) oder Ihnen spirituell einen Zustand der Ruhe schenken (Gebet, Meditation).

Die Pausentaste zu drücken kann zu einem Moment der Einsicht führen. Wenn Sie eine gestresste Mutter sind, werden Sie vielleicht einsehen, dass dieser eine Stressauslöser zu dieser speziellen Tageszeit bleiben wird. Er wird sich nicht verändern, jedenfalls nicht für eine ganze Weile. Aber er ist vorhersagbar. Sie wissen, um diese Tageszeit sind Sie am anfälligsten. Die Lösung des Problems liegt im Problem selbst. Ihre »Intervention« könnte darin bestehen, dass Sie sich einen Slow Cooker, einen elektrischen Schmortopf, und ein dazu passendes Kochbuch voll mit gesunden Rezepten kaufen, dass Sie eine kleine, gesunde Zwischenmahlzeit genießen, bevor Sie nach Hause gehen, und dass Sie mit Ihren Kindern vor dem Abendessen zum Frisbee-Werfen auf die Wiese oder auf einen Spaziergang gehen, während zu Hause das Essen vor sich hin köchelt.

Über die PAUSE hinaus:
vier wichtige Werkzeuge zum Ruhigbleiben

Bevor wir uns der EAT-Methode zuwenden, will ich Ihnen vier weitere wichtige Werkzeuge an die Hand geben, die im Moment der Entscheidung zur Anwendung kommen können:

1. Konzentration aufs Hier und Jetzt
   (eine einfache Achtsamkeitsmeditation)

2. Beruhigende Worte

3. Konzentrierte Atmung

4. Ein schneller Blick hinter die Esslust
   (zum Verständnis der Auslöser)

Alle diese Werkzeuge beziehen sich auf Achtsamkeit und Emotionale Intelligenz. Sie werden Ihnen helfen, die achtsame Pause wahrzunehmen, sodass Sie die Chance haben, eine einsichtsvolle Entscheidung zu treffen.

Ich werde mich in diesem Buch immer wieder auf diese Werkzeuge (und auf die Pausentaste) beziehen, aber sie sind so nützlich, dass Sie sie gleich heute mit Erfolg anwenden können. Benutzen Sie sie einfach, um wieder in einen Zustand der Ruhe hineinzufinden, wenn Sie sich gestresst, frustriert oder ängstlich fühlen. Welche Technik auch immer Sie anwenden, üben Sie ein paar Minuten. Verharren Sie für ein paar Minuten in der Lücke zwischen Gedanken und Handeln. Und dann schauen Sie sich Ihre Esslust noch einmal an.

ERNÄHRUNGSWISSEN ZÄHLT

Auch Ihr Wissen über gute Ernährung kann Ihre Entscheidungen beeinflussen. Deshalb ist zur Steigerung Ihres EatQ ein grundlegendes Ernährungswissen durchaus von Bedeutung. Die folgende Aufstellung zeigt, wie ein hoher oder niedriger EatQ sich mit Ihrem Ernährungswissen überschneidet. Lesen

Sie sich bitte die Profile durch, um herauszufinden, welches am ehesten auf Sie zutrifft. Bedenken Sie dabei: Dies alles sind Möglichkeiten, keine absoluten Werte.

	↓ SCHWACHES ERNÄHRUNGSWISSEN	↑ STARKES ERNÄHRUNGSWISSEN
↓ Niedriger EatQ	Gewichtszunahme, ungesunde Ernährung, emotionales Essen, unachtsames Essen	Gewichtszunahme, ungesunde Ernährung, emotionales Essen, unachtsames Essen
↑ Hoher EatQ	Gewichtszunahme, ungesunde Ernährung	Gewichtsabnahme, Gewichtsmanagement, achtsames Essen, gesündere Ernährung

↓ Schwaches Ernährungswissen und ↓ niedriger EatQ

Die Folgen: Gewichtszunahme, ungesunde Ernährung, emotionales Essen, unachtsames Essen

Dieses Profil könnte auf Sie zutreffen, wenn Ihr Wissen über Ernährung gering ist oder auf den neuesten Stand gebracht werden sollte. Oder wenn Sie, weil Sie sehr beschäftigt sind, den größten Teil Ihrer »Ernährungsberatung« aus der Werbung im Supermarkt oder von einem gerade aktuellen Diät-Guru beziehen. In der Schule erfährt man wenig Grundlegendes über Ernährung, wenn man nicht ausdrücklich danach fragt. Die Tatsache, dass Sie Ihre Nahrungsmittel hauptsächlich nach »Trostfaktor« und Bequemlichkeit aussuchen und nicht nach dem Gesundheitswert, kann Ihren Bemühungen ebenfalls schaden. Um Ihr Ernährungswissen zu stärken, suchen Sie sich seriöse Quellen im Internet oder in Büchern.

↑ Starkes Ernährungswissen und ↓ niedriger EatQ

Die Folgen: Gewichtszunahme, ungesunde Ernährung, emotionales Essen, unachtsames Essen

Dieses Profil könnte auf Sie zutreffen, wenn Sie wissen, dass es wichtig ist, mehr pflanzliche Nahrung (Obst, Gemüse,

Vollkornprodukte) als verarbeitete Nahrung zu sich zu nehmen, und wenn Sie zwischen gesunden Kohlenhydraten und gesunden Fetten und den ungesunden Alternativen unterscheiden können. Ein Mangel an Ernährungswissen ist also nicht Ihr Problem. Tatsächlich kann es sein, dass Sie richtig viel über gesunde und ungesunde Ernährung wissen. Aber Sie haben Probleme im Umgang mit starken Emotionen und sind anfällig für Trotzreaktionen und stressbedingtes Essen.

↓ Schwaches Ernährungswissen und ↑ hoher EatQ

Die Folgen: Gewichtszunahme, ungesunde Ernährung, unachtsames Essen

Dieses Profil könnte auf Sie zutreffen, wenn Sie normalerweise nicht zu viel essen, um sich zu beruhigen oder zu trösten, sondern vielmehr glauben, Sie würden gesund essen, wenn Sie es gar nicht tun, oft sogar versehentlich. Beispielsweise ist der typische Salat in einem Fast-Food-Restaurant viel zu groß und voll mit kalorienreichen Extras wie Bacon, Käse, Croûtons und Trockenobst. Er ist nicht nur belastet mit gesättigten Fettsäuren, die Ihren Blutgefäßen schaden, sondern er hat auch eine extrem hohe Kaloriendichte. Auch wenn Sie häufig auswärts essen, sei es aus geschäftlichen Gründen oder einfach zum Vergnügen, kann es sein, dass Sie mehr essen, als Sie glauben. Marketingtricks z.B. bei Frühstücksflocken, die gesund aussehen, aber viel zu viel Zucker enthalten, können Sie ebenfalls in die Irre führen. Ein solides Wissen hilft Ihnen, Ernährungsmärchen und Ernährungswissen voneinander zu unterscheiden.

Das Gute daran ist: Wenn Sie die Informationen bekommen, die Sie brauchen, sind Sie emotional bereits in der Lage, sie auch zu nutzen.

↑ Starkes Ernährungswissen und ↑ hoher EatQ

Die Folgen: Gewichtsabnahme, Gewichtsmanagement, achtsames Essen

Dieses Profil könnte auf Sie zutreffen, wenn ... Nein, ehrlich gesagt, glaube ich nicht, dass dieses Profil (jetzt schon) auf Sie zutrifft. Es beschreibt auf verschiedenen Ebenen das Ziel, das Sie anstreben, die richtige Mischung von Ernährungswissen und Emotionaler Intelligenz.

Das Gute daran: Welches Profil auch immer auf Sie zutrifft, Sie können es verändern. Natürlich werden Sie wie jeder Mensch auf der Welt gelegentlich mit Gelüsten zu kämpfen haben oder einfach zu viel essen, aber diese Ausrutscher werden weniger und die Abstände werden größer, wenn Sie Ihren EatQ verbessern. Und jeder kann noch ein oder zwei Stufen zulegen.

Werkzeug 1 zum Ruhigbleiben: Konzentration aufs Hier und Jetzt

Meditation kann den Raum zwischen einem Gedanken und dem Handeln füllen – diesen ungeheuer wichtigen Moment der Entscheidung. Sie zentriert Ihre Gedanken und hilft Ihnen, im Augenblick zu bleiben. Beides ist wichtig, wenn Sie im Restaurant ein Gericht aus der Speisekarte auswählen, sich für eine Zwischenmahlzeit entscheiden oder einen Anfall von Esslust aussitzen wollen. Üben Sie die folgende Technik, wenn Sie anfällig dafür werden, zu reagieren, statt zu antworten.

- Wenn Sie sich überfordert fühlen und Ihren Stress lindern wollen.
- Wenn Sie so wütend sind, dass es Ihnen egal ist, was Sie essen.
- Wenn Sie unruhig sind und in Versuchung geraten, etwas zu essen, nur damit Sie etwas zu tun haben.

1. Begeben Sie sich in eine bequeme, entspannende Haltung. Wenn Sie zu Hause sind, ist Ihr Lieblingssessel oder das Bett der ideale Ort. Sie können diese Meditation aber überall durchführen, auch im Büro oder im Flugzeug.
2. Führen Sie Ihre Gedanken absichtlich in die Gegenwart. Versuchen Sie, nicht über die Vergangenheit oder Zukunft

nachzudenken, bleiben Sie im Augenblick. Sagen Sie sich: Sei hier. Beobachten Sie, wie sich Ihre Aufmerksamkeit auf den Augenblick richtet.

3. Sorgen Sie dafür, dass Sie nicht urteilen. Nehmen Sie alle Gedanken an, die Ihnen in den Sinn kommen, seien sie positiv oder negativ. Nehmen Sie eine neugierige Haltung ein, wenn Gedanken in Ihnen hochsteigen. Sagen oder denken Sie: »Wie interessant!« Benutzen Sie Ihren Atem, um sich im Augenblick zu verankern. Um Ablenkungen auszublenden, konzentrieren Sie sich auf die Bewegung Ihres Brustkorbs, während Sie atmen, und auf das Geräusch Ihres Atems.

4. Beobachten Sie, wie Ihre Gedanken kommen und gehen. Gestatten Sie ihnen, zu sein, was sie sind. Betrachten Sie sie ohne den Versuch, sie zu verändern.

5. Lassen Sie alle Gedanken, die Ihnen in den Sinn kommen, wieder los. Stellen Sie sich vor, wie sie im Wasser aufsteigen, wie eine Luftblase, und an der Wasseroberfläche platzen oder wegtreiben. Wenn Sie feststellen, dass Ihre Gedanken zu anderen Dingen abwandern, die in Ihrem Leben vor sich gehen, dann bringen Sie Ihre Konzentration sanft wieder zum Atem zurück.

6. Wenn Sie das Gefühl haben, dass Sie bereit sind, öffnen Sie die Augen. Bereiten Sie sich darauf vor, Ihre Aufmerksamkeit wieder auf das zu richten, was Sie vor der Meditation getan haben.

Mit etwas Übung entwickelt sich Achtsamkeit von der Meditation zu einer durchgängigen Haltung. Ich spüre, ob ich konzentriert oder unkonzentriert bin, für mich ist das Hineingehen in einen Zustand der Achtsamkeit wie das Umlegen eines Hebels. Vor dem Umlegen höre ich jemandem beim Reden zu, danach höre ich auf das Geräusch meines Atems in den Nasenlöchern. Ich bin in meinem Körper gegenwärtig und beruhige für einen Augenblick das Geplapper in meinem Kopf. Man kann so leicht voller Sorgen im eigenen Kopf stecken bleiben. Diese Übung jedoch lenkt uns weg von unserem Kopf und in unseren Körper hinein.

Werkzeug 2 zum Ruhigbleiben:
Beruhigende Worte

Füllen Sie die Lücke zwischen dem Gefühl (Zorn, Frustration, Traurigkeit) und dem Handeln (Essen), indem Sie ein stilles Gebet oder ein beruhigendes, motivierendes Wort sprechen, einen Vers, ein Mantra. Hier einige Beispiele:

- Auch das wird vorübergehen.

- Ich werde überleben.

- Ich kann das Beste daraus machen.

- Das ist nicht das Ende der Welt.

- Ruhig bleiben und weitermachen.

- Wiederholen Sie das Wort oder den Satz ein paar Minuten lang oder bis Sie sich wieder ruhig fühlen.

Werkzeug 3 zum Ruhigbleiben:
Konzentrierte Atmung

Übungen zur Achtsamkeit vergrößern Ihre Bereitschaft, unangenehme Emotionen auszuhalten. Die konzentrierte Atmung ist eine einfache, aber wirkungsvolle Art, in einen Zustand der Ruhe zu gelangen, selbst wenn Sie noch nie eine Achtsamkeitsübung gemacht haben.

In einer Studie haben Wissenschaftler der University of California, Los Angeles, versucht herauszufinden, ob konzentrierte Atmung Leuten helfen könnte, sich ruhiger und gelassener zu fühlen, nachdem sie eine Reihe von negativen Fotos angesehen hatten, um entsprechend negative Emotionen auszulösen. Sie teilten sechzig gesunde junge Leute in drei Gruppen ein. Alle Teilnehmer waren zuvor auf Depressionen und Angststörungen hin untersucht worden und hatten in den letzten zwei Jahren keine psychotherapeutische Beratung in Anspruch genommen. Die erste Gruppe lernte die Technik der konzentrierten Atmung, die zweite wurde aufgefordert, die Gedanken schweifen zu lassen, und die dritte Gruppe wurde dazu angehalten, sich über alles Mögliche Sorgen zu machen: Geld, Gesundheit, berufliche Leistungen. Dann zeigte man allen Teilnehmern die Fotos.

Nach nur fünfzehn Minuten waren bei der Gruppe mit der konzentrierten Atmung deutlich weniger negative Emotionen und deutlich weniger emotionale Instabilität festzustellen als bei den anderen beiden Gruppen. Mit anderen Worten: Die Emotionen in dieser Gruppe blieben einigermaßen ruhig. Außerdem war die Gruppe mit der konzentrierten Atmung deutlich länger bereit, sich die negativen Fotos (schmutzige Toiletten, Schlangen, eine weinende Frau) anzusehen als die anderen beiden. Die Teilnehmer in dieser Gruppe hatten keine Angst vor negativen Gefühlen und waren bereit, sich diesen Gefühlen zu stellen. Wäre es nicht gut, ein paar konzentrierte Atemzüge zu machen und sich dem zu stellen, was Ihnen Sorgen macht, statt es mit Essen herunterzuschlucken?

Konzentrierte Atmung
Diese Technik ist besonders hilfreich, wenn Sie mit sich kämpfen, ob Sie etwas essen sollen oder nicht. Je mehr Sie von dieser Technik Gebrauch machen, desto schneller und leichter können Sie einsichtsvolle Entscheidungen treffen.

Wenn Sie diese Übung machen, konzentrieren Sie sich auf die tatsächliche Empfindung, wie der Atem in Ihren Körper eintritt und ihn wieder verlässt. Denken Sie nicht über Ihre Atmung nach, empfinden Sie nur mit, wie sie sich anfühlt. Wenn Ihre Aufmerksamkeit abschweift, bringen Sie sich sanft zurück zu der Empfindung des Atmens.

• Beruhigen Sie Ihren Geist. Schließen Sie die Tür, schalten Sie das Telefon ab, gehen Sie weg von Ihrem Computer. Setzen Sie sich bequem hin. Schließen Sie die Augen. Lassen Sie Ihren Geist leer werden, und lassen Sie ablenkende Gedanken los. Konzentrieren Sie sich auf den Augenblick. Wenn Sie mit Ihrer momentanen Tätigkeit gerade nicht aufhören können, ist das auch in Ordnung. Gehen Sie nur mit Ihrer Aufmerksamkeit zu Ihrem Atem.

- Kommen Sie in Kontakt mit Ihren Sinnen. Benennen Sie, was Sie hören, sehen, riechen, schmecken, was Sie um sich herum ertasten.
- Atmen Sie langsam und tief durch die Nase ein. Wenn Sie gern ein Bild hätten, stellen Sie sich vor, Sie würden den Duft Ihrer liebsten Duftkerze einatmen.
- Spitzen Sie die Lippen und atmen Sie sehr langsam wieder aus.
- Machen Sie eine Pause und halten Sie einen Augenblick inne.

Wiederholen Sie diese Übung zehn Mal. Wenn Sie sich immer noch gestresst fühlen, wiederholen Sie sie weitere zehn Mal oder bis Sie sich beruhigt haben. Erst dann treffen Sie Ihre Entscheidung.

Werkzeug 4 zum Ruhigbleiben: Ein kurzer Blick hinter die Esslust

Wenn Sie eher ein Denker als ein Fühler sind, könnte Ihnen dieses Werkzeug gefallen. Es bezieht sich auf den analytischen Teil Ihres Gehirns, mit dem Sie beobachten und verstehen können, was Sie fühlen. Dadurch können Sie Ihre Impulse dämpfen und exakt feststellen, warum Sie essen wollen.

Manchmal wollen Sie essen, weil Sie körperlichen Hunger verspüren. Zu anderen Zeiten ist Ihr »Hunger« eine Spiegelung Ihrer Gefühle. Wenn wieder einmal die Esslust Ihnen den Blick verstellt, dann spielen Sie auf Zeit, indem Sie sich die folgenden Fragen stellen:

- Wo sind Sie gerade? In der Küche? Im Schlafzimmer? Im Büro? Hat die Esslust etwas mit dem Ort zu tun, an dem Sie sich befinden? Kann die bloße Tatsache, dass Sie in der Küche stehen, der Auslöser sein?
- Was tun Sie gerade? Arbeiten Sie im Büro? Kümmern Sie sich um die Wäsche? Fahren Sie mit Ihren Kindern im Auto?

Sitzen Sie vor dem Fernseher oder lesen Sie? Gibt es bestimmte Aktivitäten, die Ihren Appetit anregen?

- Wie fühlen Sie sich gerade? Benennen Sie das hauptsächliche Gefühl in diesem Moment.

- Wer ist bei Ihnen? Oder sind Sie allein? Löst der Mensch, der gerade bei Ihnen ist, oder Ihre Beziehung zu diesem Menschen, die Esslust aus? Ist dieser Mensch eher eine Hilfe oder ein Problem für Sie (siehe Kapitel 6)?

- Warum wollen Sie essen? Liegt Ihre letzte Mahlzeit oder Zwischenmahlzeit mehr als drei Stunden zurück? Suchen Sie Vergnügen (siehe Kapitel 5)? Fühlen Sie sich überfordert und gestresst (siehe Kapitel 7)? Wollen Sie ein bestimmtes Gefühl stoppen?

Machen Sie es sich zur Gewohnheit, einen schnellen Blick hinter Ihre Gelüste zu werfen, wenn sie auftauchen. Es wird nicht lange dauern, bis Sie sich diese Fragen ganz automatisch stellen, und vermutlich werden Sie dann eher antworten als reagieren.

Keine Zufallsentscheidungen mehr

Sind Sie bereit, eine Alternative zu Blitzentscheidungen auszuprobieren? Dann können diese Tipps Ihnen helfen. Zunächst versuchen Sie es mit der PAUSE-Formel oder mit einem der vier Werkzeuge zum Ruhigbleiben. Dann wenden Sie die folgenden Tipps an, um den nächsten Schritt zu tun: eine Wahl zu treffen.

Begrenzen Sie Ihre Wahlmöglichkeiten. Sorgen Sie dafür, dass Sie sich nur noch zwischen einigen wenigen Möglichkeiten entscheiden müssen. Wenn Sie zu viele Möglichkeiten haben, riskieren Sie Überforderung. In einer klassischen Studie stellte ein Professor der Columbia University auf einem Markt einen Stand mit Marmeladen auf. Manchmal bot er vierundzwanzig verschiedene Marmeladen an, manchmal nur sechs. Die größere Auswahl zog mehr Menschen an, aber gekauft wurde wesentlich mehr, wenn es nur sechs Marmeladen zur Auswahl gab (30 Prozent verglichen mit 3 Prozent). Die kleinere Auswahl machte es den Leuten leichter, sich zum Kauf zu entschließen.

Sorgen Sie für Routine. Selbst wenn wir starke Emotionen erleben, neigen wir dazu, unsere Routinen einzuhalten. Beispielsweise putzen wir uns die Zähne, unabhängig davon, wie wir uns fühlen. Einfach weil wir uns jeden Tag die Zähne putzen. So kann auch die Routine, am Nachmittag eine gesunde Zwischenmahlzeit zu sich zu nehmen, den emotionalen Kampf zwischen dem Kauf von Süßigkeiten und dem mitgebrachten Snack beenden. Wenn Sie sich jeden Tag etwas mitbringen, wird es Ihnen nicht zur Gewohnheit, etwas kaufen zu gehen.

Schalten Sie Wahlmöglichkeiten aus. Wenn Sie wissen, was Sie nicht essen wollen, ist das ebenso wichtig wie das Wissen, was Sie wollen. Wenn Sie sich nur schwer entscheiden können, fangen Sie damit an, ganz klar auszuschließen, was Sie nicht wollen. Entscheiden Sie beispielsweise, in welche Restaurants Sie nicht gehen wollen (z. B. »kein chinesisches Essen«) und welche infrage kommen (italienisch, thailändisch ...). Das kann Ihnen helfen, ablenkende Variablen außer Acht zu lassen (Was würde meine bessere Hälfte gern essen? Was *sollte* ich essen?) und Ihren Entscheidungsprozess zu klären (z. B. »Ich möchte nichts Scharfes.«).

Schließen Sie die Augen. Auch wenn Sie sich dabei albern vorkommen – eine Studie hat herausgefunden, dass das Ausblenden von Reizen, und sei es nur für ein paar Sekunden, uns dabei hilft, besseren Zugang zu unseren Gefühlen zu bekommen. Wenn Sie z. B. aufgebracht sind, wissen Sie, dass Sie aufgebracht sind. Diese Technik hilft Ihnen außerdem, das Problem zu visualisieren. Wie ich immer wieder sage: Einsichtsvolle Entscheidungen beruhen auf einem klaren Wissen darüber, was Sie fühlen.

Begnügen Sie sich mit »gut genug«. Ein Schokoriegel ist kein Apfel, aber er ist auch kein riesiges Stück Schokoladenkuchen. Vieles spricht für einigermaßen gute Entscheidungen, wie Barry

Schwartz, Professor für Psychologie und Autor des Buches *The Paradox of Choice* (dt. *Anleitung zur Unzufriedenheit)*, sagt. Die »Gut genug«-Haltung nimmt das »Jetzt ist es auch schon egal«-Gefühl aus Ihren Entscheidungen heraus und führt dazu, dass Sie nicht zu viel essen.

Machen Sie sich die Entscheidung so angenehm wie möglich. Sorgen Sie dafür, dass Sie die angenehmste Entscheidung anstreben. In einer Untersuchung von Cafeteria-Käufen wurde festgestellt, dass die Käufe von gesunden Alternativen um 18 Prozent stiegen und die Käufe von ungesunden Alternativen um 28 Prozent sanken, wenn die gesunden Alternativen besonders bequem präsentiert wurden. Damit wurde den Kunden die Entscheidung ein Stück weit abgenommen, weil die meisten Leute zu bequemen Lösungen neigen. Indem gesundes Essen bequem präsentiert wird, wird die Entscheidung kinderleicht.

Der letzte Bissen

Vielleicht wissen Sie schon ein Leben lang, dass Ihre Gefühle Sie zum Essen treiben. Vielleicht ist das aber auch ganz neu für Sie. Wie auch immer: Fassen Sie Mut. Es wird nicht lange dauern, bis Sie den Moment der Entscheidung ganz klar erfassen, eine achtsame Pause einlegen und antworten, statt einfach auf Ihre Gefühle zu reagieren. Und das alles wird zu gesünderen Essensentscheidungen führen.

Wie fühlt es sich für Sie an, zu wissen, dass Sie tatsächlich die Wahl haben, zu essen oder auch nicht zu essen? Wenn dieser Gedanke Ihnen Hoffnung vermittelt, umso besser! Wenn er Ihnen Sorgen macht, auch gut. Sobald Sie gelernt haben, mit den Werkzeugen aus diesem Kapitel umzugehen, die so vielen meiner Klienten dabei geholfen haben, achtsame Antworten zu finden und nicht mehr nur zu reagieren, wird es Ihnen viel leichter fallen, gesunde Entscheidungen zu treffen.

Im nächsten Kapitel geht es um die EAT-Methode, die Ihr Verhältnis zum Essen verwandeln wird.

Die EAT-Methode

Übernehmen Sie Verantwortung für das, was Sie essen

»Wenn dein einziges Werkzeug ein Hammer ist,
sieht jedes Problem wie ein Nagel aus.«

Chinesisches Sprichwort

Dieses Sprichwort – das der berühmte Psychologe Abraham Harold Maslow als bildhafte Erklärung dafür nutzt, warum so viele Menschen Mühe damit haben, Probleme zu lösen – passt hervorragend zum Thema Essen. Viele Menschen hämmern nämlich daran herum, dass sie zu viel essen, und zwar mit dem einzigen Werkzeug, das sie kennen: Diäten. Dieses Kapitel lädt Sie dazu ein, etwas Neues auszuprobieren: eine dreistufige Methode, die ich EAT nenne: das *Erkennen, Annehmen* und *Transformieren* Ihrer Gefühle hin zu positiven Alternativen, die nichts mit Essen zu tun haben.

Eine Kombination aus Achtsamkeit und Gefühlsmanagement, die dem Modell der Emotionalen Intelligenz entnommen ist, hilft Ihnen dabei, Ihre Emotionale Intelligenz zu wappnen, damit Sie Ihre Beziehung zum Essen verbessern und gesündere Essensentscheidungen treffen können. Sie hilft Ihnen auch, Ihr Essverhalten zu managen, Gelüsten zu widerstehen und sich von Ausrutschern zu erholen, selbst wenn Sie in der Vergangenheit damit

- Welche Methoden haben Sie schon angewandt, um abzunehmen und gesünder zu essen? Welche Techniken haben geholfen, welche nicht?
- Würden Sie Ihre Gefühle als intensiv und klar beschreiben oder als schwammig und verwirrend?
- Gibt es besondere Emotionen, die dazu führen, dass Sie »dichtmachen«, sodass Sie nicht mehr in der Lage sind, sie in Worte zu fassen? Machen Sie beispielsweise dicht, wenn Sie zornig sind? Oder reagieren Sie dann, indem Sie schreien und herumstampfen?
- Wenn Sie eine intensive Emotion erleben, wie reagieren Sie normalerweise darauf? Würden Sie Ihre Strategien als gesund, ungesund oder beides bezeichnen? Welche Strategien sind gesund, welche nicht?
- Wie könnte gesünderes Essen Ihr Leben verändern? Wie würden Sie sich dabei fühlen?

zu kämpfen hatten. Es geht darum, die Emotionale Intelligenz zu entwickeln und Ihren Schutz vor emotionalem Essen zu verbessern.

Um aber das Beste aus diesem neuen Werkzeug herauszuholen, brauchen Sie die Bereitschaft, das »Problem« des Zu-viel-Essens auf neue Art zu sehen. Es ist kein Nagel, den Sie mit einem Hammer besiegen können (also mit einer Diät). Es ist ein Problem des Zusammenspiels von Körper und Geist, das sich durch Verbote nicht lösen lässt.

Viele Klienten betrachten ihre Kämpfe mit dem Essen auf eine kurzsichtige Weise, bevor Sie die EAT-Methode ausprobieren. Sie sagen Sätze wie:»Ich werde nie abnehmen!« – »Wenn es ums Essen geht, bin ich ein echter Versager.« – »Warum soll ich das überhaupt versuchen? Diäten funktionieren eine Weile, aber im Grunde genommen ändert sich nichts. Am Ende lande ich immer wieder an derselben Stelle.«

Sie sind ganz klar frustriert, haben die Diäten satt und die Hoffnung fast schon aufgegeben. Sobald sie aber die EAT-Methode kennenlernen, üben und annehmen, wird es besser. Sie bekommen wieder Hoffnung, dass sie ihr Essen endlich wieder genießen können, statt ständig damit zu kämpfen. Ja, einige meiner Klienten sehen auch Veränderungen bei ihrem Gewicht und sind ungeheuer glücklich darüber. Aber die Verwandlung geht tiefer. Sie werden selbstbewusster im Umgang mit anderen Menschen und mit dem Essen sicherer in dem, was sie wollen, brauchen und schätzen, und entscheidungsstärker. Sie übernehmen mehr Verantwortung für ihre Entscheidungen und sind sich der Verbindung zwischen Gefühlen und Handeln deutlicher bewusst. Ihre Sätze klingen dann anders: »Ich kann das.« – »Es ist ein Prozess, das kommt nicht über Nacht.« – »Ich muss weg von der Waage und erst einmal mein Selbstvertrauen aufbauen.« – »Es ist erstaunlich, dass ich tatsächlich nicht zu viel esse, wenn ich meinen Gefühlen nicht mehr das Ruder überlasse.«

Die EAT-Methode gründet sich auf Dutzende von klinischen Studien, die in angesehenen medizinischen und ernährungswissenschaftlichen Zeitschriften veröffentlicht wurden. Und alle diese Studien bringen ein schwach ausgeprägter EQ mit problematischem Essverhalten (Essen über die Sättigung hinaus, Essen bei Langeweile oder Zorn, impulsives übermäßiges Essen von angenehmen Gerichten) zusammen. Dagegen stellen Sie übereinstimmend fest, dass ein gutes Gefühlsmanagement (und denken Sie daran, das kann man lernen!) dabei hilft, der EQ zu entfalten und weniger emotional zu essen.

EAT ist eine klare, systematische Methode zum Umgang mit komplexen Emotionen. Wir werden sie uns im Folgenden Schritt für Schritt ansehen.

Die EAT-Methode

Erster Schritt: Erkennen von Gefühlen

*Wie Sie lernen, Ihre Gefühle zu erkennen,
zu benennen und zu empfinden*

Unser Geist ist normalerweise auf die äußere Welt ausgerichtet: Nachrichten, Terminkalender, Herausforderungen, Pläne. In diesem Schritt lernen Sie, Ihre Gefühle zu erkennen und sich auf sie einzustimmen: sie zu erkennen, zu benennen und wirklich zu empfinden, wie auch immer sie aussehen mögen. Ich sage oft, dass es darum geht, die Gefühle »willkommen zu heißen«, wie man einen Gast begrüßt, der ins Haus kommt.

Indem Sie Ihre Fähigkeit entwickeln, sich auf Ihre Gefühle einzustimmen, können Sie auch diejenigen Gefühle immer besser erkennen und verstehen, die Sie zum Essen drängen. Und je besser Sie sie verstehen, desto besser kommen Sie damit zurecht.

Wenn Sie einen Führerschein haben, wissen Sie vermutlich, was ein blinder Fleck ist. Sitzen Sie hinter dem Steuer, ist der blinde Fleck der Bereich außerhalb Ihres normalen Blickfeldes. Sie müssen bewusst den Kopf drehen, um dort etwas zu sehen. Manchmal haben wir Menschen auch emotionale blinde Flecke, die wir nur sehen können, wenn wir bewusst hinschauen oder wenn jemand sie uns zeigt.

Eine Klientin von mir, ich nenne sie Erica, war Lehrerin und regte sich manchmal über Kleinigkeiten auf. Sie war eben so drauf, ich wusste es, ihre Freunde und ihre Familie wussten es, jeder in ihrer Nähe wusste es. Nur Erica hatte keine Ahnung davon, obwohl sie ständig von Freunden oder Familienangehörigen zu hören bekam, dass sie schon wieder »herumschrie«.

In unserer Arbeit miteinander erkannte Erica irgendwann, dass ihre ständige Gereiztheit und ihre lauten Ausbrüche einen emotionalen blinden Fleck darstellten. Sie stimmte sich auf den Klang ihrer eigenen Stimme ein: Normal? Gehoben? Schrie sie schon wieder herum? Das half ihr, ihrer Gereiztheit immer einen Schritt voraus zu sein, verbesserte ihre Beziehungen und verringerte die

Anlässe, bei denen sie sich etwas zu essen holte, weil sie aufgebracht oder zornig war. Indem sie sich auf ihren Körper einstimmte, lernte Erica die Signale kennen, die ihr sagten, wenn sie sich ärgerte. Beispielsweise begann sie zu zittern oder zu schwitzen. Und wenn sie sich auf ihre Gedanken einstimmte, hörte sie als Signal einen Strom von aufgebrachten Worten.

Wenn Sie lernen, Ihre Emotionen zu erkennen, kann Ihnen Ihr Körper ebenfalls wichtige Informationen zu Ihren Gefühlen geben. Zittern, schnelles Atmen, hängende Schultern, geballte Fäuste – Ihre Körpersprache kann ein erster Hinweis auf das sein, was in Ihnen vorgeht. (In Kapitel 9 werden wir uns intensiver mit der Körpersprache beschäftigen.)

Dieser E-Bereich des Buches und die damit verbundenen Werkzeuge (siehe Kapitel 9) kommen Ihnen vielleicht ziemlich einfach vor. Das soll auch so sein, denn es handelt sich ja um den ersten Baustein der EAT-Methode. Aber Emotionen sind nur scheinbar einfach. Sie scheinen ganz klar zu sein, bis Sie anfangen, die Schichten abzuschälen, und feststellen, dass einige Emotionen auf der bewussten Ebene auftreten, während andere sich im Unterbewusstsein verstecken. Auch Ihr Körper kann Ihnen widersprüchliche Informationen vermitteln: Vielleicht lächeln Sie an Ihrem Arbeitsplatz, obwohl Sie innerlich vor Zorn schäumen.

(T) Transformieren von Emotionen

(A) Annehmen von Emotionen

(E) Erkennen von Emotionen

Die EAT-Methode beruht darauf, dass Sie Ihre Gefühle erkennen und dann ganz und gar annehmen. Aus dieser Wahrnehmung heraus können Sie sie verstehen, akzeptieren und managen, sodass Sie sie irgendwann transformieren und sich gesünderen Alternativen zuwenden.

Die Vorteile von EAT:
Gewichtsabnahme und noch viel mehr
Verlieren Sie Gewicht, wenn Sie die EAT-Methode erlernen? Wenn es Ihnen so geht wie vielen meiner Klienten, die aufhören, unachtsam und emotional getrieben zu essen, dann ja. Kluge Entscheidungen übers Essen, gesündere Optionen und weniger ungesunde Entscheidungen, die Erkenntnis darüber, wie Ihre Gefühle Ihre Entscheidungen übers Essen beeinflussen – all das bestimmt nicht zuletzt auch, wie viel Sie essen. Und in der Folge nehmen Sie ab und mit der Zeit normalisiert sich Ihr Gewicht in einem gesunden Bereich.

Studien über achtsames Essen zeigen, dass mehr Achtsamkeit beim Essen und bei der Beobachtung innerer Signale (Hunger und Sättigung) zu einer Verringerung des BMI und der Kalorienaufnahme führt. Außerdem schätzt man aufgrund einer Internetstudie von 17 000 Diätteilnehmern, die der Arzt Roger Gould an der University of California, Los Angeles, durchgeführt hat, dass 75 Prozent des übermäßigen Essens auf Emotionen zurückzuführen sind. Deshalb macht bereits eine Einschränkung emotionalen Essens ohne irgendwelche anderen Veränderungen eine Verbesserung der Gesundheit und des Gewichts möglich.

Die Vorteile der EAT-Methode gehen aber noch weiter. Wie meine Erfahrungen mit Klienten, die die Methode anwenden, zeigen, können Sie außerdem noch folgende Verbesserungen erwarten:

- Ihr Körpergefühl wird sich verbessern (wenn Sie sich besser ernähren, fühlen Sie sich auch wohler in Ihrem Körper).

- Es wird Ihnen leichter fallen, Ihr Ernährungswissen in die Praxis umzusetzen.

- Sie werden wieder Spaß am Essen haben – Essen wird nicht mehr Ihr Feind sein, sondern eine der Freuden des Lebens, genau wie es sein soll.

- Wenn der Stress Sie auf dem falschen Fuß erwischt, werden Sie besser in der Lage sein, die Schläge abzufangen und Gelassenheit zu bewahren.

- Wenn Sie lernen, Ihre Gefühle zu erkennen und anzunehmen, statt sie zu bekämpfen oder zu verurteilen, werden sich Ihre Beziehungen zu Ihrem Partner, zu Ihren Kindern und überhaupt zu anderen Menschen verbessern und liebevoller werden.

- Sie werden weniger selbstkritisch sein. Wenn Sie aufhören, sich selbst zu verurteilen, genießen Sie das Leben mehr und greifen weniger oft zum Essen, um sich zu beruhigen.

WAS BRINGT DIE VERÄNDERUNG IHRES DENKENS?

Eine neuere Studie von Spezialisten im Bereich Fettleibigkeit und EQ könnte vieles verändern. Ihre Ergebnisse lassen den Schluss zu, dass Ihr innerer Zustand nicht nur Einfluss darauf hat, wie sehr Sie sich nach einem Essen körperlich befriedigt fühlen, sondern dass er auch die Reaktion Ihres Körpers darauf verändert.

Die Wissenschaftler konzentrierten sich auf die Ebene des Ghrelins, des sogenannten Hungerhormons im Verdauungstrakt, das den Appetit und das Hungergefühl steuert. Normalerweise steigt der Ghrelinspiegel vor einer Mahlzeit an und fällt nach dem Essen wieder ab. Ein erhöhter Ghrelinspiegel im Körper lässt die Wahrscheinlichkeit steigen, dass Sie zu viel essen.

Im Rahmen der Studie bekamen alle 46 Teilnehmer einen Milchshake mit 380 Kalorien. Einigen Teilnehmern wurde allerdings gesagt, sie bekämen einen »Verwöhn-Shake« mit 620 Kalorien, und einigen wurde gesagt, sie bekämen einen »vernünftigen« Shake mit 140 Kalorien.

Bei den Teilnehmern, die den Shake für reichhaltiger hielten, wurde nach dem Trinken ein dramatisch sinkender Ghrelinspiegel festgestellt. Bei den Teilnehmern, die glaubten, einen Shake mit wesentlich weniger Kalorien zu bekommen, sank der Ghrelinspiegel dagegen kaum ab. Obwohl sie also objektiv die gleiche Kalorienmenge zu sich genommen hatten, fühlten sie sich psychisch nicht so befriedigt wie die anderen Teilnehmer. Die Ghrelinreaktion auf eine angenommene Kalorienmenge entsprach genau der Reaktion, die eingetreten wäre, wenn die Teilnehmer diese Kalorienmenge tatsächlich zu sich genommen hätten. Mit anderen Worten: Obwohl alle Teilnehmer genau denselben Shake tranken, waren diejenigen, die sich »verwöhnt« fühlten, zufriedener als diejenigen, die glaubten, sie bekämen ein Getränk mit einem »vernünftigen« Kaloriengehalt.

Wenn Sie versuchen, gesünder zu essen, ist die Feststellung wichtig, dass Ihre Denkweise die Zufriedenheit nach dem Essen beeinflusst. In der beschriebenen Studie hatten die Forscher die Angaben über das Essen manipuliert, aber das passiert ja in Wirklichkeit auch ständig. Lebensmittelfirmen bezeichnen ihre Produkte als »fettarm« und »gesund« oder als »üppig« und »kleine Sünde«. Diese Begriffe formen Ihre Erwartungen und damit das Ausmaß Ihrer Zufriedenheit. Aber jetzt kennen Sie den Trick! Sie müssen sich durch das Etikett nicht in Ihren Erwartungen oder in Ihrem Appetit manipulieren lassen. Stattdessen denken Sie bei einer gesunden Mahlzeit oder Zwischenmahlzeit daran, dass Sie sich damit verwöhnen. Das kann Ihnen helfen, die Mahlzeit mehr zu genießen und Ihrem Körper mehr Zufriedenheit »einzureden«.

Das Ziel, abzunehmen, kann mit Verzweiflung, Frustration und Enttäuschung beladen sein. Diese negativen Gefühle können Ihrer Fähigkeit in die Quere kommen, Ihre Emotionale Intelligenz zu nutzen und einen starken EatQ zu entwickeln. Wenn Sie sich z. B. mehrmals am Tag wiegen, kann das negative Emotionen hervorrufen. Sie steigen auf die Waage und stellen fest, dass Sie abgenommen haben – und sind bestens gestimmt. Sie steigen am nächsten Tag wieder auf die Waage und stellen fest, dass Sie zugenommen haben – und die ganze gute Stimmung löst sich in Luft auf, Sie fühlen sich schrecklich. So schwer Ihnen das fallen mag: Bitte versuchen Sie, auf klare Abnehm-Ziele (»Ich muss mindestens fünf Kilo abspecken!«) zu verzichten. Stattdessen vertrauen Sie darauf, dass die EAT-Methode Sie all den oben genannten Zielen näherbringen wird.

Wenn Sie keine Veränderung in Ihrem Gewicht feststellen, denken Sie bitte nicht, Sie machten etwas falsch. Manchmal spielen dabei auch medizinische Probleme, Medikamente oder einfach die Gene eine Rolle. Deshalb fordere ich meine Klienten dazu auf, ihre Abnehm-Ziele aufzugeben und dafür eine Verpflichtung einzugehen, gesünder zu essen. Das mag auf den ersten Blick nicht besonders aufregend klingen, aber es funktioniert mit absoluter Sicherheit. Meine klinische Erfahrung besagt jedenfalls: Wenn Sie gesünder essen, werden Sie auf jeden Fall Veränderungen erleben – positive Veränderungen.

Gefühle in Worte fassen

Ein wichtiger Teil des ersten Schritts besteht in der Erkenntnis, wie wertvoll es ist, Emotionen in Worte zu fassen. Tatsächlich sind viele E-Werkzeuge in Kapitel 9 genau dieser Fähigkeit gewidmet.

Gelegentlich fragen mich skeptischer eingestellte Klienten, wie eine so einfache Sache ihnen helfen kann, ihr Essen und ihr Gewicht zu managen. Ich erkläre es ihnen so: Stellen Sie sich vor, Sie fahren in Ihrem Auto und hören Radio. Plötzlich ist der Sender weg, und stattdessen hören Sie nur noch lautes statisches Rauschen. Grrrrr! Schnell schalten Sie das Radio aus, um den nervtötenden Krach zum Schweigen zu bringen.

Dieses statische Rauschen ist wie ein nicht erkanntes und chaotisches Gefühl. Wenn der nervtötende Krach, den es in Ihnen erzeugt, unerträglich laut wird, dann wollen Sie ihn möglicherweise mit Essen zum Schweigen bringen. Aber leider kommt das statische Rauschen wieder, sobald die »schmerzstillende« Wirkung des Essens nachlässt.

Und jetzt stellen Sie sich vor, Sie fahren wieder mit dem Auto, und im Radio kommt ein Song, den Sie noch nie gehört haben. Er klingt fremd, spricht Sie aber irgendwie an. Er wirkt anziehend auf Sie. Sie drehen das Radio lauter und hören sich den Text genau an. Und plötzlich öffnet sich eine Tür in Ihnen, Sie wissen nicht, warum. Eine Erinnerung steigt in Ihnen hoch, etwas, worüber Sie seit Jahren nicht nachgedacht haben. Staunend fragen Sie sich: Woher kommt das jetzt? Aber eigentlich ist das nicht so wichtig, denn der Text des Songs spricht ganz genau aus, was Sie fühlen. Sie summen den Song immer wieder, er wird zu einem Teil von Ihnen. Und später taucht er wieder auf, wenn Sie sich aufregen, und beruhigt Sie. Irgendjemand da draußen weiß, was Sie fühlen. Sie sind nicht allein.

WENN IHNEN DIE WORTE FEHLEN

»Worte sind die Stimme des Herzens.«
Konfuzius

Wir alle haben manchmal Schwierigkeiten, unsere Gefühle in Worte zu fassen. Emotionen sind nun einmal komplex und können verwirren, und deshalb fallen uns nicht immer die richtigen, glasklaren Begriffe dafür ein. Menschen mit einer Alexithymie (Gefühlsblindheit) haben allerdings besonders große Probleme, ihre Gefühle zu erkennen und zu benennen. Diese Fähigkeiten sind aber wichtig im Zusammenhang mit EQ und EatQ. Ich habe mit Klienten zu tun gehabt, die so konstituiert waren, und nach meiner Erfahrung müssen sie, bevor sie ihre Probleme mit dem Essen lösen können, zunächst einmal lernen, ihre Gefühle in Worte zu fassen. Zum Glück kann man das tatsächlich lernen. Das gilt auch für Sie, wenn Sie ähnliche Schwierigkeiten haben. Statt bei einem Problem mit Ihrer besseren Hälfte leise vor sich hin zu kochen, können Sie lernen, diesem Menschen gegenüberzutreten und zu sagen: »Schatz, ich bin ziemlich aufgebracht, wir müssen reden.«
Es gibt gute Gründe, das zu lernen. Gesunde Beziehungen zu anderen Menschen und zu Ihrer Ernährung bauen nämlich auf der Fähigkeit auf, herauszufinden, was Sie fühlen und warum, und von der Möglichkeit, gesunde Antworten darauf zu finden. Wenn Sie extreme Schwierigkeiten haben, Ihre Gefühle in Worte zu fassen, dann kann das auch zu Schwierigkeiten beim Aufbau gesunder Beziehungen führen – und beim Aufbau einer gesunden Ernährung.
Meine klinische Erfahrung zeigt mir, dass Menschen mit Schwierigkeiten bei der Artikulation von Gefühlen oft auch

gravierende Ernährungsprobleme haben. Menschen mit hoher Emotionaler Intelligenz leiden seltener unter Gefühlsblindheit und umgekehrt. Die folgenden Fragen können Ihnen helfen festzustellen, ob es Ihnen schwerfällt, Ihre Gefühle zu beschreiben.

- Verarbeiten Sie Ihre Gefühle während der Situation oder des Ereignisses oder erst Stunden oder womöglich Tage später?
- Machen Sie »dicht«, wenn Sie eine starke Emotion spüren, oder ziehen es vor, nicht darüber zu reden?
- Wenn Sie versuchen, Ihre Gefühle zu beschreiben, benutzen Sie dann oft die falschen Begriffe, beispielsweise indem Sie sagen, Sie seien »gestresst«, obwohl Sie in Wirklichkeit »frustriert« meinen?
- Wenn Sie versuchen, anderen Leuten von Ihren Gefühlen zu erzählen, kommt es Ihnen so vor, als verständen sie Sie nicht?
- Neigen Sie zu körperlichen Beschwerden wie Kopfschmerzen, Muskelverspannungen, Magenproblemen?
- Denken Sie manchmal: »Warum soll ich mir jetzt die Mühe machen zu erklären, was ich fühle? Mich versteht ja sowieso keiner.«?
- Neigen Ihre Emotionen dazu, von einer Minute zur anderen zu schwanken, sodass Sie verwirrt sind und nicht wissen, was Sie fühlen?
- Denken Sie mehr über Ihre Gefühle nach, als dass Sie sie tatsächlich empfinden? Denken Sie zum Beispiel darüber nach, dass Sie traurig sind, oder empfinden Sie Traurigkeit als Schwere im Herzen oder innere Zerrissenheit?
- Sendet Ihr Körper verwirrende Signale aus? Wenn Ihr Herz anfängt, schneller zu schlagen, wissen Sie dann, ob Sie krank oder aufgeregt sind?
- Haben Sie manchmal Emotionen, die sich von dem, was andere für angemessen halten, unterscheiden? Vielleicht sind Sie wütend wegen eines Verlustes, obwohl andere denken, Sie sollten traurig sein?

Weil Gefühle sich je nach Stimmung und Umgebung so schnell verändern können, fallen ein paar Ja-Antworten bei diesen Fragen nicht so sehr ins Gewicht. Wenn Sie jedoch die meisten dieser Fragen mit Ja beantwortet haben, können die Werkzeuge in Teil 3 Ihnen helfen, Ihre Fähigkeiten zur Artikulation von Gefühlen zu verbessern. Sollte das nicht der Fall sein, empfehle ich Ihnen, einen Therapeuten aufzusuchen, der Ihnen hilft, über Ihre Gefühle zu sprechen.

Wenn Sie Ihre Emotionale Intelligenz entwickeln, werden Sie diesen »Song« finden – die Fähigkeit, Ihre Gefühle in die richtigen Worte zu fassen. Das statische Rauschen verschwindet. Die richtigen Worte beruhigen Sie und helfen Ihnen, mit Ihren Gefühlen zurechtzukommen. Werkzeug 2 zum Ruhigbleiben aus Kapitel 2 und die Werkzeuge aus Kapitel 3 können Sie dabei unterstützen, sich einzustimmen und diese Worte zu finden.

WIE EINGESTIMMT SIND SIE?

Die Einstimmung auf die inneren Signale Ihres Körpers (Herzklopfen, Magenkrämpfe bei Nervosität) nennt man »interozeptives Bewusstsein«, und Menschen, die darüber verfügen, sind stärker auf ihre Gefühle eingestimmt als andere. Viele Studien messen dieses Bewusstsein mit einem sogenannten »Herzklopfen-Test«. Eine Studie in der Zeitschrift *PLOS ONE* zeigte, dass Personen mit hohem interozeptivem Bewusstsein weniger Wasser tranken als andere – vermutlich, weil sie einfach bemerkten, wann sie genug getrunken hatten.

Wollen Sie feststellen, wie gut Sie auf Ihren Körper eingestimmt sind? Dann machen Sie jetzt gleich den »Herzklopfen-Test«.

1. Stellen Sie Ihr Handy oder Ihren Kurzzeitwecker so ein, dass es oder er nach einer Minute klingelt.
2. Schließen Sie die Augen. Messen Sie nicht Ihren Puls, berühren Sie Ihren Körper nicht. Versuchen Sie lediglich, sich auf Ihren Herzschlag einzustellen.

3. Zählen Sie die Herzschläge, die Sie in der einen Minute wahrnehmen. Am Ende der Minute notieren Sie sich die Zahl.
4. Dann stellen Sie den Timer wieder ein und messen den Puls. Notieren Sie sich auch diese Zahl.

Es geht bei diesem Test nicht darum, auf die »richtige« Zahl zu kommen. Es geht nur darum, dass Sie sich auf Ihren Körper einstimmen und versuchen wahrzunehmen, was passiert. Wenn Sie zunächst überhaupt nichts wahrnehmen können, versuchen Sie es weiter. Jedes Mal, wenn Sie sich einstimmen, arbeiten Sie an einer Verbesserung Ihres interozeptiven Bewusstseins.

Jeder von uns hat gelegentlich Schwierigkeiten damit, sich einzustimmen, aber emotionale Esser kämpfen wirklich damit. Wenn sie sich nicht einstimmen können, übernehmen ihre Emotionen die Herrschaft über ihr Gehirn. Eine Klientin namens Jackie war gerade dabei, die EAT-Methode zu lernen, und ihre Ausrutscher hatten sich enorm reduziert. Aber eines Tages kam sie ganz aufgeregt zu unserem Treffen. Sie war am Abend zuvor mit ihrem Verlobten zum Essen gegangen, hatte ihre Vorspeise halb aufgegessen und sich die andere Hälfte einpacken lassen – eine Strategie, die wir besprochen hatten und die sie schon ein paarmal erfolgreich angewendet hatte. Diesmal aber hatte sie zu Hause, obwohl sie noch satt gewesen war, die Reste verputzt.

»Und ich weiß nicht einmal, warum«, sagte sie. »Ich hab's einfach vermasselt.«

»Was haben Sie gefühlt, bevor Sie den Kühlschrank öffneten?«, fragte ich sie.

»Na ja …« Sie seufzte. »Ich habe an etwas gedacht, was Jim beim Essen gesagt hatte. Dass wir die Hochzeit vielleicht verschieben sollten, bis wir finanziell besser gestellt wären. Für mich klang das so, als wollte er einen Rückzieher machen. Und zu Hause bin ich dann sozusagen ausgeflippt, und bevor ich überhaupt wusste, was ich tat, hatte ich schon alles aufgegessen.«

»Was haben Sie gefühlt?«, fragte ich.

»Äh … ich war ängstlich, glaube ich. Wirklich ängstlich.«

Ich sah, wie sie diesen »Blick« bekam, den meine Klienten immer mal wieder bekommen, wenn sie die Punkte zu einem Bild verbinden. Als Jackie ihre Gefühle in Worte fasste, begriff sie, dass sie es nicht »einfach vermasselt« hatte. Sie hatte gegessen, weil sie im Moment der Entscheidung auf eine Emotion reagiert und nicht geantwortet hatte: auf Angst. Hätte sie das Gefühl angenommen, es willkommen geheißen, dann wäre es ihr möglicherweise leichter gefallen, die Pausentaste zu drücken und zu antworten, statt zu reagieren.

Zweiter Schritt: Gefühle annehmen

Lernen Sie Ihre Gefühle zu nutzen,
um rational zu denken und einsichtsvolle Entscheidungen
zu treffen – Entscheidungen, die auf einer Mischung
aus Gefühlen und rationalem Denken beruhen.

Gefühle sind wie ein Wasserhahn. Wenn sie voll aufgedreht werden, können sie Sie überschwemmen oder überfordern, so kräftig ist der Strom. Wenn sie ganz abgedreht werden, bekommen Sie nicht das Wasser, das Sie brauchen. Sie anzunehmen hilft Ihnen, den Hahn richtig aufzudrehen und den Strom Ihrer Gefühle zu regeln. Der erste Teil des Annehmens besteht darin, Gefühle zuzulassen, sie aufzudrehen und genau anzusehen.

Mit diesem Schritt lernen Sie, Ihre Emotionen zu akzeptieren, um sie produktiv einzusetzen. Und das müssen Sie, denn Gefühle sind ein unerlässlicher Teil guter Entscheidungsfindung. Ihre Emotionen können Ihre Aufmerksamkeit auf Situationen lenken, die sofortiges Handeln verlangen. Wenn Sie sie ignorieren, rationalisieren oder abschalten, riskieren Sie eine unangemessene Antwort. Stellen Sie sich vor, Sie sind auf einer Kreuzfahrt und betreten den Speisesaal. Sie sind überwältigt und überfordert von der schieren Menge und Vielfalt auf dem Büfett: zu viel Auswahl, zu viel Druck, die »richtige« Entscheidung zu treffen. Mit diesem Druck können Sie nicht umgehen, und Sie schalten ihn ab, indem Sie rationalisieren: »Ich habe doch Ferien, was soll's?« Und dann laden Sie sich den Teller mehr als einmal randvoll.

Leider sind emotionale Esser und Stress-Esser geradezu Experten darin, den Wasserhahn voll aufzudrehen, sich überfordern zu lassen und ihn dann komplett zuzudrehen. Eine meiner Klientinnen, eine Anwaltsgehilfin namens Mandy, war ungewöhnlich ehrlich in Bezug auf die Art, wie sie sich mit Schokolade den emotionalen Hahn abdrehte. »Wenn mein Chef mir immer noch einen Aktenberg auf den Schreibtisch packt, habe ich irgendwann das Gefühl, ich halte es nicht mehr aus«, sagte sie. »Dann bekomme ich Angst, bin sauer, möchte am liebsten rauslaufen und nie wiederkommen. Schokolade ist meine Medizin. Sie sorgt für eine mildere Stimmung und blendet den Stress besser aus als jede Pille aus der Apotheke. Eigentlich finde ich es furchtbar, dass das so gut funktioniert.«

Mit der Zeit und einiger Übung erkannte Mandy, wie wichtig es war, Gefühle zuzulassen und anzunehmen, wenn sie ihre Gedanken und damit auch ihr Verhalten besser steuern wollte. Oft ergibt sich das Annehmen aus der Art, wie Ihr Geist Ihre Gefühle interpretiert und begreift. Indem Sie lernen, Ihre Emotionen und Ihre Gedanken zu integrieren, kommen Sie zu einsichtsvolleren Entscheidungen. Am Anfang kann es durchaus eine Herausforderung sein, die eigenen Gefühle anzunehmen, aber mit ein bisschen Bereitschaft zur Unbequemlichkeit werden Sie lernen, Ihre positiven und auch negativen Gefühle direkt anzugehen, statt sie mithilfe von Essen niederzuhalten oder zu betäuben.

WENN SIE ANNEHMEN, WAS SIE NICHT ÄNDERN KÖNNEN, VERÄNDERT SICH ALLES

Denn letztlich ist das Beste, was man tun kann,
wenn es regnet: es regnen lassen.

Henry Wadsworth Longfellow

Das Annehmen – das Zurechtkommen mit der Realität einer Situation ohne den Versuch, sie zu verändern – ist eine zentrale Voraussetzung in vielen religiösen und spirituellen Glaubenssystemen, vom Christentum bis hin zum Buddhismus. Aber das heißt nicht, dass es einfach ist. Der Kampf darum, eine Situation anzunehmen, beschäftigt die Menschheit seit dem Beginn der Zivilisation. Der römische Kaiser Marcus Aurelius wird mit dem Ausspruch zitiert:»Nimm an, wozu das Schicksal dich verpflichtet, und liebe die Menschen, mit denen das Schicksal dich zusammenbringt, und tu's aus ganzem Herzen.«

Die Vorstellung des Annehmens als ein Teil der Behandlung von Alkoholismus und anderen Suchterkrankungen stammt aus den Dreißigerjahren und wird vor allem von den Anonymen Alkoholikern vertreten. Das Gebet um Gelassenheit, das in den Vierzigerjahren von dem Theologen Reinhold Niebuhr geschrieben und von den AA übernommen wurde, steht im Mittelpunkt ihres Zwölf-Schritte-Programms. Das gilt auch für den AA-Ableger Overeaters Anonymus, der Selbsthilfeorganisation für Essstörungen aller Art.

Erst in letzter Zeit taucht die Vorstellung vom Annehmen aber auch bei der Behandlung von allgemeinen Problemen mit dem Essen auf. Der Psychologe Steven Hayes, Gründer der Akzeptanz- und Commitmenttherapie, hält das Annehmen oder die Akzeptanz für den Schlüssel jeglicher Veränderung. Das klingt paradox – wir sollen annehmen, was wir verändern wollen –, aber die Erfahrung zeigt, dass es funktioniert.

Wie kann Annehmen nun bei der Regulierung des Essverhaltens helfen? Zum einen bewahrt es eine große Menge emotionaler Energie. Haben Sie sich jemals gesagt:»Vergiss die Schokolade auf dem obersten Regalbrett, denk einfach nicht mehr daran?« Wenn ja, dann haben Sie Gedanken und Emotionen, die zweifellos existierten, zu unterdrücken versucht. Wenn Sie versuchen, das Essen zu vergessen, dann denken Sie tatsächlich mehr daran, nicht weniger, sagt die Forschung. Wenn Sie aber zugeben und akzeptieren, dass Sie Lust auf etwas Bestimmtes zu essen haben, dann haben Sie damit mehr Erfolg, als wenn Sie die Lust abschalten.

Genauso ist es mit Gefühlen, die Ihnen ja Botschaften aus Ihrem Inneren vermitteln. Je mehr Sie dagegen ankämpfen, desto mächtiger werden sie. Je mehr Sie sie akzeptieren und willkommen heißen, desto kraftloser werden sie – und paradoxerweise gewinnen Sie selbst an Kraft. Das wird Ihnen helfen zu erkennen, dass Akzeptanz kein Ereignis ist, sondern ein Prozess. Und ein Teil dieses Prozesses besteht darin, mit Gefühlen zu kämpfen und sie durchzustehen. Genau das lernen Sie mit der EAT-Methode.

Obwohl es Mandy nicht leichtfiel, musste sie akzeptieren, dass sie einen stressigen Beruf hatte. Und nachdem sie das akzeptiert hatte, konnte sie handeln. Wenn ihr Chef wieder mal Aktenberge auf ihren Schreibtisch fallen ließ, blieb sie mindestens eine Minute ganz still sitzen und akzeptierte den Stress. Sie hieß ihn willkommen, nutzte die Werkzeuge zum Ruhigbleiben und andere Tipps, die Sie ebenfalls in diesem Buch finden, und saß ihre negativen Gefühle von Angst und Frustration aus, ohne sie an ihrem Chef auszulassen oder sich selbst mit Schokolade zu betäuben.

Mit der Zeit lernte sie, dass Gefühle ebenso vorübergehen wie die Lust auf Schokolade. Je mehr Bereitschaft sie entwickelte, zu akzeptieren, dass sie sich nicht besonders gut fühlte und dass das für kurze Zeit auch in Ordnung war, desto besser war sie in der Lage, ihrer Lust auf Schokolade zu widerstehen.

Dritter Schritt: Transformation zu positiven Möglichkeiten, Gefühle zu managen

Lernen Sie, Ihre Gefühle auf positive, gesunde Weise zu managen.

Wer eine schmerzhafte Erfahrung überwinden will,
muss sich verhalten wie auf einem Klettergerüst:
Irgendwann muss man loslassen,
um vorwärtszukommen.

C.S. Lewis

Das T in der EAT-Methode ähnelt diesem schönen Zitat: Sie lassen die Vergangenheit los und greifen nach dem nächsten Haltepunkt. Wir alle haben gesunde Mittel, um mit schwierigen Gefühlen zurechtzukommen – eine SMS an eine Freundin, ein zügiger Spaziergang, wenn wir zornig sind, Social Media als Füllmaterial für traurige Zeiten und Langeweile … Und das T-Werkzeug bietet neue, zusätzliche Methoden an, die auf den neuesten Forschungsergebnissen basieren.

Im Moment kann es sich so anfühlen, als wäre Essen das Einzige, was Sie tun können, um auf ein intensives, überforderndes Gefühl zu antworten. Aber das ist nicht richtig: Sie haben andere Möglichkeiten. Wenn Sie diese Werkzeuge benutzen, kommen Sie sozusagen durch die Hintertür, obwohl Sie sich antrainiert haben, durch die Vordertür zu gehen, weil das der direkte und einfachste Weg ist und weil er funktioniert. Die Hintertür funktioniert auch, aber Sie wissen vielleicht noch nicht, wo sie sich befindet. Das T in EAT zeigt Ihnen diese Hintertür und gibt Ihnen neue Alternativen an die Hand, wie Sie mit Ihren Gefühlen arbeiten können.

Die T-Werkzeuge konzentrieren sich auf Impulskontrolle, Ablenkung, Bilderdenken und andere kreative Möglichkeiten, Gefühle zu regulieren. Dieser Transformations-Schritt zeigt Ihnen, wie Sie Essgelüsten vorbeugen oder damit zurechtkommen, indem Sie einfache, klinisch erprobte Tipps, Techniken und Übungen ausprobieren, um sich ohne Essen zu beruhigen. Sie können damit

Essenspläne aufstellen, an die Sie sich auch halten, und gesunde Entscheidungen treffen. Die Werkzeuge sind darauf abgestimmt, Stress auszuhalten, der Sie normalerweise auf die Großpackung Eis in Ihrer Gefriertruhe zutreibt.

Sie müssen wissen, was für Sie funktioniert und was nicht. Bevor Sie sich also in diesen Teil stürzen, überlegen Sie sich bitte mindestens eine gesunde Methode, die Sie derzeit nutzen, um mit Gefühlen zurechtzukommen, die Sie zum Essen treiben. Es muss nichts Großartiges sein, und es muss auch nicht immer und überall funktionieren, aber normalerweise neigen wir zu bestimmten Mitteln. Sind es bei Ihnen eher körperbetonte Dinge (Putzen, Gärtnern, Sport)? Oder nehmen Sie eher Kontakt zu anderen Leuten auf (Telefongespräche, Besuche bei einer Freundin)? Oder nutzen Sie kognitive Strategien (To-do-Listen, um Ihren Stress abzumildern und Dinge zu erledigen)? Sobald Sie eine solche Methode fest in Ihrem Kopf verankert haben, schauen Sie sich an, wo es Überschneidungen mit der EAT-Methode gibt. Stellen Sie fest, welche Emotionen Sie dazu auffordern, das entsprechende Werkzeug einzusetzen, was Ihnen diese Emotion über die Notwendigkeit des Werkzeugs sagt und schließlich, warum es funktioniert.

Ein Beispiel: Ich habe einen Klienten, dessen Frau fantastisch kocht, sodass der Kühlschrank immer mit leckerem Essen gefüllt ist. Wenn er zu Hause arbeitet, verzehnfacht sich die Zahl seiner Zwischenmahlzeiten. In unserer Zusammenarbeit entwickelten wir ein Werkzeug ganz persönlich für ihn: Sobald er sich so sehr langweilt, dass er gern etwas essen würde, geht er mit dem Hund spazieren. Die Zahl der Spaziergänge schärfte seine Wahrnehmung auch für andere Situationen, in denen er nach der Hundeleine griff – Langeweile war nur eine davon, aber Frustration und Einsamkeit im Haus kamen noch dazu. Indem er sah, wie er sich positiven Alternativen zuwandte, statt zu essen, stärkte er sein Selbstvertrauen, und er sah, dass die EAT-Methode tatsächlich funktionierte.

Identifikation der eigenen
EAT-Herausforderungen: Andreas Geschichte

Wenn ich meine Klienten mit der EAT-Methode vertraut mache, besteht meine erste Aufgabe darin, festzustellen, welche Teile für sie besonders wichtig sind. Einige beginnen mit dem E – vielleicht haben sie ihre Gefühle bisher unterdrückt oder verleugnet, sodass sie emotional ganz betäubt sind. Sie brauchen diese Gefühle aber zur Steuerung ihres Handelns und zur *bewussten* positiven Entscheidungsfindung. Andere Klienten wissen, was sie fühlen, und beginnen mit A – mit dem Annehmen von Emotionen. Die meisten jedoch brauchen Hilfe beim T – bei der Transformation, der Nutzung positiver Alternativen zum Essen, um mit diesen Emotionen umzugehen, wenn verführerische Süßigkeiten oder tröstliches Essen sie zu sehr locken.

An dieser Stelle fragen Sie sich vielleicht: Wie ist das bei mir? Wo könnte ich die meiste Hilfe brauchen? Ich will Ihnen von einer meiner Klientinnen erzählen, die ich Andrea nenne und die E und A wirklich gut draufhatte, aber beim T ganz viel Hilfe brauchte.

Bei unserer ersten Begegnung, wusste Andrea ganz genau, wie sie sich fühlte: Sie war stinkwütend! Drei Kinder, ein anspruchsvoller Job im Service und ein emotional sehr zurückgezogener Ehemann hatten sie an den Punkt gebracht, wo einfach gar nichts mehr ging. Ihr Mann Andy arbeitete sehr viel, und wenn er nach Hause kam, klappte er sozusagen zusammen. Er war immer ein starker, schweigsamer Typ gewesen. In den ersten Jahren ihrer Ehe hatte er so lange mit ihr geredet, bis sie »runterkam«, und für eine Weile hatte seine emotionale Gelassenheit Andrea tatsächlich geholfen, ihre eigenen Gefühle zu managen. Aber irgendwann hatte er keine Lust mehr dazu und blendete sie einfach aus.

So entstand ein Teufelskreis aus ihr, Andy und dem Essen. Sie fühlte sich überfordert mit den Kindern, wurde gereizt und aß. Wenn sie sich dann schlecht fühlte, weil sie gereizt war und zu viel aß, wandte sie sich an ihn mit der Bitte um Unterstützung. Aber da sie nicht in der Lage war, mit ihrem Stress und Zorn selbst gut umzugehen, klang ihre Bitte so, als machte sie ihm Vorwürfe, weil er sie zu wenig unterstützte. Und dann schaltete er ab. Sie fühlte sich vernachlässigt, hilflos und zornig und aß wütend abends weiter, wenn die Kinder im Bett waren. Ihr war klar, dass sie dieses emotionale Essen nie ablegen würde, wenn sie ihre Emotionen nicht in den Griff bekam, die sie zu ungesunden Entscheidungen trieben. Und so sah ihr EAT-Prozess aus:

MIT EINEM MARSHMALLOW FING ALLES AN: NEUE WERKZEUGE FINDEN

Stellen Sie sich vor, ich wäre eine Forscherin im weißen Kittel und hielte ein Klemmbrett in der Hand. Sie sind ein Teilnehmer an meiner Studie. Ich habe Sie in ein Zimmer gesetzt, auf einen Stuhl an einem Tisch. Auf diesem Tisch steht Ihr absolutes Lieblingsessen. (Was wäre das bei Ihnen? Saftige Käsenudeln? Sahniges Eis? Kräftig gesalzene Pommes frites?)

Und nun gehe ich zur Tür und werde Sie in diesem Zimmer allein lassen. Über die Schulter hinweg sage ich beim Rausgehen: »Ach so, übrigens, Sie dürfen das da erst essen, wenn ich zurückkomme.«

Wenn Sie so sind wie die meisten Menschen, dann ist das eine schreckliche Vorstellung. Aber genau so sah der Versuchsaufbau 1972 bei einer Gruppe Vierjähriger aus – mit Marshmallows.

In einer inzwischen weltberühmten Studie an der Stanford University gab der Psychologe Walter Mischel den Vierjährigen jeweils ein Marshmallow und sagte ihnen, wenn sie warten könnten, bis er wiederkäme, würden sie *zwei* Marshmallows bekommen. Auf YouTube können Sie sich die Schwarz-Weiß-Videos heute noch ansehen. Es ist wirklich urkomisch, die Kinder zu sehen, wie sie sich die Augen zuhalten oder sich gut zureden, damit sie das Marshmallow in Ruhe lassen, aber wenn man selbst mit dem Essen zu kämpfen hat, ist es auch ein bisschen gruselig.

Mischels bahnbrechende Studie hat der Wissenschaft viele Einsichten in das Aufschieben von Belohnungen, Impulskontrolle und die Werkzeuge geschenkt, die man nutzen kann, um mit übermäßigem Essen zurechtzukommen. Daniel Golemans Buch *EQ* stellt eine überzeugende Verbindung zwischen der Fähigkeit zur Impulskontrolle – dem Thema von Mischels Studie – und dem Erfolg im Leben her. Um es im Leben zu etwas zu bringen, braucht man neben einem Collegeabschluss (vielleicht) und viel Arbeit (immer) auch die Fähigkeit, mit der Verzögerung von Belohnungen zurechtzukommen.

Mischels Studie ist heute noch von Bedeutung, aber nicht nur, weil sie uns zeigt, wie man zu einer effektiven, erfolgreichen Führungskraft wird. Sie stellt uns auch den Rahmen zur Verfügung, um EQ zu nutzen, wenn wir erfolgreicher essen wollen.

Kehren wir also zu meiner Fantasiestudie zurück, an der Sie teilnehmen. Irgendwie nehmen Sie jeden Tag an dieser Studie teil. Sie sind allein in der Küche, mit einer Tüte Chips. Sie fahren zur Arbeit und haben eine Schachtel Kekse auf dem Beifahrersitz stehen (Sie waren heute an der Reihe, sie mitzubringen). Sie sitzen am Schreibtisch und versprechen sich selbst, dass es ein Stück Schokolade gibt, *sobald* Sie diesen Anruf oder diese E-Mail erledigt haben.

Merken Sie was? Nicht ich sage Ihnen, Sie dürften dies oder jenes jetzt nicht essen, sondern das tun Sie selbst. Sie fordern sich selbst auf, zu warten oder dies oder jenes überhaupt nicht zu essen. Sie sind wie die Vierjährigen im Jahr 1972, nur leider mit einem sehr erwachsenen Dilemma: Sie stehen vor der Süßigkeit und müssen sich überlegen, wie Sie Ihren Impuls zum Essen kontrollieren, wie Sie die Belohnung hinauszögern und all die Gefühle managen, die bei diesem Kampf in Ihnen hochsteigen.

Die T-Werkzeuge bieten Ihnen Lösungsmöglichkeiten für dieses Dilemma an. Lesen Sie weiter, und die Belohnung kommt – nicht in Form eines Marshmallows, sondern in Form der Fähigkeit, Ihre Emotionen und Impulse zu kontrollieren und einsichtsvolle Entscheidungen zu treffen.

E **Erkennen des Ärgers** – was löst ihn aus, wie fühlt er sich im Körper an, wie verhält er sich zum Essen? Achtsamkeit auf frühe Anzeichen von Ärger half Andrea, frühzeitig und produktiv einzugreifen, bevor sie ihre Gefühle mit Essen unterdrückte.

A **Annehmen des Ärgers.** Das ist schwierig für uns alle, auch für Andrea. Oft wollen wir unseren Zorn zur Seite schieben oder ausagieren (z. B. indem wir schreien), aber das macht alles nur noch schlimmer. Andrea lernte, ihre Gefühle ohne schlechtes Gewissen zu akzeptieren und zu managen, ohne auszurasten, indem sie eine achtsame Pause einlegte und konzentriert atmete. Ihr Zorn musste nicht automatisch zum übermäßigen Essen führen. Tatsächlich war der Zorn eine Botschaft, die ihr sagte, dass sie an der Beziehung zu ihrem Mann arbeiten musste.

T **Transformation hin zu neuen Fähigkeiten.** Andrea brauchte neue Methoden, um effektiver mit ihrem Zorn und ihrem Mann umzugehen. Wir machten gemeinsam ein Brainstorming, und sie verpflichtete sich, sich einzustimmen und Neues auszuprobieren.

Die folgende Tagebuchseite zeigt, wie ich mit meinen Klienten arbeite, wenn sie die EAT-Methode erlernen.

Andreas Tagebuch

E Ich bin schon wieder wütend. Ich habe richtig negative Gedanken und tigere durchs Haus.

A Dieses Gefühl wird vorübergehen. Ich lasse es, wie es ist. Je mehr ich mir sage, ich sollte mich nicht so fühlen, desto schlimmer wird es.

T Mein Bauchgefühl rät mir, eine Weile in der Küche herumzukramen oder meinen Mann anzuschreien, damit der Zorn rauskommt. Aber ich werde erst ein bisschen runterkommen, damit wir ein produktives Gespräch führen können. Fünf Minuten konzentrierte Atmung!

An ihrem Arbeitsplatz nahm Andrea die Dose mit den Süßigkeiten vom Tisch, um sich nicht mehr mit Schokolade zu beruhigen. Wenn sie sich langweilte oder ein wütender Kunde anrief, spielte sie mit den Bürospielzeugen, die sie sich gekauft hatte, übte Tiefenatmung oder wiederholte ein beruhigendes Mantra, das sie über ihrem Schreibtisch aufgehängt hatte. Diese neuen Werkzeuge benutzte sie auch in der Mittagspause, sodass sie gesündere Nahrungsmittel auswählte und nicht unbedingt das, was ihr gerade am besten schmecken würde.

Zu Hause lernte sie, sich strategische Auszeiten zu nehmen. Sie nahm ein kurzes Bad oder ging für zehn Minuten ins Schlafzimmer. Sie schrie Andy nicht mehr an, sondern tat etwas radikal anderes: Sie bat ihn ganz direkt um Hilfe. Wenn sie ihn bat, den Kindern bei den Hausaufgaben zu helfen, dann tat er das. Wenn sie ihn bat, die trockene Wäsche zusammenzulegen, dann tat er das. Aber niemand ist vollkommen – manchmal tat er es auch nicht. Dann wurden ein paar Sachen eben nicht erledigt, und Andrea lernte, das zu akzeptieren.

Nach ein paar Monaten, während Andrea übte, sich einzustimmen und Neues auszuprobieren, ließen der Stress und die Abhängigkeit vom Essen nach. Inzwischen kann sie sich selbst besser annehmen, sieht das Leben viel entspannter, hat eine liebevollere Beziehung zu ihrem Mann und den Kindern entwickelt und kümmert sich nicht mehr so viel um den Alltagsstress. Ihr Leben hat sich tatsächlich so sehr verbessert, dass sie die zehn Kilo, die sie dabei abgespeckt hat, nur noch als schöne Nebensache ansieht.

Sind Sie bereit für Veränderung?

Ich muss Ihnen aber auch sagen, dass nicht alle meine Klienten so bereit sind, es mit der EAT-Methode zu versuchen oder sich gar darauf einzulassen. Es kommt nicht oft vor, aber es kommt vor. Am deutlichsten sehe ich das an verbalem Widerstand. Diese Leute sagen Sätze wie: »Das funktioniert bei mir nicht« oder »Nach meinem Geburtstag probiere ich das aus«. Wenn sie ganz ehrlich sind, sagen sie mir vielleicht sogar: »Dazu bin ich nicht bereit«

oder »Ich habe im Moment zu viel um die Ohren«. Oder sie schauen mich an wie ein Reh auf der Straße, das ins Scheinwerferlicht blickt. Vielleicht haben sie andere Probleme, die sie erst einmal angehen wollen, eine persönliche Krise oder ein naheliegenderes Problem, das wir erst ausräumen müssen, bevor wir uns der EAT-Methode zuwenden.

Wenn das für Sie vertraut klingt, dann ist das in Ordnung. Veränderung ist kein Ereignis, sondern ein Prozess, und es gibt verschiedene Gründe, weshalb Sie vielleicht nicht bereit sind, es mit dieser Methode zu probieren. Vielleicht haben Sie Angst davor, alte Gewohnheiten loszulassen, weil Sie das Gefühl haben, wenn Sie an einer Stelle mit der Veränderung anfangen, stürzt Ihr ganzes Leben in sich zusammen. Vielleicht sind Sie auch nicht in der Lage, Zeit für sich selbst zu reservieren – Ihre Beziehung ist schwierig, oder Sie müssen sich um alte Eltern oder ein Haus voller Kinder kümmern (und schon ein Kind kann einen ziemlich fordern). Oder vielleicht konzentrieren Sie sich gerade eher auf Ihre körperliche oder emotionale Sicherheit. Es kann schwierig sein, sich um sich selbst und die eigenen emotionalen Bedürfnisse zu kümmern, wenn man in unmittelbarer Gefahr ist.

Bereit für EAT?

Wenn Sie tatsächlich das Gefühl haben, noch nicht bereit zu sein, dann kann die folgende kurze Übung Ihnen helfen, das Gefühl zu ermitteln, das Sie von einer positiven Veränderung trennt. Wenn Sie jedoch am liebsten sofort loslegen würden, dann überspringen Sie diese Übung natürlich.

1. Setzen Sie sich bequem hin oder legen Sie sich auf Ihr Bett. Schließen Sie die Augen. Stellen Sie sich vor, Sie hätten bereits positive Veränderungen an Ihrer Ernährung vorgenommen. Stellen Sie sich vor, Sie kaufen gesunde Lebensmittel ein, packen sich gesunde Zwischenmahlzeiten für die Arbeit ein, lehnen Süßigkeiten ab. Stellen Sie sich all das so detailliert und bildhaft vor wie möglich.

2. Während Sie in Gedanken mit diesen Bildern spielen, nehmen Sie die Gefühle wahr, die in Ihnen aufsteigen. Ist Angst dabei? Zorn? Leere? Schauen Sie sich die Stärke der Bilder an. Bleiben sie lebendig oder werden sie verschwommen? Kommen gar keine Bilder zustande? Sehen Sie einen wütenden Partner, dessen Lieblingssnack nicht in der Speisekammer zu finden ist? Haben Sie Sorge, dass das alles zu schwierig wird und dass Sie es nicht können? Selbst wenn die Gedanken und Bilder negativ sind, spüren Sie ein kleines bisschen Hoffnung oder Entschlossenheit?

3. Benennen Sie das Gefühl, das Ihnen im Weg steht, so präzise wie möglich. Ist es Angst? Furcht? Unmut? Das Gefühl, das alles sei nicht fair? Sorge oder Ablenkung wegen eines verärgerten Partners? Hoffnungslosigkeit?

4. Wenn Sie fertig sind, öffnen Sie die Augen und beenden Sie die Übung.

Konnten Sie die Blockade benennen? Wenn ja, sollten Sie in einem ersten Schritt dafür sorgen, dass Sie sie ausräumen. Wenn Sie Angst haben, brauchen Sie vielleicht ein paar Freunde, die Sie unterstützen. Wenn Sie für andere Menschen sorgen müssen, suchen Sie sich Möglichkeiten, Zeit für sich selbst zu finden. Wenn Ihr Leben im Moment eher unrund läuft, denken Sie über Möglichkeiten nach, wieder Ordnung hineinzubringen, damit Sie sich auf Ihre eigenen Bedürfnisse konzentrieren können.

Und wenn Sie einfach das Gefühl nicht loswerden, dass Sie heute noch nicht bereit sind, dann ist das in Ordnung. Die Entwicklung dieser Bereitschaft und das Nachdenken darüber sind Teil des Prozesses. Legen Sie die Sache für eine Weile zur Seite. Führen Sie Tagebuch über Ihre Gefühle. Legen Sie dieses Buch an eine Stelle, wo Sie es leicht zur Hand nehmen können, wenn Sie bereit sind für den nächsten Schritt. Oder blättern Sie jetzt einfach nur ein bisschen darin und nehmen sich vor, in zwei Wochen wieder auf das Thema zurückzukommen.

Der letzte Bissen

Ich hoffe, dass ich Sie für die Vorteile der EAT-Methode begeistern konnte. Sie hat so viele gute Aspekte, die weit über das schlichte Abnehmen hinausgehen. Wenn Sie EAT üben, werden Sie sich außerdem einfach gut fühlen, und wenn Sie sich gut fühlen, dann treffen Sie gesündere Entscheidungen übers Essen. Wenn Sie EAT üben, werden Sie vor allem Ihre eigenen Gefühle akzeptieren und unabhängig von diesen Gefühlen gesunde Entscheidungen treffen. Alle Vorteile der EAT-Methode ergeben sich daraus, dass Sie sich und Ihre Gefühle annehmen – und diese Vorteile berühren alle Bereiche Ihres Lebens, vom Gewicht bis zu Ihren Beziehungen.

Im nächsten Kapitel lernen Sie etwas über das größte Hindernis für einen starken EatQ: Diäten.

TEIL II

Hindernisse für
einen starken EatQ

»Fortwährende Bemühung –
und nicht Kraft oder Intelligenz – ist der Schlüssel,
um das eigene Potenzial auszuschöpfen.«

Winston Churchill

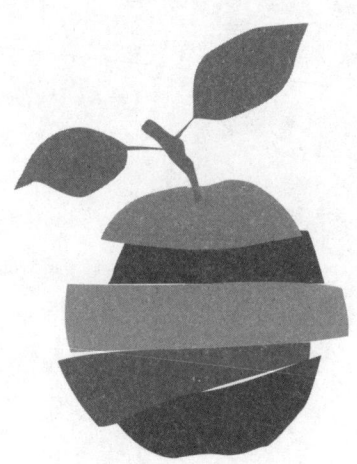

M ein Lexikon besagt, ein Hindernis sei etwas, was blockiert oder hemmt. Meine Erfahrung als Psychologin sagt mir, dass Sie durch Mitgefühl mit sich selbst, Entschlossenheit und Mut viele emotionale Hindernisse überwinden können, die Sie von dem Leben ausschließen, das Sie sich wünschen und das Sie verdienen. Das gilt auch für emotionale Esser, sogar wenn diese Hindernisse in der Kindheit aufgebaut wurden und unverrückbar scheinen.

Nach meiner Erfahrung gibt es fünf Haupt-Hindernisse, die emotionale Esser erleben: Diäten, Suche nach Vergnügen, soziales Essen, Stress und Traumata. Alle diese Hindernisse plagen übrigens auch diejenigen, die keine Probleme mit dem Essen oder mit ihrem Gewicht haben. Für emotionale Esser können sie jedoch besonders belastend sein.

Der Grund ist, dass jedes dieser Hindernisse die Fähigkeit beeinträchtigt, Gefühle wahrzunehmen, zu verstehen, zu nutzen und zu managen. Diäten stören das Gefühl fürs Essen so sehr, dass die Gefühle völlig an Bedeutung verlieren angesichts der Grundregeln jeder Diät: Beschränkung (der Nahrungsmenge oder -auswahl) und Widerstand (gegen Wünsche). Die Suche nach Vergnügen – ein für sich genommen vollkommen normaler, gesunder Antrieb – kann so stark werden, dass kurzfristige Gelüste über langfristige Vorteile siegen. Soziales Essen ist besonders schwierig für Menschen, denen gesunde Grenzen fehlen – wenn diese Grenzen nicht stark genug sind, werden sie anfällig für Überredungskünste, soziale Ängste und das Bedürfnis dazuzugehören. Wenn Sie gestresst sind, werden Sie normalerweise auf Ihre Emotionen eher reagieren als antworten, und Ihre Fähigkeit zu vernünftigen Entscheidungen leidet – in jeder Hinsicht. Und Traumata, seelische Verletzungen, verzerren Ihre Emotionen so sehr, dass Sie sie nicht mehr verstehen oder ihnen nicht mehr trauen können – sie sind entweder zu intensiv, zu blockiert oder einfach zu verwirrend. Wenn Sie dieses Buch lesen, haben Sie vermutlich mit dem einen oder anderen dieser Hindernisse zu kämpfen. Können Sie das vor sich selbst zugeben? Und was noch wichtiger ist: Können Sie es akzeptieren? Das ist nämlich von entscheidender Bedeutung. Wenn Sie nicht zugeben können, dass ein Hindernis existiert, dann können Sie es auch nicht abbauen. Lesen Sie bitte das Zitat am Anfang dieses Kapitels noch einmal. Wie fühlt sich das an? Passt es zu Ihnen? Auf eine seltsame Weise kann das, was sich wie ein Moment der Schwäche anfühlt, zum Moment der größten Stärke werden, wenn Sie ihn gut verarbeiten. Also, atmen Sie tief durch. Wir beschäftigen uns mit jedem Hindernis, Kapitel für Kapitel, damit Sie verstehen, welche Rolle Ihre Emotionen dabei spielen und wie die EAT-Methode Ihnen helfen kann, Hindernisse abzubauen und zu überwinden. Es wird nicht lange dauern, bis Sie genau die Werkzeuge zur Hand haben, die Sie dafür brauchen, und einsichtsvolle Entscheidungen treffen können.

Diäten

»Der zweite Tag einer Diät ist immer einfacher
als der erste. Am zweiten Tag hört man
ja schon wieder auf damit.«

Jackie Gleason

2011 erschien in den USA das Kinderbuch *Maggie Goes on a Diet*. Überall wurde darüber geredet. Von der Sprache her richtet sich das Buch an Kinder zwischen vier und acht Jahren, es erzählt aber die Geschichte einer Vierzehnjährigen, die wegen ihres Gewichts gehänselt wird. In der Folge macht sie eine Diät (zugegebenermaßen eine gesunde) und beginnt Sport zu treiben. Sie nimmt ab, wird ein Fußballstar und gewinnt enorm an Beliebtheit und Selbstachtung.

Für Maggie ging die Geschichte gut aus, aber bei vielen Erwachsenen rief das Buch sehr negative Gefühle wach. Der öffentliche Aufschrei war so laut, dass darüber sogar in den Nachrichten berichtet wurde.

Ich will durchaus glauben, dass der Autor gute Absichten hatte und Kindern mit Gewichtsproblemen helfen wollte. Aber die Sache hatte noch eine tiefere Dimension: Vom Bauchgefühl her verstehen die Menschen die kalte Wahrheit über Diäten – auf die Dauer funktionieren sie nicht.

An dieser Stelle müssen wir zwischen einer qualitativen Verbesserung der Ernährung und/oder gesunden Ernährungsplänen – eine gute Sache, wenn man bedenkt, wie viele Menschen heutzutage Gewichtsprobleme haben – und echten Diäten unterscheiden.

GEDANKENFUTTER

- Welche Diätformen haben Sie schon ausprobiert, und wo haben Sie sie gefunden? In einem Ratgeberbuch oder einer Zeitschrift? Vielleicht hat Ihr Arzt sie Ihnen geraten?
- In welchem Alter haben Sie angefangen, Diäten zu machen? Aus welchen Gründen? Weil Sie gehänselt wurden? Aus Konkurrenzdenken? Weil Sie ein Elternteil nachahmten? Aus gesundheitlichen Gründen? Wie haben Sie sich bei Ihrer ersten Diät gefühlt? Traurig? Ängstlich? Zornig?
- Waren Ihre Diätversuche im Allgemeinen erfolgreich oder nicht? Wie haben sich Erfolg und Scheitern für Sie angefühlt?
- Inwieweit beeinflussen Diäten Ihr Denken? Wenn Sie sehr hungrig sind, denken Sie dann ständig ans Essen? Klären solche Gedanken Ihren Geist?
- Wenn Sie eine Diät machen, wie fühlen Sie sich körperlich dabei? Und emotional?

Was ich meine, wenn ich von »Diät« spreche, sind sehr restriktive Modelle, bei denen ganze Lebensmittelgruppen gestrichen werden und die Menschen das Gefühl haben, auf etwas zu verzichten. Diätstatistiken zeigen, dass der Erfolg solcher Konzepte sehr flüchtig ist. Ein Drittel bis die Hälfte der Personen, die auf diese Weise abnehmen, hat das Ausgangsgewicht nach einem Jahr wieder erreicht.

Dabei hätte Maggie durchaus eine Alternative zur Diät. Sie könnte ihren EQ nutzen – Flexibilität, Impulskontrolle, Selbstwahrnehmung (ihr Hunger und die Emotionen, die sie zum Essen treiben), Selbstregulierung (gesunde Strategien zum Umgang mit Gefühlen) … Ich glaube, eine Vierzehnjährige kann das lernen, und ich glaube, Sie können es auch. Auf diese Weise befreien Sie sich von Diäten und versetzen sich selbst in die Lage, eine bewusste Wahl zu treffen: zu essen oder nicht zu essen.

Während Sie dieses Kapitel (und dieses Buch) lesen, will ich Ihnen Mut machen, Ihre Gefühle in Bezug auf Diäten anzusehen, ja, eine regelrechte Seelenerforschung zu betreiben. Was für Gefühle ruft

118

das Thema Diät in Ihnen wach? Wie viel Mal haben Sie sich versprechen lassen, dies sei nun wirklich die letzte Diät in Ihrem Leben? Sind Sie bereit, einen alternativen Ansatz auszuprobieren, der Gewichtsmanagement und Abnehmen nicht mit Kalorienzählen verbindet, sondern mit Ihren Stimmungen und Gefühlen?

Das Leben im Diät-Modus, wie ich es nenne, kann frustrierend sein. Allzu oft wird man je besessener ans Essen denken, je mehr man sich einschränkt. Mit jeder Diät verlieren Sie noch ein Stück mehr das Vertrauen in Ihre Fähigkeit, innere Hungersignale zu nutzen, die Ihnen sagen, ob Sie essen sollen oder nicht, und Ihr Denken übers Essen und über Ihr Gewicht wird immer starrer. Und dieses starre Alles-oder-nichts-Denken kann gefährlich werden. Wie wir schon gesehen haben, ist die Fähigkeit zur Flexibilität entscheidend für EQ und EatQ. Ich habe das Ziel, Sie aus dem Diät-Modus herauszuholen – aus der emotionalen Denkweise, die Ihnen einreden will, eine reine Beschränkung Ihrer Nahrungsaufnahme würde zu dauerhaftem Abnehmen führen. Stattdessen möchte ich Sie in den EatQ-Modus mitnehmen, und das ist eine ganz andere Welt. Im Diät-Modus essen Sie, was Sie fühlen. Im EatQ-Modus *nutzen* Sie, was Sie fühlen.

Vom Schwarz-Weiß-Denken zu den Grautönen

Viele meiner Klienten fangen an wie Maggie: Sie machen ihre erste Diät, und das war's. Dann, an irgendeiner Stelle, versagt die Diät. Sie probieren eine andere … und eine andere … und noch eine, mit immer weniger Erfolg. Bevor sie wissen, wie ihnen geschieht, treten ihre Gefühle rund um das Thema Essen in den Hintergrund und werden dominiert von den Regeln der Diät: Regeln von Verzicht und Widerstand. Und dann sitzen sie in der Falle.

Im Diät-Modus entscheiden Sie über Ihre Ernährung auf der Grundlage von Regeln: kein Zucker, keine Milchprodukte, keine Weizenprodukte, was auch immer. Ihre eigenen Gefühle haben dabei nur noch wenig Spielraum. Nach meiner Erfahrung mit Klienten können Diäten zu inneren Kämpfen ums Essen führen: Angst vor dem Essen; heftige Sorgen um das, was Sie tun oder nicht tun, und um das, was Sie gern essen würden; Schuldgefühle; Kalorienzählen; emotionales Essen. Letztlich können Diäten sogar zu Essstörungen führen, zum Verzicht auf ganze Mahlzeiten und zu Fressattacken.

Aber Sie können Ihre Emotionale Intelligenz nutzen, um aus dem Diät-Modus auszubrechen. Im EatQ-Modus sehen Sie auf einmal die Grautöne: Gesundes Essen hat nichts mit starren Regeln zu tun, sondern mit einer Mischung aus Flexibilität und Vergnügen. Indem Sie Ihre Emotionen mit Ihrem logischen Denken zusammenspannen, entscheiden *Sie,* wie viel und was Sie essen, und antworten in achtsamer Weise auf Ihre Gelüste. Sie lernen dabei auch, Impulse zu managen und schwierige Gefühle zu verarbeiten, sodass sie Ihre Entscheidungen nicht dominieren. Mit anderen Worten: Es gibt einen Unterschied zwischen Verzicht und Achtsamkeit.

Um den Unterschied zwischen einer Diät und EatQ noch klarer zu machen, stellen Sie sich vor, Sie essen in einem Restaurant zu Abend, in dem es ein Dessertbüfett gibt. Sie lieben Desserts, das ist ihr ganz, ganz schwacher Punkt.

Im Diät-Modus hört sich das so an: »Dieses Dessertbüfett ruft nach mir. Oooh, da gibt es Käsekuchen mit Himbeeren! Nein, nein und nochmals nein, ich bin auf Diät und sowieso schon viel zu dick. Aber das sieht so gut aus! Nein, ich darf nicht. Andererseits, machen wir uns doch nichts vor: Ich werde immer dick sein. Zum Teufel mit der Diät, ich kann genauso gut ein Dessert essen.«

Das ist eine emotionale Entscheidung, und das Szenario wird kein gutes Ende nehmen. Wie Sie gleich sehen werden, neigen Leute, die eine Diät machen und ihre Gedanken übers Essen oft unterdrücken, zum Aufgeben. Dabei gibt es einen anderen Weg.

Im EatQ-Modus klingt das so: »Dieses Dessertbüfett ruft nach mir. Oooh, da gibt es Käsekuchen mit Himbeeren! Natürlich hätte ich gern ein Stück davon. Ich hätte gern ein Stück von jedem einzelnen Dessert auf diesem Büfett. Aber ich werde mich nicht von meiner Lust auf Süßes bestimmen lassen. Ich werde erst einmal meinen Salat und mein Hauptgericht essen und dann sehen, wie es mir geht.«

Und das ist eine einsichtsvolle Entscheidung.

Im Diät-Modus können Sie Ihrem Impuls folgend nur entweder Ihrem Hunger widerstehen oder über Bord gehen. Im EatQ-Modus können Sie dem Impuls etwas entgegensetzen, indem Sie wahrnehmen, wie Sie sich gerade fühlen. Diese Wahrnehmung erlaubt Ihnen eine Entscheidung. Und weil Sie Ihre emotionale Energie nicht dafür verbrauchen, dem Dessertbüfett zu widerstehen, fällt es Ihnen leichter, eine Entscheidung über die Menge zu treffen. Natürlich ist es nicht einfach, zu beschließen, dass man nur ein winziges Stück von etwas isst, was man gern mag. Aber wenn Sie anfangen, flexibler zu denken, dann wird es Ihnen möglich, einen glücklichen Mittelweg zwischen zu viel Käsekuchen und gar keinem Käsekuchen zu finden.

Schauen wir uns also die Unterschiede zwischen dem Diät-Modus und dem EatQ-Modus etwas genauer an.

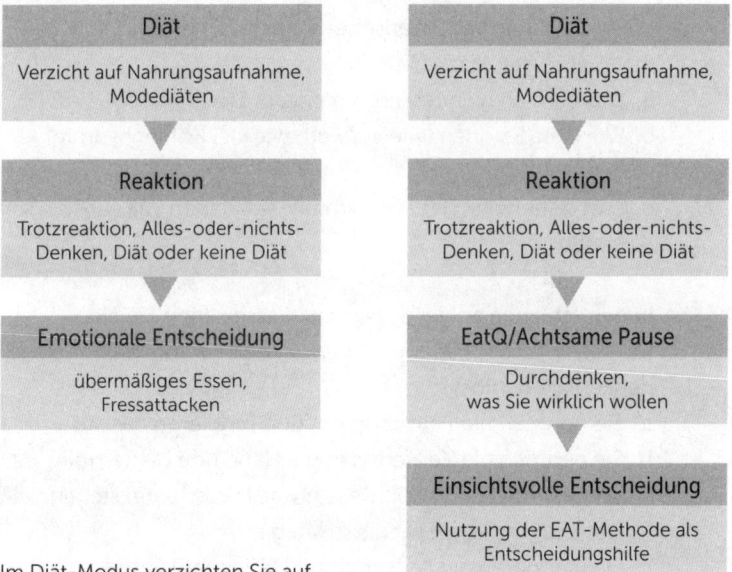

Im Diät-Modus verzichten Sie auf Essen. Das Gefühl des Verzichts kann Sie zu einem Alles-oder-nichts-Denken und zum Aufgeben bringen. Im EatQ-Modus reagieren Sie nicht auf die komplexen Emotionen, die durch die Diät ausgelöst werden, sondern nutzen die achtsame Pause, um extreme Gedanken zu vermeiden und durchdachte Entscheidungen zu treffen.

FRAGEBOGEN: WIE TIEF STECKEN SIE SCHON IM DIÄT-MODUS?

Greifen Sie begierig nach jedem neuen Abnehmprogramm, lehnen Sie Diäten vollständig ab, oder liegen Sie irgendwo dazwischen? Selbst wenn Sie nicht oft Diät machen, kann es trotzdem sein, dass Sie sich dem Thema Essen im Diät-Modus nähern. Anzeichen dafür sind beispielsweise heftige Gelüste, zu viel Essen auf Partys, Fressattacken bei Langeweile oder Stress. Der folgende kleine Fragebogen kann Ihnen helfen, Ihre Gefühle zum Thema Diät kennenzulernen.

1. Wie oft denken Sie an Diäten?
   a. Immer
   b. Hin und wieder denke ich über eine Diät oder zumindest über gesünderes Essen nach.
   c. Selten

2. Wenn Sie einen verführerischen Genuss sehen, was fällt Ihnen als Erstes dazu ein?
   a. Das darf ich nicht essen, ich bin auf Diät.
   b. Wie viele Kalorien (wie viel Fett, wie viel Kohlenhydrate) das wohl hat?
   c. Diät oder nicht, das lasse ich mir auf keinen Fall entgehen!

3. In der Schlange an der Supermarktkasse sehen Sie eine Überschrift: Fünf Kilo abnehmen in zehn Tagen! Was denken Sie darüber?
   a. Sie nehmen die Zeitschrift mit und probieren das aus.
   b. Sie nehmen die Zeitschrift in die Hand und blättern sie schnell durch – es könnte ja etwas Neues darin stehen. Dann legen Sie sie wieder ins Regal.
   c. Sie ignorieren die Zeitschrift und legen Ihre Sachen aufs Band.

4. Wenn Sie ein Diätprodukt im Fernsehen sehen,
    was denken Sie?
    a. Das brauche ich unbedingt (auch wenn Sie es dann
        trotzdem nicht kaufen)!
    b. So was habe ich schon, das hat nicht funktioniert
        oder ich habe es nie benutzt.
    c. Was für ein Quatsch.

5. Lesen Sie Geschichten über das Gewicht von
    Prominenten?
    a. Immer. Ich finde das interessant.
    b. Ich blättere solche Geschichten durch, zweifle aber
        daran, das Prominente auf gesunde Weise abnehmen.
    c. Nie. Solche Geschichten finde ich vollkommen
        uninteressant.

Auswertung

Geben Sie sich bitte 0 Punkte für jede a-Antwort, 1 Punkt für
jede b-Antwort und 2 Punkte für jede c-Antwort. Wo auch
immer Sie stehen, Sie sollten bereit sein, etwas Neues zu erfahren.

0–3 Punkte: Hardcore-Diät-Modus. Viele meiner Klienten
fallen in diese Kategorie. Keine Sorge, Sie werden eine neue
Denkweise zum Thema Diät lernen, die gute und langfristige
Ergebnisse bringt. Aber eins ist klar: Wenn Sie den größten Teil
Ihres Lebens mit Diäten verbracht haben, wird es einige Zeit
dauern, bis Sie die starren Regeln loslassen können. Sobald Sie
aber die EAT-Methode und die Werkzeuge aus dem dritten Teil
dieses Buches kennen, werden Sie über kurz oder lang im
EatQ-Modus sein.

4–7 Punkte: Diätbeobachter. Vielleicht sind Sie ein Veteran
aus vielen Diätkriegen; jedenfalls haben Sie gelernt, dass viele
populäre oder Modediäten zwar sehr angepriesen werden,
aber unrealistisch sind oder nur kurzfristige Erfolge bringen.
Außerdem sehen Sie Diät-Informationen immer mit einer gewissen Zurückhaltung, und das ist klug. Trotzdem stecken Sie
möglicherweise in alten Regeln fest, die Sie bewusst oder

unbewusst einhalten. Die EAT-Methode wird Ihnen helfen, sich davon zu trennen, damit Sie die langfristigen Erfolge erzielen, die Sie anstreben.

8–10 Punkte: Diätskeptiker. Vermutlich sind Sie zu oft von irgendwelchen Diäten enttäuscht worden und wollen sich auf nichts mehr einlassen. Sie haben weder Zeit noch Geduld für solchen Unsinn, Sie interessieren sich für die wissenschaftliche Seite des Themas. Möglicherweise sind Sie sogar der EAT-Methode gegenüber skeptisch. Wenn ja, lesen Sie bitte weiter. Viele Forschungsergebnisse bestätigen die positiven Ergebnisse einer Methode, die hilft, emotionales Essen zu überwinden.

Unterschied 1:
Im Diät-Modus achten Sie auf Zahlen.
Im EatQ-Modus achten Sie auf Gefühle und Hunger.

Im Grunde genommen sind Diäten nur Zahlenspiele. So und so viel mageres Fleisch, so viel Grapefruit, so viel Eiscreme, so viel gegrillte Hähnchenbrust. Ob Sie nun Kalorien, Fett, Kohlenhydrate, Punkte oder Maßeinheiten (Tassen, Esslöffel …) zählen, bei einer Diät geht es immer um Zahlen. Selbst wenn man Ihnen verspricht, dass Sie nicht zählen müssen, liegt das nur daran, dass schon alles vorgezählt ist.

Natürlich sind Zahlen wichtig. Die 29 Gramm Fett in einem Big Mac sind viel zu viel, wenn es Ihnen darum geht, ein gutes Gewicht zu erreichen oder zu halten und Ihre Gesundheit zu schützen. Aber ehrlich gesagt, Sie müssen mit der emotionalen Entscheidung umgehen, dass Sie ihn essen wollen (wollen!), bevor Sie sich objektiv mit den Zahlen beschäftigen können.

Jedes Mal, wenn Sie beschließen, etwas zu essen, gründet sich dieser Entschluss auf Gefühle – was sieht gut aus, was spricht Ihre Augen oder Ihre Stimmung an. Wenn das nicht der Fall wäre – wenn Sie Ihre Entschlüsse aufgrund Ihres Wissens darüber fassen würden, was Sie essen »sollen« –, dann wären die Speisekarten im Restaurant voll mit Nährstofflisten und nicht mit lebhaften Beschreibungen wie »knusprig«, »saftig« oder »butterig«.

Um die machtvollen Emotionen zu illustrieren, die durch Essen hervorgerufen werden, verweise ich auf »Exhibit A«, eine ziemlich verstörende Untersuchung aus den Achtzigerjahren, bei der der Ernährungswissenschaftler Paul Rozin – er wurde berühmt wegen seiner Untersuchungen des Zusammenhangs von Ekel und Essen – den Teilnehmern Toffees anbot, die aussahen wie Hundekot. Igitt! Mehr als 40 Prozent der Teilnehmer lehnten ab. Sie dachten sich nicht: Hey, das sind doch Toffees! Ihre spontane Emotion, in diesem Fall der Ekel, überwog ganz klar ihr logisches Denken.

Ein anderes gutes Beispiel dafür, dass es bei unseren Entscheidungen übers Essen um Emotionen und nicht um Zahlen geht, wurde zuerst von den angesehenen Wissenschaftlern Janet Polivy und C. Peter Herman beobachtet. Ihr »Zum Teufel«-Effekt beschreibt einen Verhaltenskreis, der bei Diätteilnehmern häufig auftritt – Verzicht beim Essen gefolgt von Schlemmerei, Schuldgefühl und weiterer Schlemmerei.

Polivy und Herman wussten aufgrund früherer Studien bereits, dass Diätteilnehmer unglaublich viel kognitive Energie (oder Willenskraft) dafür aufwenden, auf das Essen zu verzichten, das sie gern hätten. In einer Studie über das Phänomen der Gegenregulation – also die Frage, warum Diätteilnehmer eher zu viel essen als andere Leute – verglichen sie, wie viel Eiscreme Leute mit und ohne Diät aßen, nachdem man ihnen einen großen bzw. kleinen Milchshake gegeben hatte. Eine dritte Kontrollgruppe bekam überhaupt keinen Milchshake. Sie fanden heraus, dass die Diätteilnehmer tatsächlich mehr Eis zu sich nahmen, nachdem sie den großen Milchshake bekommen hatten, und weniger nach dem kleinen. Warum? Weil sie danach dachten: »Zum Teufel, ich habe meine Diät eh vermasselt, da kann ich ebenso gut essen, was ich will.«

Untersuchungen haben ergeben, dass dieser Effekt eintritt, wenn Diätteilnehmer andere Personen beim Schlemmen beobachten, und auch wenn sie glauben – ohne es genau zu wissen –, dass sie ein paar Kalorien zu viel zu sich genommen haben. Eine Studie fand heraus, dass sogar der Duft von Essen schon diesen Effekt auslöste.

Wie ist das bei Ihnen? Kommt es bei Ihnen zu einer Trotzreaktion, wenn Sie bei einer Diät eine kleine Kugel Eis oder statt der gegrillten Hähnchenbrust ein Stück Pizza essen? Wahrscheinlich schon. Und wenn Sie so weit sind, dass Sie alles zum Teufel wünschen, dann haben Sie wahrscheinlich mit jeder Menge Emotionen zu tun: Scham, Schuldgefühl, Reue, Zorn, Frustration, Hoffnungslosigkeit. Daran sieht man, wie leicht uns Gefühle aus der Bahn werfen können.

Bei der EAT-Methode geht es nicht zuletzt um diese kurz entschlossene Trotzreaktion. Wenn Sie an Ihrem EatQ arbeiten, werden Sie besser dafür gewappnet sein, emotionales Essen in den Griff zu bekommen.

WENDEPUNKTE IN DER GESCHICHTE DER DIÄTEN

Mit den Diäten ist es wie mit der Mode: Sie kommen immer wieder. Low Carb, Low Fat, Kalorienzählen ... Wir kriegen immer wieder dieselben »revolutionären« Abnehmprogramme präsentiert. Die folgenden Diäten und Trends sind in die Geschichte eingegangen.

1829: Der Presbyterianerpfarrer Sylvester Graham (1794–1851) erfindet die Graham-Diät, in der es um koffeinfreie Getränke, vegetarisches Essen und die berühmten Graham-Kekse geht. Auf diese Weise soll Fettleibigkeit geheilt werden.

1863: Der erste Bestseller zum Thema Abnehmen erscheint. Der Londoner Bestattungsunternehmer William Banting (1797–1878) erklärt in seiner Schrift *Letter on Corpulence*, wie er 23 Kilo abgenommen hat, indem er große Mengen Fleisch und Alkohol zu sich nahm.

1903: Die La Parle Seife gegen Fettleibigkeit, die »garantiert Fett abbaut«, wird für den zu dieser Zeit ungeheuren Preis von einem Dollar pro Stück verkauft.

1918: Die Geburt des Kalorienzählens. Das Buch *Diet and Health, with Key to the Calories* von der in Los Angeles lebenden Ärztin Lulu Hunt kommt auf den Markt. Sie beschreibt darin, wie sie 35 Kilo abnahm, indem sie das System benutzte, das in ihrem Buch erklärt wird: Kalorien zählen.

1920er-Jahre: Filmstars machen die achtzehntägige Hollywood-Diät populär, eine ganz und gar unglamouröse Ernährung mit gekochten Eiern, Grapefruit, Toast Melba und grünem Gemüse, bei der weniger als 600 Kalorien pro Tag erlaubt sind.

1928: Die »Fletcher-Diät« schafft es bis ins *Time Magazine*. Horace Fletcher (1849–1919), ein amerikanischer Förderer gesunder Ernährung, bekommt den Spitznamen »der große Kauer«, weil er fordert, das Essen solle 32 Mal gekaut werden, bevor man es schluckt. Das entspricht hundert Kaubewegungen pro Minute. Sein berühmtester Ausspruch: »Die Natur wird jene strafen, die nicht kauen.«

1963: Jean Nidetch aus Queens, New York, gründet eine kleine Diät-Selbsthilfegruppe namens Weight Watchers und später die gleichnamige Firma. Als sie sie 1978 verkaufte, hatte sie eine Milliarde Dollar Umsatz pro Jahr und Tochterunternehmen überall in den USA und in Dutzenden Ländern weltweit.

1966: Die Atkins-Diät wird erstmals in der Zeitschrift *Harper's Bazaar* vorgestellt.

1972: Die Atkins-Diät steht auf Platz 1 der Bestsellerliste in den USA.

1982: Die Amerikaner haben mehr als 29 068 »Theorien, Behandlungsmethoden und Pläne zum Abnehmen« kennengelernt und »geschluckt«, stellt eine Untersuchung von Maria Simonson von der Johns Hopkins University fest.

1982: Geneen Roth veröffentlicht das bahnbrechende Buch über emotionales Essen: *Feeding the Hungry Heart* (dt. *Sehnsüchtiger Hunger*, 1994).

1988: Oprah Winfrey feiert einen Gewichtsverlust von 33,5 Kilo mithilfe einer Flüssigkeitsdiät, indem sie einen Wagen voller Fett auf die Bühne fahren lässt. Zwei Wochen später, nachdem sie zu normalem Essen zurückgekehrt ist, hat sie 5 Kilo zugenommen, Tendenz steigend.

1992: Ärzte beginnen Fenfluramin-Phentermin zu verschreiben, auch Fen-phen genannt, einen nicht von den Gesundheitsbehörden zugelassenen Medikamentencocktail.

1994: Snack Wells kalorienreduzierte Schokosandwich-Kekse machen Oreo den Rang als beliebtester Keks Amerikas streitig.

1995: *Intuitive Eating* von Evelyn Tribole und Elyse Resch (dt. *Intuitiv abnehmen,* 2013) erklärt, wie man innere Signale benutzt, um zu spüren, wann man essen und wann man damit aufhören sollte. Der Ansatz unterscheidet sich radikal von den bisherigen Diätkonzepten und bietet frustrierten Diätteilnehmern eine Alternative.

1997: Die Mayo-Klinik veröffentlicht einen Bericht, wonach Fen-phen für erhöhten Blutdruck und Veränderungen an den Herzklappen verantwortlich ist. Die Herstellerfirma nimmt Fen-phen und Redux vom Markt.

2003: Die US-Regierung kündigt ein Verbot von Appetitzüglern mit Ephedrin an. Ein Jahr später wird der Verkauf dieser Mittel in den USA tatsächlich von der FDA (Food and Drug Administration) verboten.

2003: Mehr als 600 Low-Carb-Produkte sind auf dem US-Markt zu finden.

2012: Fleischpüree und zerdrückte Bananen! Hollywoodstars schwören auf Babynahrung zum Abnehmen.

2012: Wieder einmal ist von einer Impfung zum Abnehmen die Rede.

2013: Der Bestseller *The Fast Diet* wird veröffentlicht. Darin wird immer wieder unterbrochenes Fasten empfohlen, wobei Frauen an zwei Tagen in der Woche nur 500 Kalorien zu sich nehmen sollen (Männer 600 Kalorien). An den übrigen Tagen darf man essen, was man will.

MEINE MUTTER UND IHR EATQ – IM JAHR 1980

Als ich dieses Kapitel schrieb, ging mir ein Bild durch den Kopf: das Bücherregal meiner Mutter im Schlafzimmer meiner Eltern. Jedes erfolgreiche Diätbuch über einen Zeitraum von zwanzig Jahren fand da neben der Bibel und Danielle Steel seinen Platz. Einige waren ganz zerlesen, andere hatte sie nie auch nur aufgeschlagen. Dieses Bild veranlasste mich dazu, meine Mutter zu besuchen, die eine Stunde von mir entfernt lebt. Ich wollte mir Familienfotos ansehen und über Diäten sprechen.

Als wir am Küchentisch die Fotos durchblätterten, fanden wir eins von ihr bei der Hochzeit einer Verwandten, aufgenommen in New York City in den frühen Achtzigerjahren. Ich war damals ein Teenager. Sie trug ein kleines Schwarzes, eine Schulter frei, mit Lurexfäden durchsetzt. Das Eisläuferinnenkleid haben wir es genannt; es sah einfach toll aus – meine Mutter war und ist eine sehr hübsche Frau und kleidete sich für ihre Verhältnisse ziemlich gewagt.

Lachend nahm sie das Foto in die Hand. »Schau mal, da war ich dünn«, sagte sie. Ich musste lächeln, als ich die Überraschung in ihrer Stimme hörte. Die Erfahrung mit meinen Klienten hat mich gelehrt, dass man sich nicht immer richtig erinnert, wie man einmal ausgesehen hat.

Meine Mutter ist eher zierlich und schwankte stets zwischen zwei Kleidergrößen, wobei sie natürlich immer lieber die kleinere tragen wollte. Sie ist zwar italienischer Abstammung, aber doch eine typische Amerikanerin und ständig auf Diät. Sie hatte vieles ausprobiert, verliebte sich dann aber in die Scarsdale-Diät, die im Jahr 1978 von dem inzwischen verstorbenen Kardiologen Herman Tarnower veröffentlicht wurde.

»Das Buch stand nicht in deinem Bücherregal«, sagte ich. »Das hattest du in der Küche, gleich neben dem Dosenöffner.«

»Genau der richtige Ort«, sagte sie.

Bis heute, mehr als dreißig Jahre später, erinnert sie sich daran, dass es montags immer verschiedene Käse zum Mittagessen gab (die heutige Scarsdale-Diät ist gegenüber der ursprünglichen Version verändert worden). Ihre »perfekte Diät« hatte nur einen Nachteil, sagte sie. Man musste sich ganz genau an die

Vorgaben halten, was, wie viel und wann man aß. Abweichungen waren nicht vorgesehen, außer dem immer erlaubten Mittagessen aus Hüttenkäse und Obst. Das konnte man jeden Tag »genießen«.

»Dr. Tarnower hat so vielen Menschen helfen wollen«, sagte meine Mutter. »Ich erinnere mich noch, wie ich eines Abends in den Nachrichten davon hörte. Ich hatte den Fernseher in der Küche an und wartete, dass dein Vater von der Arbeit nach Hause kam.« Mein Vater war Tierarzt und arbeitete oft bis spät am Abend. »Und da sagten sie in den Nachrichten, Dr. Tarnower sei erschossen worden. Da habe ich wirklich geweint.«

Als sie weitererzählte, sagte sie etwas, was mich regelrecht elektrisierte: Sie saß am Küchentisch, schockiert von der grausigen Nachricht, und knabberte etwas Knusperweizen. Das war nach dem Scarsdale-Plan nicht erlaubt, aber sie aß diesen Knusperweizen immer, wenn sie Diät machte. Sie mogelte also, und das mit einem Lebensmittel, das sie nicht mal mochte. Für sie wie für die meisten Diätteilnehmer ging es immer wieder ums Mogeln.

Die Nachricht von Dr. Tarnowers Tragödie noch frisch in ihrem Kopf, hatte sie ein schlechtes Gewissen, weil sie etwas zu sich nahm, das nicht in seinem Plan stand. »Da habe ich mich gefragt, warum ich das Zeug eigentlich aß. Und ich habe es sofort begriffen: Ich langweilte mich. Ich habe nie tagsüber zu viel gegessen, immer nur abends, wenn ich in der Küche saß und nichts zu tun hatte, weil ich auf deinen Vater wartete. So viele Jahre mit Diäten, und diese einfache Tatsache war mir noch nie aufgefallen.«

Wenig später verbannte sie alle ihre Diätbücher – einschließlich der Scarsdale-Diät – in den Keller. »Vor ein paar Jahren habe ich sie weggeworfen«, sagte sie zu mir. Sie wartete immer noch am Küchentisch auf meinen Vater. Aber statt fernzusehen, las sie jetzt den neuesten Thriller oder ein populärwissenschaftliches Buch über Psychologie.

Noch heute liest meine Mutter am Küchentisch. Aber sie knabbert nicht mehr. Abnehmgeschichten in Zeitschriften findet sie immer noch interessant, aber sie hat vor langer Zeit gelernt, dass sie immer eine »Langeweile-Esserin« sein wird und dass sie diesem Gefühl zuvorkommen muss. Es gibt kein besseres Beispiel für den Unterschied zwischen äußerer (Diät) und innerer (EatQ) Veränderung. Als meine Mutter ihrer plötzlichen Einsicht folgte, veränderte sich wirklich etwas in ihrem Leben.

Unterschied 2:
Im Diät-Modus folgen Sie Regeln.
Im EatQ-Modus hören Sie auf Ihre Gefühle.

Eine Freundin von mir hat vor Kurzem kräftig abgenommen, indem sie eine, wie sie es nannte, »verrückte, dumme Flüssigdiät« machte. In ihren Augen ein Erfolg: Sie hat über 17 Kilo abgenommen. Aber als wir darüber sprachen, sagte sie etwas, das mich die Ohren spitzen ließ.

Zufälligerweise hatte sie mit der Diät angefangen, als man bei ihrem Mann Hautkrebs im fortgeschrittenen Stadium festgestellt hatte. Sie können sich vorstellen, dass ihr das den Boden unter den Füßen wegzog: Ihr Leben lief völlig aus dem Ruder. Appetit hatte sie auch keinen mehr. Und obwohl ich es nicht beweisen kann, frage ich mich, ob das Nuckeln an den Shakes für sie in all dem Chaos nicht eine Art beruhigendes Ritual war.

Nun, die gute Nachricht ist, dass ihr Mann wieder gesund wurde. Und die schlechte: Sie hat die 17 Kilo wieder zugenommen, und noch fünf dazu.

Wenn man im Diät-Modus lebt, bringt eine Beschränkung der Kalorienaufnahme oder der Verzicht auf bestimmte Nahrungsmittelgruppen – oder das Trinken von Eiweißshakes – oft schnelle Ergebnisse, sofern man die Diät durchhält. Aber was passiert, wenn Sie mit einer unerwarteten Veränderung Ihrer Tagesordnung konfrontiert werden? Was, wenn Sie den mageren Käse nicht kriegen und keine Gelegenheit haben, sich den Shake zusammenzurühren?

Ja, man kann natürlich für Ausnahmesituationen vorsorgen (und alle Diätbücher sprechen von dieser Art der Vorsorge), aber nach meiner Erfahrung erstarren die meisten Leute förmlich, wenn sie in Situationen geraten, in denen sie ihre Diät über Bord werfen müssen oder »verbotenen« Sachen zu nahe kommen. Ich erinnere mich an eine Klientin, die die Atkins-Diät machte und ziemlich gut damit zurechtkam ... bis sie zu einer Veranstaltung musste, bei der für einen guten Zweck Pizza gegessen wurde.

Wenn Sie im EatQ-Modus leben, regeln Sie nicht Ihr Essen, sondern Ihre Emotionen und damit Ihre Gelüste. Indem Sie Ihre Emotionale Intelligenz entwickeln, werden Sie flexibler im Denken. Sie können eine Pause einlegen und abschätzen, wie Sie sich fühlen. Und dann wenden Sie sich positiven Alternativen zu.

Hätte meine Klientin im EatQ-Modus gelebt, dann hätte sie von vornherein gewusst, dass sie zu viel Pizza essen würde, und ihren Mann zu der Veranstaltung geschickt – der hätte die Pizza zweifellos genossen. Oder sie hätte beschlossen, sich bei der Veranstaltung lieber hinter den Kulissen zu engagieren. Aber weil sie vor sich selbst nicht zugeben konnte, dass sie unglaublich gern Pizza aß, konnte sie auch mit ihrer Lust auf die Pizza nicht umgehen.

Wenn Sie immer noch nicht glauben, dass Gefühlsmanagement der Schlüssel ist, den Sie brauchen, um Ihren Frieden mit dem Essen zu machen, dann erzähle ich Ihnen eben noch eine Geschichte. Unter meinen Klienten, die emotionale Esser sind, haben sich einige einen Magen-Bypass legen lassen. Sie haben alle zuerst Gewicht verloren, aber nicht alle bekamen auch ihr emotionales Essverhalten in den Griff. Und so traurig es war: Sie nahmen alle wieder zu. Manchmal kann nicht einmal eine Operation den machtvollen Einfluss der Emotionen auf unser Essverhalten verhindern.

Das muss Ihnen aber nicht passieren. Wenn Sie im EatQ-Modus leben, werden Sie Ihre Ernährung nicht drastisch verändern. Sie werden nur Ihre Beziehung zum Essen verändern. Eine der größten Veränderungen liegt darin, dass Sie lernen, sich auf eine Vielfalt von Situationen einzustellen. Ob Sie also ins Ausland reisen, eine Kreuzfahrt machen oder einfach Ihre Lieblings-Diätspeisen nicht bekommen – Sie tun einfach das Naheliegende: Sie genießen ein vernünftiges, gesundes Essen und machen weiter mit Ihrem Leben.

SARAHS GESCHICHTE

Sarah machte kurz nach ihrem 40. Geburtstag einen Termin mit mir aus und sprach während der ersten Sitzung ziemlich lange über die verschiedenen Diäten, die sie ausprobiert hatte. Aber als ich ihr ein paar sanfte Fragen stellte, kam sie bald zu ihren Gefühlen. Ihr Mann hatte eine Überraschungsparty zu ihrem Geburtstag organisiert, und als sie in die dunkle Diele gekommen war und alle laut »Überraschung!« gerufen hatten, da war sie ungeheuer dankbar gewesen – all ihre Lieben waren da und zeigten ihr ganz offen ihre Zuneigung. Das war das Beste an der Party.

Das Schlimmste folgte aber gleich darauf. Zwischen all den Luftballons, Blumen, Geschenken und Champagnerflaschen stand eine dreistöckige, wunderschön verzierte Torte. Sie schloss die Augen und wünschte sich etwas, und als sie die Kerzen ausblies, hatte sie einen Kloß im Hals und Wasser in den Augen.

»Ich habe mir gewünscht, dass meine Diät funktioniert, damit ich in diesem Jahr endlich abnehme«, erzählte sie. »Und dann wurde mir etwas klar: Genau dasselbe habe ich mir auch schon an den letzten zwanzig Geburtstagen gewünscht. Und das hat mich total fertig gemacht. Aber so unglaublich es auch klingen mag, mein nächster Gedanke war: ›Und ich werde es wieder nicht schaffen, wenn ich ein Stück von diesem Kuchen esse.‹ Da fand also diese wunderbare Party für mich statt – und ich dachte nur an meine Diät.«

»Vielleicht ist Diät nicht der richtige Weg für Sie«, wagte ich mich vor.

Sie starrte mich an. »Aber mit einer Diät nimmt man ab, oder?«, fragte sie. »Und ich bin hier, um abzunehmen.«

»Und haben Sie in der Vergangenheit mithilfe von Diäten abgenommen?«, fragte ich zurück.

»Manchmal«, erwiderte sie. »Mit manchen Diäten habe ich mehr als 13 Kilo abgenommen. Aber tatsächlich gab es auch welche, mit denen ich zugenommen habe.«

»Und warum?«, fragte ich, obwohl ich es mir schon ganz gut denken konnte.

»Wenn ich mogele, habe ich ein unglaublich schlechtes Gewissen und mache mich selbst nieder«, sagte sie. »Der kleinste Ausrutscher, und dann geht es los: Du bist ein totaler Versager, du kannst ebenso gut auch ein Eis essen.«

»Und wie würde es sich anfühlen, wenn Sie mit den Diäten einfach aufhörten?«, fragte ich.

Sarah dachte ein Weilchen nach. »Komisch«, sagte sie schließlich. »Ich kann mich gar nicht erinnern, wann ich mal keine Diät gemacht habe. Wenn ich anfange, bin ich immer ganz glücklich, als wäre das genau mein Weg.«

Viele Sitzungen lang konzentrierten wir uns darauf, ihre Gefühle in Bezug auf Diäten anzusehen: ihren Zorn, weil all diese Diäten sie im Stich ließen; die Trauer unter dem Zorn; das Gefühl der Schwäche, der Gereiztheit, der Wut. Das dauerte eine Weile, aber Sarah begann zu verstehen, dass sie zwanzig Jahre mit dem Versuch zugebracht hatte, einen aussichtslosen Kampf zu gewinnen. Es war ein großer Tag, als Sarah gestand: »Wenn ich eine Diät mache, hasse ich alle Menschen um mich herum. Ich muss hungern, um ein Pfund abzunehmen, und diese magere Hippe am Schreibtisch neben mir kann jeden Tag Cheeseburger essen. Ich hasse sie dafür.«

Etwa einen Monat später ließ Sarah eine Sitzung ausfallen. Ich rufe meine Klienten nicht an, wenn sie auf gutem Wege sind, ich warte einfach, bis sie wieder auftauchen. Wochen später rief sie an – nicht wegen eines neuen Termins, sondern, um mir etwas zu erzählen.

Ihre Schwester war zu Besuch gekommen. Sie selbst war gerade, wie fast immer, auf Diät, hörte damit aber auf, als ihre Schwester kam. »Und ich beschloss, es mit dem EatQ-Modus zu versuchen«, sagte sie. »Ich hatte ja keine Wahl, meine Schwester isst genauso gern wie ich, und man kann einfach keine Diät machen, wenn sie in der Nähe ist. Also tat ich, was wir besprochen hatten: Immer wenn ich auf eine Speisekarte schaute, fragte ich mich: *Wie fühle ich mich? Habe ich richtig Hunger? Bin ich zufrieden? Will ich diese Vorspeise, weil ich sie gern esse oder weil ich einen miesen Arbeitstag hinter mir habe?* Dann drückte ich auf die Pausentaste und bestellte, wonach mir zumute war. Und die meiste Zeit war mir nach den richtigen Dingen zumute.«

Und obwohl sie fast jeden Abend auswärts gegessen hatten, hatte sie ein Kilo abgenommen.

Ich habe Sarah nie wieder in meiner Praxis gesehen, aber wenn sie bereit war, einen neuen Ansatz zu wagen, hatte offenbar alles, was wir besprochen hatten, bei ihr gefruchtet. Zum ersten Mal in ihrem Leben war sie aus dem Diät-Modus ausgebrochen und in den EatQ-Modus eingetreten. Und ich hoffe, es war nicht das letzte Mal.

Unterschied 3:
Im Diät-Modus bekämpfen Sie Ihre Gelüste.
Im EatQ-Modus akzeptieren Sie sie.

Haben Sie auch schon mal festgestellt, dass Sie, sobald Sie mit einer Diät anfangen, Lust auf die verbotenen Dinge bekommen? Bei einer Low-Carb-Diät sehnen Sie sich nach Pizza, Brot und Kartoffeln. Bei einer Low-Fat-Diät träumen Sie von saftigen, schön marmorierten Spareribs. Und bei fast jeder Diät schreit Ihre Seele nach Eis, Schokolade und Pommes frites.

Wie kommt das? Ganz einfach: Sie sind der lebende Beweis für das Sprichwort: »Was verboten ist, das macht uns gerade scharf.« Je mehr Sie einer Sache widerstehen wollen, desto stärker wird Ihr Verlangen danach.

Von Zeit zu Zeit gibt es Untersuchungen, die die enge Verbindung zwischen Verzicht und Diäten auf der einen Seite und Gelüsten auf der anderen Seite aufzeigen. In einer kürzlich veröffentlichten Studie in der Zeitschrift *Appetite* wurden 129 Frauen in drei Gruppen eingeteilt: diejenigen, die eine Diät machten, um abzunehmen, diejenigen, die »auf ihr Gewicht achteten«, und diejenigen, die nichts dergleichen taten. Sie alle notierten eine Woche lang jeden Tag ihre Essgelüste in einem Tagebuch und gaben gleichzeitig eine Einschätzung ihrer Stimmung ab. Im Vergleich mit der Gruppe, die keine Diät machte, erlebten die Diät-Teilnehmerinnen stärkere Gelüste und hatten größere Schwierigkeiten, ihnen zu widerstehen. Und was wenig überraschend war: Sie sehnten sich vor allem nach »verbotenen« Dingen.

Zahlreiche Untersuchungen zeigen, dass »Kontroll-Strategien«, die darauf abzielen, unerwünschte Gedanken oder Gefühle zu vermeiden, tatsächlich dafür sorgen, dass diese Gedanken und Gefühle häufiger auftreten und länger andauern. Die sogenannte Akzeptanz- und Commitmenttherapie (ACT) geht das Problem anders an. Statt die negativen Gedanken zu ersetzen, wie man es beispielsweise in der Kognitiven Verhaltenstherapie tut (dies ist eine Therapieform, bei der Menschen lernen, wie ihre Gedanken und Gefühle ihr Verhalten beeinflussen), akzeptiert man sie, freundet sich also sozusagen mit ihnen an. Und damit verringert sich ihre Wirkung. Dieser Ansatz hat sich als mindestens ebenso wirksam erwiesen. Man verbraucht weniger emotionale Energie im Kampf gegen sich selbst.

Widerstandsgedanken – Gedanken über das Essen von Schokolade beispielsweise – können dazu führen, dass Sie genau das Verhalten an den Tag legen, das Sie eigentlich vermeiden möchten. Forscher an der Drexel University haben 98 Teilnehmern einen Fragebogen vorgelegt, mit dem festgestellt werden sollte, wie anfällig diese für Essgelüste waren. Dann bekam jeder der Teilnehmer eine durchsichtige Packung mit Schokoküssen, die er die nächsten 48 Stunden Tag und Nacht bei sich haben sollte. Diejenigen, die die Versuchung erfolgreich bekämpften, die Schokolade zu essen, arbeiteten mit einer auf Akzeptanz basierenden Strategie, die ihnen die Forscher gezeigt hatten: Sie gaben die Lust auf die Schokolade zu und akzeptierten sie, beschlossen dann aber, sie nicht in die Tat umzusetzen. Wenn Sie sich mit diesen Gedanken anfreunden und sie kommen und gehen lassen, wie sie wollen, dann verlieren sie viel von ihrer Macht. Sie dürfen also gern an Schokolade denken. Und dann führen Sie ein Selbstgespräch, um die Lust auf die Schokolade »abzukühlen«, statt sie zu unterdrücken, und lassen selbstkritische Gedanken los wie: »Diese Gelüste bringen mich um. Ich habe keine Willenskraft. Ich bin ein derartiger Versager!« Ich weiß, solche Vorschläge widersprechen dem, was Sie intuitiv für richtig halten. Aber Gelüste sind wie Treibsand, je mehr Sie kämpfen, desto tiefer sinken Sie ein.

Unterschied 4:
Im Diät-Modus fühlen Sie sich oft erschöpft und gestresst.
Im EatQ-Modus haben Sie wahrscheinlich
mehr Energie und Ruhe in sich.

Meine Klientin Sandra hat ein Schild auf ihrem Schreibtisch. Auf dem steht: *Vorsicht, bissige Diät-Frau. Der Hund ist harmlos.* Wie die meisten Witze, enthält auch dieser ein Körnchen Wahrheit: Wenn sie eine strenge Diät hält, verwandelt sich diese normalerweise warmherzige, lustige und angenehme Frau in eine absolute, geistig umnachtete Hexe (so sagt sie selbst). Das Schild funktioniert wunderbar, und ich bin sicher, ihre Kollegen wissen die Warnung zu schätzen.

Vielleicht kennen Sie das auch. Niemand wird besonders fröhlich, wenn er eine strenge Diät macht. Tatsächlich bringen Diäten schlechte Laune, weil sie gegen den Hunger arbeiten und nicht mit ihm. Zum Teil hängt diese schlechte Laune mit dem niedrigen Blutzucker zusammen – der Blutzuckerspiegel fällt, wenn Sie zu wenig essen. Aber die Gereiztheit kann auch mit der Diät selbst zusammenhängen, und zwar mit dem Thema Selbstkontrolle.

Wie unser Trinkwasser, Holz und Gold ist auch die Selbstkontrolle ein Rohstoff, der nur in begrenzter Menge zur Verfügung steht. Sie brauchen viele Male am Tag etwas davon, wenn Sie mit schwierigen Leuten zu tun haben, in stressigen Situationen ruhig bleiben müssen oder gute Entscheidungen in Sachen Essen treffen sollen. Und wenn Sie Ihre tägliche Ration Selbstkontrolle aufgebraucht haben, dann wird es schwierig, mit Gefühlen wie Zorn oder Aggression umzugehen. Das sagt jedenfalls Dr. Roy F. Baumeister, ein Psychologe, bekannt für seine Untersuchungen zum Thema Selbstkontrolle und Mitautor des Buches *Willpower* (dt. *Die Macht der Disziplin,* 2012). Jedes Mal, wenn wir Selbstkontrolle ausüben, unabhängig von der Aufgabe (ob wir ein Stück Schokolade weglassen, das wir wirklich gern hätten, oder ob wir nicht zur Toilette gehen können, wenn wir wirklich müssen), dann leeren wir unsere emotionalen Rohstofflager. Wenn wir es uns also an einem Tag schon verkniffen haben, am Morgen einen Verkäufer anzuschreien und bei der Besprechung am Vormittag ein Croissant zu essen, dann wird es am Abend schwieriger zu behaupten, wir hätten keine Essgelüste. Unsere Tanks sind einfach leer.

Diäten machen auch den Zugang zur Emotionalen Intelligenz schwieriger. Wenn ein Klient oder eine Klientin in mein Sprechzimmer kommt und mir erklärt, er oder sie habe gerade eine strenge Diät angefangen, dann erwarte ich eine zumindest am Anfang lebhafte Sitzung voller Gereiztheit oder Zorn. Sobald die Leute sich an die Diät gewöhnen, lässt die Gereiztheit wieder nach. Manchmal kann die ungefilterte negative Stimmung zu einem Durchbruch oder zu einer echten Erkenntnis führen. Aber manchmal ist es auch schwierig zu unterscheiden, ob die Aufregung eher dem entspringt, was im Leben des betreffenden Menschen gerade vorgeht, oder ob sie aus den Gefühlen von Verzicht und Gereiztheit entsteht, die die Diät mit sich bringt.

Viele von uns würden wohl der Aussage zustimmen, dass es wichtig ist, sich gesund zu ernähren, genug Kalorien und reichlich Nährstoffe zu sich zu nehmen, wie sie von verschiedenen offiziellen Stellen empfohlen werden. Ohne eine gute Ernährung fällt es uns schwer, positiv und optimistisch gestimmt zu bleiben – und eine solche Stimmung ist ein Schlüssel zu unserer emotionalen Intelligenz.

DIÄTEN BENEBELN DAS HIRN

Sie vergessen, wohin Sie Ihre Schlüssel gelegt haben. Sie kriegen einen Satz nicht richtig heraus. Sie können nicht mehr klar denken. Kurz gesagt: Ihr Gehirn ist wie Brei. Kennen Sie dieses Gefühl? Ich höre davon immer wieder, wenn meine Klienten im Diät-Modus sind, weniger Kalorien zu sich nehmen oder ganze Nahrungsmittelgruppen weglassen.

Dann sage ich ihnen, dass die Vergesslichkeit und die Verwirrung nicht ihre Schuld sind. Hier geht es einfach um Ursache und Wirkung: Wenn Sie die Brennstoffmenge reduzieren, mit der Ihr Gehirn arbeiten muss, dann fängt es an zu stottern. Vor allem wenn Sie die gesunden komplexen Kohlenhydrate reduzieren, die man in Obst, Gemüse und Vollkorngetreide findet, oder wenn Sie zu wenig Fett zu sich nehmen. Das Gehirn braucht nämlich Fett, um sich zu stabilisieren.

Der Körper verarbeitet Kohlenhydrate zu einem einfachen Zucker, den man Glukose nennt. Und dieser Zucker ist der wichtigste Brennstoff des Gehirns. Weil die Gehirnzellen die Glukose nicht speichern können, sind sie abhängig von einem ständigen Zufluss dieses Brennstoffs mit dem Blut. Tatsächlich sagen Roy Baumeister und John Tierney in ihrem Buch *Willpower* (dt. *Die Macht der Disziplin: Wie wir unseren Willen trainieren können*), dass Glukose wichtig ist, um Selbstkontrolle und Willenskraft aufzubringen. Bei einer Diät steht dem Körper zu wenig Glukose zur Verfügung, und deshalb fällt es so schwer, Süßigkeiten zu widerstehen. Es gibt Leute, die sagen, ein Glas Orangensaft (das dem Gehirn reichlich Glukose zur Verfügung stellt) würde die Selbstkontrolle verbessern.

2009 wurde an der Tufts University eine Studie durchgeführt, bei der neunzehn Frauen eine Diät machten: entweder eine Diät mit wenig Kohlenhydraten oder eine Diät mit Kalorienreduktion, bei der aber komplexe Kohlenhydrate erlaubt waren. Die erste Gruppe durfte in der ersten Woche überhaupt keine Kohlehydrate zu sich nehmen, in der zweiten Woche 5 bis 8 Gramm pro Tag und in der dritten Woche 10 bis 16 Gramm pro Tag. (Das ist wirklich sehr wenig!) Die Frauen in der zweiten Gruppe errechneten ihren Kalorienbedarf anhand ihres Ausgangsgewichts und konnten sich die Nahrungsmittel aus einer offiziellen Liste aussuchen. Die Diättagebücher beider Gruppen zeigten, dass die Gruppe mit der Kohlenhydrat-Einschränkung sich zu 93,3 Prozent an die Regeln hielt, die Gruppe mit der Kalorienbeschränkung zu 90,5 Prozent.

Bevor die Diäten begannen, wurden die Frauen getestet: Langzeitgedächtnis, Kurzzeitgedächtnis, Aufmerksamkeit. Während der Diät wurden die Tests jede Woche wiederholt. Und es zeigte sich, dass die Frauen, die eine Woche lang keine Kohlenhydrate zu sich nahmen, am Ende dieser Woche deutlich schlechter bei den Gedächtnistests abschnitten als die Frauen in der zweiten Gruppe. Sie reagierten auch langsamer, und ihr visuelles und räumliches Gedächtnis, ihre Fähigkeit zum

Abschätzen von Entfernungen, zum Lösen eines Puzzles und anderer Aufgaben war schlechter. Nach der zweiten Woche, als schon wieder kleine Mengen Kohlenhydrate erlaubt waren, verbesserten sich die Leistungen wieder. Eine australische Studie mit 32 Frauen zeigt ebenfalls, dass Diäten Einfluss auf die Gedächtnisleistung haben. Zum Teil liegt das daran, dass man während einer Diät so viel ans Essen denkt und für wichtige Sachen (oder auch für so einfache Dinge wie die Schlüssel) keinen Platz mehr hat.

Im EatQ-Modus sollen Sie unbedingt genau so viel Kalorien zu sich nehmen, wie Ihr Gehirn und Ihr Körper brauchen, um richtig gut zu funktionieren. Die Menge ist abhängig von Ihrem Alter, Ihrem Geschlecht und Ihrer Aktivität. Hinweise dazu finden Sie beispielsweise auf medizinischen Internetportalen. Sie können auch einen Arzt oder Ernährungsberater fragen.

EatQ und die Lösung von Ernährungsproblemen

Sie können nicht aufhören zu knabbern? Sie möchten am liebsten aufgeben? Holen Sie sich Rat und Energie bei Ihrer Emotionalen Intelligenz und bei EatQ, um diese und andere häufige Probleme zu lösen.

Sie wollen aufhören zu knabbern, finden es aber schwierig, obwohl Sie wissen, dass Sie genug haben.

Nutzen Sie Ihre Impulskontrolle. Um das Knabbern zu stoppen, können Sie sich ein Auto vorstellen, das von 100 km/h zum Stehen kommt.

1. Stellen Sie sich vor, wie Sie in Ihrem Auto fahren. Schauen Sie auf Ihren Tacho.
2. Bleiben Sie bei diesem Bild und nehmen Sie den Fuß vom Gas, bis das Auto anhält.

3. Und jetzt übertragen Sie diesen Vorgang auf das Knabbern. Greifen Sie langsamer in die Chipstüte, nur noch einmal pro Minute, alle zwei Minuten und so weiter. Oder machen Sie längere Pausen zwischen den einzelnen Chips. Und irgendwann hören Sie ganz auf.

Sie denken sich, es ist doch sowieso alles egal.

Nutzen Sie Ihre Flexibilität. Wenn Sie sich beim Schwarz-Weiß-Denken ertappen, wenn Sie denken, Sie hätten es sowieso vermasselt oder Sie dürften auf keinen Fall vor 18 Uhr etwas essen, dann gehen Sie zum Yoga-Denken über: Strecken Sie Ihre Möglichkeiten. Nehmen wir zum Beispiel an, Sie hätten gern einen Milchshake. Und jetzt kommt das Yoga-Denken:

1. Suchen Sie sich die beiden äußersten Enden Ihrer Entscheidung. Normalerweise lauten sie:»Ich kann diesen Milchshake trinken« und »Ich kann diesen Milchshake nicht trinken«.
2. Stellen Sie sich diese beiden Gedanken als Endpunkte einer Linie vor.
3. Suchen Sie sich die Mitte auf dieser Linie, z.B.:»Ich trinke einen halben Milchshake.«
4. Stellen Sie weitere Punkte fest, z.B.:»Ich trinke zwei Drittel von diesem Milchshake.« Das erinnert Sie daran, dass Sie mehr Möglichkeiten haben als Ja und Nein.

Sie haben das Gefühl, Sie brauchen einen gesunden Ernährungsplan, wissen aber nicht, welchen Sie nehmen sollen.

Nutzen Sie Ihre Selbstwahrnehmung. Es gibt so viele gesunde Ernährungspläne mit so vielen verschiedenen Nahrungsmitteln, dass es Ihnen vielleicht wirklich schwerfällt, einen auszuwählen, der Ihren Vorlieben entspricht. Um den richtigen Plan zu finden, achten Sie auf sich selbst.

1. Legen Sie eine Liste von Nahrungsmitteln an, die Sie wirklich mögen.
2. Leben Sie eine zweite Liste mit Nahrungsmitteln an, die Ihnen nicht so wichtig sind.
3. Schauen Sie sich die beiden Listen an. Stellen Sie irgendwelche Muster fest? Wenn Sie Hähnchenfleisch lieben, ist ein vegetarischer Plan sicher nicht das Richtige für Sie. Wenn Sie Fisch mögen, ist eine mediterrane Ernährung vielleicht ganz attraktiv. Lassen Sie alle Pläne weg, die Ihren persönlichen Listen widersprechen.
4. Wenn Sie immer noch nicht sicher sind oder gesundheitliche Probleme haben, bitten Sie einen Ernährungsberater oder Ihren Arzt um eine Empfehlung.

Sie wollen aufgeben.

Nutzen Sie Ihre Motivation. Positive Selbstgespräche können Ihnen helfen weiterzumachen, wenn es schwierig wird. Wenn Sie feststellen, dass Ihre Selbstgespräche ins Negative abgleiten (»Was für ein Blödsinn! Ich kann das nicht!«), dann versuchen Sie es mit Sätzen, die Ihre Widerstandskraft stärken: Ihre Fähigkeit, mit Schwierigkeiten zurechtzukommen und wieder aufzustehen, wenn Sie hingefallen sind.

1. Erinnern Sie sich an wichtige Veränderungen, die Sie in Ihrem Leben durchgeführt haben. Haben Sie irgendwann mit dem Rauchen aufgehört? Über einen langen Zeitraum ein Trainingsprogramm durchgeführt? Eine Beziehung beendet, die nicht mehr gut für Sie war?
2. Um Ihre Widerstandskraft aufzubauen, reservieren Sie jeden Tag ein paar Minuten für positive Selbstgespräche, vor allem rund um die Mahlzeiten. Beispiele für solche positiven Selbstgespräche sind: »Ich kann das schaffen.« – »Veränderungen sind schwierig, aber gut.« – »Ich habe schon schwierige Sachen geschafft.«

Sie sind gereizt. Ihr Geist sagt: Das ist alles nicht fair!

Nutzen Sie Ihren Optimismus. Eine Veränderung des Essverhaltens ist nie einfach, aber Sie müssen unbedingt die Hoffnung aufrechterhalten, dass eine solche Veränderung möglich ist. Wenn Sie nicht an Veränderung glauben, tritt sie auch nicht ein. Um Ihren Optimismus zu stärken, versuchen Sie es mit einer Visualisierung.

1. Sorgen Sie für einen ruhigen Moment.
2. Schließen Sie die Augen und »sehen« Sie sich selbst, wie Sie mit den Veränderungen leben, die Sie jetzt vornehmen. Beispielsweise visualisieren Sie, wie Sie einen Keks aus der Tüte nehmen, die Tüte schließen und in den Schrank stellen und dann voller Selbstvertrauen weggehen.
3. Wiederholen Sie das mehrere Male am Tag, vor allem wenn Sie gereizt oder traurig sind. Wenn Sie diese Bilder in Ihr Gedächtnis einpflanzen, kann Ihnen das helfen, Ihr Gehirn auszutricksen. Das Bild in Ihrem Kopf sagt dem Gehirn, es hätte das alles schon einmal geschafft. Das macht es in der Zukunft einfacher.

Sie wollen ein kleines Stück essen, wissen aber nicht genau, wie klein ein »kleines Stück« eigentlich ist.

Nutzen Sie Ihre Selbstregulation. Essen Sie achtsam: langsam, jeden Bissen genießend, mit allen Sinnen. Wir werden in den nächsten Kapiteln noch ausführlicher über achtsames Essen sprechen.

Sie neigen dazu, mehr zu essen, wenn Sie in Gesellschaft sind.
Nutzen Sie Ihre sozialen Fähigkeiten.
1. Hören Sie auf, über Ihre Diät zu sprechen. Es macht den anderen sonst keinen Spaß, mit Ihnen zu essen. Außerdem fördert es das Schwarz-Weiß-Denken bei Ihren Begleitern: »Ach komm, genieß das Leben, iss noch ein Dessert. Heute lassen wir's uns mal so richtig gut gehen.«
2. Lenken Sie das Gespräch auf das Thema »Gesundes Essen«. Unterhalten Sie sich über Bio-Lebensmittel, Kochen und gute Restaurants. Diese kleine Veränderung in der Sprache (von den Dingen, die Sie nicht essen dürfen, zu den Dingen, die Sie essen sollten) wird auch die Gruppenerwartungen verändern.
3. Es heißt, man lernt am besten, wenn man unterrichtet. Also, suchen Sie sich einen Schüler und machen Sie sich an die Arbeit.

Der letzte Bissen

Wenn Sie die meiste Zeit Ihres Lebens im Diät-Modus verbracht haben, kann ich verstehen, warum es Ihnen so schwerfällt, die Hoffnung aufzugeben, dass die nächste Diät endlich funktionieren wird. Ich verstehe auch, dass es sich seltsam anfühlt, all die Glaubenssätze des Diät-Modus loszulassen: Kalorienzählen, Einsatz von Willenskraft und so weiter. Hat Ihr Geist beim Lesen dieses Kapitels Widerstand geleistet oder sind Sie schon dabei, das ganze Konzept von Diäten zu überdenken?

An dieser Stelle wäre es angebracht, sich zu öffnen und einen neuen Ansatz in Sachen Essen und Gewichtsmanagement auszuprobieren – den EatQ-Ansatz. Ich zitiere bei meinen Klienten oft einen Satz von Mark Twain, weil er so schön zusammenfasst, wie und warum Diäten zum emotionalen Hindernis werden: »Das Versprechen, etwas nicht zu tun, ist die sicherste Art, den Körper dazu zu bringen, dass er es unbedingt tun möchte.« So ist das mit Diäten. Wenn Sie sich etwas verbieten, bewegen Sie sich damit weg von Ihren Zielen, nicht näher an sie heran.

Die Freude am Essen gehört zu unserem Leben dazu. Zugleich birgt Essen aus Genuss auch Stolpersteine. Was es damit auf sich hat, werden wir im nächsten Kapitel betrachten.

Auf der Suche nach Vergnügen

»Sag mir, was du isst,
und ich sage dir, was du bist.«

Jean Anthelme Brillat-Savarin

Im Jahr 1825 eroberte ein außergewöhnliches Buch die kulinarische Welthauptstadt Paris im Sturm. Noch heute wird von Menschen, die das Kochen und Essen lieben, erwartet, dass sie es gelesen haben: *Physiologie des Geschmacks oder Betrachtungen über das höhere Tafelvergnügen.* Diese kluge Sammlung von Rezepten, historischen Hinweisen, Philosophie und persönlichen Überlegungen wird seit mehr als zweihundert Jahren immer wieder gedruckt.

Dabei war Brillat-Savarin, den man als einen der Begründer der Gastronomie bezeichnet, kein Profikoch, sondern ein Rechtsanwalt und Politiker. Sein Genie lag nicht im Zubereiten von Speisen, sondern im Genuss.

Gutes Essen soll man feiern und genießen, es ist für sich genommen schon ein Fest. Ein köstliches Abendessen am Sonntag, das Festessen an einem Feiertag oder Geburtstag, der Brunch mit Freunden – oft macht uns das Zusammensein mit Freunden und Verwandten ebenso viel Vergnügen wie das Essen selbst.

Aber ich frage mich, was Brillat-Savarin über die Freude am Essen sagen würde, wenn er heute lebte. Essen ist für unser Leben so wichtig wie Atmen. Aber nachdem wir heute nicht mehr jagen oder sammeln müssen, um essen zu können, da jegliche Nahrung sofort und in unmittelbarer Nähe zu haben ist, erleben wir nur noch selten das Vergnügen, echten körperlichen Hunger zu stillen.

- Ist Essen für Sie ein Ereignis – etwas Besonderes – oder eine Routine, ähnlich wie das Zähneputzen?
- Beziehen Sie Ihre Vergnügen am Essen aus der Menge oder der Qualität?
- Sind Ihre Essensentscheidungen normalerweise vom Bedürfnis nach Genuss getrieben oder vom Hunger?
- Wählen Sie normalerweise Essen aus, das schön aussieht, gut schmeckt und nahrhaft ist?
- Haben Sie bei angenehmem Essen das Gefühl, außer Kontrolle zu geraten, oder übertönt Ihr Wunsch nach Genuss beim Essen jede andere Überlegung?

Wir genießen das Essen nicht mehr, sondern es ist uns zur Gewohnheit geworden, der wir rund um die Uhr nachgeben.

Meine Hoffnung für alle meine Klienten und Leser ist, dass sie das Vergnügen wieder erleben, von dem Brillat-Savarin schrieb: ein Vergnügen, das weder in der Verleugnung noch in der Übertreibung wurzelt, sondern in bewusster Wertschätzung, in einem guten Gleichgewicht von Genuss und bewusster Entscheidung. In diesem Kapitel geht es um die Frage, welches Vergnügen für Sie beim Essen im Vordergrund steht. Sie werden auch lernen, warum Sie überhaupt zu Ihrem Vergnügen essen, wann Sie Entscheidungen treffen, die auf Genuss hinauslaufen, und wie Sie das Bedürfnis nach Essen zum Vergnügen zähmen – in einer Welt, die uns geradezu dazu nötigt.

Viele von Brillat-Savarins Ratschlägen zum vernünftigen Genuss von gutem Essen sind heute noch aktuell. Wenn er beispielsweise über die Gefahr spricht, zu viel Vergnügen am Essen zu haben – was man zu seiner Zeit als »Gourmandise«, als Völlerei, bezeichnete – dann sagt er: »Völlerei ist eine Art Urteil.«

Genau! Wenn es ums Essen geht, gründet sich das Vergnügen, das Sie dabei erleben, in Ihren eigenen Definitionen und Urteilen. Was die Forschung bis heute zu Brillat-Savarins intuitivem Verständnis hinzufügte, ist das Wissen darum, wie diese Urteile in unserem Gehirn entstehen – wie das Gehirn mit den Sinnen zusammenwirkt, um Entscheidungen zu treffen. Sie werden sehen, dass es dem Gehirn sehr schwerfällt, dem Vergnügen zu widerstehen. Aber wenn Sie ihre Emotionale Intelligenz einsetzen und eine achtsame Pause machen, dann können Sie Ihr Bedürfnis nach sofortiger Belohnung dämpfen und kurzfristiges Vergnügen gegen eine langfristige Lösung abwägen.

Unser Gehirn und die Fast-Food-Welt

Für uns ist Vergnügen gleichbedeutend mit einer schönen Mahlzeit oder einer Scheibe Bananencremetorte. Für Neurowissenschaftler ist es die bewusste oder unbewusste »Mag ich«-Reaktion des Gehirns auf eine Belohnung: Burger, Blätterteigtasche, Sex, illegale Drogen, Videospiele. Sie haben im Gehirn hedonistische Punkte und Bereiche ausgemacht (der Begriff kommt von dem griechischen Wort *hedone,* was so viel heißt wie »Vergnügen«). Wenn diese Punkte durch angenehme Reize stimuliert werden – und zu diesen Reizen gehört auch das Essen –, dann leuchten sie auf wie die Spielautomaten in Las Vegas.

Schon diese einfache Erklärung für die Entstehung von Vergnügen im Gehirn – und wir wissen noch lange nicht alles darüber – zeigt, dass das menschliche Gehirn zwar eine wunderbare, elegante Maschine ist, dass es aber den ständigen Reizen zum Essen, denen es in unserer heutigen Gesellschaft ausgesetzt ist, überhaupt nicht gewachsen ist.

Wer heute in den USA oder in einem anderen westlichen Land lebt, wird ständig von solchen Reizen überflutet. Coffeeshops und Fast-Food-Ketten sind überall zu finden. Wir leben in einer Umgebung, die gespickt ist mit »giftigem Essen«: überall ungesunde Nahrungsmittel, die zu jeder Tages- und Nachtzeit zu haben sind. Und dazu die ständige Medienbotschaft: Entspann dich, lass dich gehen, verwöhn dich.

Die Biologie des sinnlichen Vergnügens geht über das Thema dieses Buches weit hinaus, aber schon das bisschen Grundlagenwissen lässt nur einen Schluss zu: In unserer auf das Essen ausgerichteten Gesellschaft ist es außerordentlich schwierig – eine Heldentat, muss man fast sagen –, achtsam auf den Drang zum Vergnügen zu reagieren.

Eine Studie, die im *Journal of the American Dietetic Association* veröffentlicht wurde, führt Fettleibigkeit auf die Kontrolle des Gehirns über das Essverhalten in Reaktion auf Reize aus der Umgebung zurück. Selbst kluge, hoch motivierte Leute haben Schwierigkeiten, die verwirrende Vielfalt von sehr schmackhaften Nahrungsmitteln mit viel Zucker, Salz und Fett links liegen zu lassen, die zu jeder Zeit zu haben sind. Die Autoren der Studie haben drei verhaltensbiologische Prozesse identifiziert, die bei übermäßigem Essen eine Rolle spielen:

Essen als Belohnung. Das sogenannte mesolimbische Dopaminsystem (der »Belohnungszyklus«) steuert den Prozess, der uns Essen als Belohnung empfinden lässt. Dabei geht es um die Erfahrung, Vergnügen durch Essen zu erfahren, und um die Motivation, schmackhaftes Essen zu bekommen und zu verzehren. Menschen mit einer größeren Sensibilität für Belohnungen haben mehr Lust auf süßes und fettes Essen. Wenn solche Nahrungsmittel leicht erreichbar sind, führt das nur allzu schnell zu übermäßigem Essen und Gewichtszunahme.

Inhibitorische Kontrolle. Der präfrontale Cortex des Gehirns, in dem Selbstkontrolle, Planung und zielgerichtetes Verhalten angesiedelt sind, ist im Wesentlichen verantwortlich für die Fähigkeit, Nein zu sagen, trotz einer starken Motivation zum Essen. Die Forschung geht davon aus, dass ein spezieller Teil des präfrontalen Cortex, die sogenannte dorsolaterale Region, uns dabei hilft, »auf die Bremse zu treten« und einen Salat zu bestellen statt Pommes frites oder nach einer Kugel Eis aufzuhören.

Der Zeitfaktor. Menschen bevorzugen normalerweise eine sofortige Belohnung. Wenn wir also die Wahl haben zwischen einer unmittelbaren »Belohnung« wie ein Eis und dem Gewichtsverlust von einem Pfund pro Woche, dann entscheiden wir uns normalerweise für das Eis. Die Verbindung von Zeit und Gewicht wird über das Belohnungssystem und den präfrontalen Cortex hergestellt – also in derselben Region, in der auch die beiden anderen Prozesse angesiedelt sind.

WAS IST VERGNÜGEN?

Ob Sie gerade Ihr Lieblingseis genießen, Liebe machen oder durch ein Museum spazieren – Sie empfinden Vergnügen. Dieses Wort umschreibt ein weites Feld positiver geistiger Zustände: Genuss, Erfüllung, Ekstase – alles Dinge, die wir Menschen für erstrebenswert halten.

Das Faszinierende daran ist, dass nicht etwa das Eis, der Partner oder die Bilder das Vergnügen beinhalten. Vielmehr betonen bestimmte Teile unseres Gehirns die Empfindung, die durch den Reiz ausgelöst wird, sodass wir sie als angenehm registrieren, bewusst oder unbewusst.

In der Psychologie beschreibt das »Lustprinzip« das Vergnügen als positive Reaktion, die uns (wie übrigens alle Tiere) dazu motiviert, in der Zukunft eine Situation wiederherzustellen, die wir in der Vergangenheit als angenehm registriert haben. Und nach dieser Theorie, die von Sigmund Freud entwickelt wurde, sind alle Organismen gleichzeitig motiviert, Situationen zu vermeiden, die in der Vergangenheit Schmerz ausgelöst haben.

Die Erfahrung von Vergnügen ist subjektiv. In einer gegebenen Situation werden Sie, ich und ein Dritter unterschiedliche Arten und Grade von Vergnügen empfinden – oder auch gar keins. Allerdings ist bei manchen Reizen die Empfindung von Vergnügen wahrscheinlicher als bei anderen. Man geht davon aus, dass Vergnügen auch dabei hilft, die darwinschen Forderungen ans Überleben und die Fortpflanzung der Arten zu erfüllen. Mit anderen Worten: Wir haben Sex, weil es sich gut anfühlt, aber damit wird auch für den Fortbestand unserer Art gesorgt. Zum Glück fühlt es sich gut an zu essen, denn wir brauchen Essen, um zu überleben und zu funktionieren.

Natürlich sind einige Vergnügungen eher nicht so gesund. Einige Drogen zum Beispiel lösen im Gehirn Euphorie aus. Von Natur aus versuchen wir, dieses Gefühl wieder zu erleben, und das kann zu Abhängigkeit und Sucht führen.

Auf jeden Fall ist das Vergnügen, zu dem auch der Genuss von gutem Essen gehört, wichtig für unser Wohlergehen. Aber verwechseln Sie diesen speziellen Genuss nicht mit Essensgelüsten. Eine solche Regung ist ein intensiver Drang nach einem bestimmten Lebensmittel. Sie wollen nicht einfach Chips oder Schokolade, Sie wollen diese ganz bestimmten Chips mit dem Grillgeschmack oder eine Donauwelle von der Bäckerei an der Ecke. Nichts anderes würde sie jetzt zufriedenstellen. Das Bedürfnis nach angenehmem Essen hingegen bedeutet nur, dass Sie menschlich sind. Die EAT-Methode kann Ihnen helfen, dieses Bedürfnis zu managen, sodass Sie Genuss erleben *und* Ihren körperlichen Hunger stillen können.

Emotionale Intelligenz, Vergnügen und die Pausentaste

Ob Sie es glauben oder nicht: In Chicago, New York und Los Angeles gibt es auf der Straße Verkaufsautomaten für Cupcakes. Denken Sie mal einen Moment darüber nach. Wir leben in einer Welt, in der wir rund um die Uhr Cupcakes haben können. Wie kann Emotionale Intelligenz uns da noch helfen?

Die Antwort liegt in dem gemeinen Streich, den Walter Mischel den Vierjährigen mit den Marshmallows spielte. Viele Folgestudien mit denselben Kindern, die an der ersten Studie teilnahmen, zeigen uns, dass die guten Dinge bei denen landen, die warten können.

In der ersten Folgestudie, vierzehn Jahre nach Mischel, zeigte sich, dass die Kinder, die gegen den Tisch getreten und sich etwas vorgesungen hatten, statt das Marshmallow zu essen, emotional immer noch wesentlich besser zurechtkamen als diejenigen, die das Marshmallow sofort verschlungen hatten. Eine zweite Folgestudie, die 1990 veröffentlicht wurde, stellte eine Verbindung her zwischen der Fähigkeit, auf eine Belohnung zu warten, und besseren Testergebnissen beim SAT-Test – ein Test, der von Bewerbern an amerikanischen Hochschulen gefordert wird. Und die Studie aus dem Jahr 2000 zeigte, dass die widerstandsfähigen Vierjährigen mehr Selbstwertgefühl und eine höhere Stressresistenz besaßen.

2012 gab es noch eine weitere Folgestudie. Sie wurde in der Zeitschrift *Journal of Pediatrics* veröffentlicht. Darin zeigte sich, dass die Kinder, die auf ihr Marshmallow warten konnten, jetzt einen niedrigeren BMI hatten als die Kinder, die ihn sofort gegessen hatten. Für jede Minute, die sie der Versuchung widerstanden hatten, sank der BMI um 0,02 Prozent. Sie verstehen schon: Impulskontrolle ist eine gute Sache. Sie brauchen sie, um mit Ihrer Welt zurechtzukommen.

In Mischels ursprünglicher Studie kommt der Begriff »achtsame Pause« zwar nicht vor, aber Sie sehen sicher die Ähnlichkeiten zwischen dieser Strategie und denen, die die Kinder gelernt hatten, um dem Marshmallow zu widerstehen. Mischel riet ihnen zum Beispiel, sich vorzustellen, das Marshmallow wäre nur ein Bild mit einem Rahmen darum. Auf diese Weise sollte die Konzentration der Kinder vom sinnlichen Vergnügen reduziert werden, sodass der Teil des Gehirns, der das Essen vorausahnt, weniger stark angesprochen wurde. Er riet ihnen auch, sich vorzustellen, das Marshmallow wäre eine Wolke. Die Vorstellung, dass man eine Wolke schmeckt, also ein Objekt, über dessen Geschmack man nichts weiß, verringert den Drang zum Essen.

Weil im modernen Leben sofortige Belohnungen aber ständig vorkommen, fällt es uns schwer, uns die Zeit zur Selbstkontrolle zu nehmen. Dabei ist Selbstkontrolle, um mit Mischel zu sprechen, wirklich nur eine »strategische Ablenkung der Aufmerksamkeit«. Es gibt einen Riesenunterschied zwischen der Unterdrückung von Gedanken an ein Essen, das Sie gern haben wollen, und der strategischen Ablenkung Ihrer Aufmerksamkeit. Bei der Unterdrückung von Gedanken sagen Sie sich: »Denk nicht an Pizza!«, oder: »Ich werde diesen Schokokeks nicht essen.« Und die Forschung zeigt, dass diese Taktik nicht funktioniert. Wenn Sie Ihre Aufmerksamkeit strategisch ablenken, statt den Gedanken an Pizza zu unterdrücken, dann verändern Sie die Art, wie Sie denken. Mischel nennt das »Metacognition«: Nachdenken über den eigenen Denkprozess. Wenn Sie über ein Lebensmittel nachdenken, auf das Sie große Lust haben, dann beschäftigt sich Ihr Geist damit, wie gut es schmecken wird, und schon wächst die Lust. Versuchen Sie stattdessen, sich mit einer der beruhigenden

Strategien abzulenken, die Sie in Kapitel 2 kennengelernt haben, oder einem der Werkzeuge aus Kapitel 10. Oder denken Sie über Ihre Gedanken nach: »Ich bin wirklich total besessen von dem Gedanken an Pizza. Warum eigentlich?« Was auch immer Sie tun, es ist mit größter Wahrscheinlichkeit besser als der Versuch, einfach Nein zu sagen.

DAS WARTESPIEL

Wenn Vierjährige mentale Tricks anwenden können, um auf eine Belohnung zu warten, dann können Sie das auch. Eine meiner Klientinnen erzählte mir zum Beispiel, dass sie eine bestimmte Art von Graham-Keksen liebt, die unten mit Schokolade bestrichen sind, während oben nur ein paar Schokoladenstreifen darüberziehen. Nun erinnern sie die Streifen auf dem Keks an quergestreifte Shirts, die sie nicht trägt, weil sie glaubt, dass sie darin dick aussieht. Wenn Sie also auf die Streifen auf den Keksen schaut, dann kühlt die mentale Verbindung mit den Streifen auf dem Shirt ihr Verlangen augenblicklich ab. Was für ein schöner mentaler Trick! Ich bin sicher, Sie finden ähnliche Verbindungen, die bei Ihnen ebenfalls funktionieren.

Eine der besten Arten, auf eine Belohnung zu warten – und damit die eigene Impulskontrolle zu verbessern –, besteht darin, sie in den Alltag einzubauen. Wenn Sie mit dem Bus oder mit der U-Bahn zur Arbeit fahren, lesen Sie Ihre Zeitung auf dem Heimweg statt auf dem Hinweg. Oder nehmen Sie Ihre schwierigste Aufgabe des Tages gleich als erste in Angriff. Und wenn Sie damit fertig sind, belohnen Sie sich mit einem vergnüglichen Computerspiel, statt erst mal eine Runde zu spielen, weil Ihnen eben danach zumute ist. Je mehr Sie sich im Warten üben, desto leichter fällt es Ihnen.

Beim nächsten Mal, wenn Sie Lust auf etwas zu essen haben, verpflichten Sie sich, eine Weile darauf zu warten – versuchen Sie es für den Anfang mal mit einer oder mit fünf Minuten. In der ersten Mischel-Studie sangen die Kinder oder spielten mit einem Spielzeug. Erwachsene »Ablenkungen« könnten sein: ein Kreuzworträtsel lösen, eine E-Mail schreiben und abschicken, den Müll wegbringen. Aber Vorsicht: Bevor Sie mit Ihrer Ablenkung anfangen, sorgen Sie dafür, dass nichts Essbares in der Nähe ist. Sie wollen die Wirksamkeit des Tricks doch nicht infrage stellen, indem Sie vor sich hin knabbern, ohne es überhaupt zu merken. Gut. Und wenn Sie die fünf Minuten überstanden haben, dann entschließen Sie sich, noch ein paar Minuten zu warten – zwei, drei oder noch mal fünf.

Wenn das Essen, auf das Sie so große Lust haben, in Ihrer Nähe ist (zum Beispiel das Eis Ihres Partners im Gefrierschrank), dann nehmen Sie sich ein Beispiel an Mischels Studie: Stellen Sie sich vor, es wäre nur ein Bild mit einem Rahmen darum, stellen Sie sich vor, es wäre gar kein Essen. Und denken Sie daran: Sie leisten keinen Widerstand, Sie beschäftigen Ihren Geist mit einer »strategischen Ablenkung der Aufmerksamkeit«. Mit anderen Worten, Sie richten Ihre Gedanken weg von dem sinnlichen Vergnügen, das Ihnen das Essen bereiten würde, und hin zu Gedanken, die Ihnen beim Warten helfen.

EatQ: Das Streben nach gesundem Vergnügen

Eine meiner Klientinnen, ich nenne sie Kelly, hat mir vor Kurzem eine Geschichte über ihren berühmten gestürzten Kirsch-Ananas-Kuchen erzählt. Wenn sie diesen Kuchen in die Arbeit mitbringt, ist er nach ein paar Minuten weg.

Eines Tages kam Kelly ins Büro einer Kollegin, die dort saß und den Guss von der Alufolie ableckte, mit der der Kuchen abgedeckt worden war. Sie hatte sie sich mitsamt den zwei letzten Stücken geschnappt und alles verputzt. Vermutlich schwelgte das Gehirn der Kollegin in diesem Moment in Wohlfühl-Dopamin, wie es freigesetzt wird, wenn wir süßes, fettes Essen zu uns nehmen. Und es fiel ihr sichtlich schwer, dieser Versuchung zu widerstehen: die zwei Stücke und die Tatsache, dass sie sie sofort verputzt hatte, sprach Bände.

Mir gefällt diese Geschichte sehr. Wer von uns ist nicht schon mal in dieser Lage gewesen? Aber Kellys Kollegin hätte mithilfe der EAT-Methode das Vergnügen, das sie suchte, auf eine gesündere Weise finden können. Oder sie hätte jedenfalls nach einem Stück aufhören können.

Kelly selbst legte zum Beispiel eine achtsame Pause ein, um die ersten Anzeichen der Lust auf angenehmes Essen zu spüren. Ihre Kollegin hatte diese Anzeichen vermutlich ausgeblendet, bis sie einfach zu stark wurden. Das Empfinden von Vergnügen kann auch heißen, dass Sie erst einmal herausfinden, welche Sorten Lebensmittel Ihnen eigentlich Vergnügen bereiten: Eiscreme? Toast mit Zimt? Hummus? Steak?

Denken Sie daran: Es ist vollkommen in Ordnung, dass Sie etwas essen wollen, was Ihnen Vergnügen bereitet. (Ich frage mich, ob Kellys Kollegin das wusste; ich vermute, sie wusste es nicht.) Aber es ist auch wichtig, noch einen Schritt weiterzugehen: zu unterscheiden, welche Botschaft hinter diesem Wollen liegt. Wie Sie sich in diesem Moment fühlen. Sind Sie gestresst? Langweilen Sie sich? Sind Sie unglücklich, entspannt, was auch immer? Wie fühlen Sie sich? Nehmen Sie sich die Zeit, runterzukommen und wirklich darüber nachzudenken.

Sobald Sie Ihrem Geist Raum für eine Entscheidung gegeben haben, werden Sie sich mit einem gesteigerten EatQ gelegentlich dazu entschließen, das angenehme Essen achtsam zu genießen, und manchmal werden Sie den Gedanken daran wieder loslassen. Das ist der Witz daran, wenn Sie lernen, kurzfristige und langfristige Ergebnisse vorauszudenken.

Und ich verspreche Ihnen, Sie werden das lernen. Für den Moment wollen wir erst einmal Ihre Haltungen, Gefühle und Glaubenssätze erforschen, die damit zu tun haben, ob es in Ordnung ist, angenehmes Essen zu genießen, oder ob es nicht in Ordnung ist. Denn letztlich läuft alles auf drei Entscheidungsmöglichkeiten hinaus: Verzicht, Schlemmerei oder das Finden und Erhalten einer gesunden Balance.

Die Geschichte vom Fallschirmspringer-Feinschmecker

Das Vergnügen am Essen ist eine vorübergehende Sache, es kommt und geht. Und genauso wichtig ist: Es verändert sich. Deshalb liegt das Vergnügen am Essen nicht unbedingt in dem, was Sie essen, sondern in Ihrem Verhältnis dazu.

Das habe ich besonders deutlich gesehen, als einer meiner Klienten, ein wohlhabender, einflussreicher Manager, beim Fallschirmspringen einen Unfall hatte. Glücklicherweise überlebte er den Unfall mit ein paar Beulen und Schrammen und einem gebrochenen Arm, aber er verlor eben auch ein paar Zähne dabei und renkte sich den Kiefer aus.

Entgegen meiner Erwartung war er nicht besonders traumatisiert, sondern durchaus bereit, es wieder mit dem Fallschirmspringen zu versuchen, sobald es ihm der Arzt erlaubte. Aber er schien trotzdem unter leichten depressiven Verstimmungen zu leiden.

Es dauerte nicht lange, dann begannen sich seine Sitzungen um das Thema Essen zu drehen. Ich war überrascht festzustellen, dass wir viel über die Veränderung seiner Empfindung von Vergnügen sprachen. Er teilte Brillat-Savarins Leidenschaft für gutes Essen. Für diesen hingebungsvollen Feinschmecker, der sich gern in ausgesuchten Restaurants mit exquisiter Küche aufhielt, ging es beim Essen nicht nur um die Ernährung, sondern ums Vergnügen. Und von einem Tag auf den anderen hatte sich sein Erleben beim Essen dramatisch verändert – daher seine Depression.

Wegen der Schmerzen konnte er nicht richtig kauen. Eine Zeit lang fürchtete er sich richtig vor dem Essen, weil es zu einer Quelle des Schmerzes geworden war, nicht der Freude. Er sprach ausführlich von den Lebensmitteln, die er vermisste, und davon, dass er keine Lust mehr hatte, sich mit Freunden zum Essen zu verabreden: »Warum sollte ich das tun? Ich kann es doch sowieso nicht genießen.« Dass er dabei abnahm, kümmerte ihn nicht im Geringsten. Vor dem Unfall war er deutlich übergewichtig gewesen, und er hätte erhebliche gesundheitliche Risiken in Kauf genommen, wenn er weiter so gegessen hätte wie bisher. Ein Gutes hatte die Quälerei für ihn jedoch: Nachdem er mit seiner Behinderung nicht mehr so essen konnte wie früher, erkannte er, wie sehr das Essen sein Leben bestimmt hatte. Und er musste sich mit der Tatsache abfinden, dass er fast immer nur zum Vergnügen gegessen hatte.

Wir mussten erst die Verzweiflung seiner Verlusterfahrung durcharbeiten – seine größte Freude im Leben war ihm genommen worden. Dann konzentrierten wir uns darauf, neue Freuden zu finden. Seine Liebe zum Fallschirmspringen zeigte schon, dass er Dinge mochte, die ihm einen Adrenalinschub gaben. Vielleicht hatte er das Essen deshalb so geliebt, denn beide Erfahrungen, das Fliegen durch die Luft und das Essen eines genialen Desserts, schenkten ihm ein unmittelbares, kurzfristiges Hochgefühl.

Als sein Kiefer geheilt war, versuchte er, zu seinen früheren Lieblingsgerichten zurückzukehren, und stellte schockiert fest, wie fett und schwer viele davon waren. Zu seiner eigenen Überraschung konnte er sie nicht mehr genießen. Er entwickelte eine ganz neue Freude an gesünderem Essen – Süßkartoffelpüree, Gnocchi mit Artischocken und weißen Bohnen, geschmortes Fleisch (das seinem Kiefer viel besser bekam). Er hatte immer noch Freude am Essen, aber er aß jetzt bewusster. Aus der Not heraus folgte er Brillat-Savarins Aphorismus: Essen hatte für ihn jetzt etwas mit Urteilsvermögen zu tun.

Und ich habe von meinem fallschirmspringenden Feinschmecker auch etwas gelernt: Unsere Wahrnehmungen von Vergnügen sind nicht festgefügt, sie können sich verändern, wenn sich die Umstände und unsere Denkweise verändern. Wenn Sie das Gefühl haben, nur ganz bestimmte Lebensmittel würden Ihnen Befriedigung verschaffen, dann verpassen Sie vielleicht etwas.

Die EAT-Methode auf der Suche nach Vergnügen

Essen als Vergnügen	Essen als Vergnügen
Auslöser belohnen Zentren im Gehirn; steigendes Vergnügen und gute Gefühle	Auslöser belohnen Zentren im Gehirn; steigendes Vergnügen und gute Gefühle
Reaktion	**Reaktion**
Verlangen nach längerer Dauer oder Steigerung positiver Gefühle	Verlangen nach längerer Dauer oder Steigerung positiver Gefühle
Emotionale Entscheidung	**EatQ/Achtsame Pause**
übermäßiges Essen; weiteressen über die Sättigung hinaus	Abwägen langfristiger und kurzfristiger Freuden und Folgen; Loslassen der Gefühle

Essen als Vergnügen beginnt im Gehirn, aber man kann es auch übertreiben. Wenn Sie eine achtsame Pause einlegen, sind Sie in der Lage, sich so stark abzubremsen, dass Sie kurzfristige Freuden (verführerisches Essen) gegen langfristige Ziele (Abnehmen oder Gewicht halten) abwägen können.

Einsichtsvolle Entscheidung

Auswahl mit der EAT-Methode

Sind Sie ein Verzichter, ein Fünfer oder ein Schlemmer?

Journalisten bitten mich oft um Tipps in Sachen emotionales Essen. Eine ihrer häufigsten Fragen lautet: »Darf man Essen überhaupt noch genießen?« Ich antworte darauf mit einem lauten JA. Natürlich darf man, es ist mehr als in Ordnung, sein Essen zu genießen. Man muss das sogar tun, um zu einsichtsvollen Entscheidungen zu kommen.

Damit Sie die Gründe besser verstehen, will ich Ihnen die folgende Studie der University of California in San Diego vorstellen. Sie hat sich mit Schokolade beschäftigt, mit einem Lebensmittel also, das viele Menschen für das angenehmste auf der ganzen Erde halten.

Bei dieser Studie wurden die Essgewohnheiten von fast 1000 gesunden Erwachsenen untersucht, und es wurde festgestellt, dass diejenigen, die mehr als zweimal in der Woche Schokolade aßen – zweimal entsprach etwa dem Durchschnitt –, einen niedrigeren BMI hatten als die Leute, die weniger oft Schokolade zu sich nahmen. Und dies, obwohl die Teilnehmer mit dem höheren Schokoladenkonsum nicht etwa weniger Kalorien aßen (tatsächlich aßen sie mehr) oder mehr Sport trieben. Tatsächlich konnten die Forscher kein Verhaltensmerkmal finden, das das Ergebnis erklärte.

Sie schlossen deshalb, die Kalorien in der Schokolade würden wohl von anderen Ernährungsbestandteilen aufgewogen, die den Stoffwechsel ankurbelten. Aber konnte das wahr sein? Ich weiß es nicht, und Sie wissen es auch nicht, aber als ich die Studie las, entwickelte sich in meinem Kopf eine eigene Theorie: Könnte es sein, dass die regelmäßigen Schokoladenesser deshalb dünner waren, weil sie entspannter an das Thema Essen herangingen – also genau die Haltung einnahmen, die Leute mit einem hohen EatQ zeigen?

Ich wandte die Ergebnisse dieser Studie auf diejenigen unter meinen Klienten an, die um des Vergnügens willen essen, und teilte sie in drei Kategorien ein:

Die Verzichter. Sie machen Diät, essen keine Schokolade und keine anderen genussreichen Lebensmittel und bekämpfen ihre Lust darauf. In der eben zitierten Studie hatten diese Leute einen höheren BMI als der Durchschnitt.

Die Fünfer. In der Studie aßen diese Leute mindestens fünf Stücke Schokolade pro Woche. Sie haben gelernt, Lebensmittel, die sie gern mögen (beispielsweise Schokolade), in ihre Ernährung zu integrieren, ohne sofort eine Schlemmerorgie daraus zu machen.

Die Schlemmer. Sie essen Schokolade bis zum Abwinken. In der Studie kamen sie gar nicht vor, aber wir wissen, dass es eine Reihe von Menschen gibt, die sich mit Süßigkeiten vollstopfen. Als Faustregel könnte gelten, dass diejenigen dazugehören, die mehr als einmal am Tag Schokolade essen. Ich würde vermuten, dass die Teilnehmer der Studie, die sich Schokolade verboten und dann irgendwann ausrasteten, emotionale Esser waren. Kritiker der Studie sagen, die Teilnehmer mit dem höheren Gewicht hätten ihren Schokoladenkonsum vielleicht nicht korrekt angegeben. Weil es gesellschaftlich nicht akzeptiert sei, so viel Schokolade zu essen, hätten sie untertrieben, um besser dazustehen. Andere Forscher gehen eher davon aus, dass Verzicht und Unterdrückung von Gedanken an Schokolade dazu führen, dass man noch mehr Lust darauf bekommt.

Zu welcher Kategorie gehören Sie? Es könnte nämlich durchaus sein, dass eine entspanntere Haltung gegenüber genussreichem Essen Auswirkungen auf Ihr Gewicht hat.

Menschen mit einem hohen EatQ kann man als Fünfer bezeichnen. Sie verstehen das Bedürfnis nach solcherart Nahrung und managen oder strukturieren es, zum Beispiel indem sie eine eigene Art von achtsamer Pause einlegen.

Dagegen haben Menschen mit einem niedrigen EatQ Schwierigkeiten, ihr Essen zum Vergnügen zu steuern. Sie versagen sich entweder dieses Vergnügen (Verzicht) oder übertreiben (Schlemmer). Wie auch immer: Wenn Sie beim Essen nicht achtsam sind, kann es sich schnell in eine Welle des Vergnügens verwandeln, die von Missvergnügen verfolgt wird. Je mehr angenehmes Essen Sie zu sich nehmen, desto mehr gewöhnen Sie sich daran und desto weniger angenehm erscheint es Ihnen. Oder im Gegenteil, desto mehr verlangen Sie danach.

TEST: SUCHEN ODER MEIDEN SIE DAS VERGNÜGEN?

Versuchen Sie das natürliche menschliche Bedürfnis nach Vergnügen zu meiden oder fühlen Sie sich davon getrieben? Wie sehr beeinflusst das Streben nach Vergnügen die Entscheidung, was Sie sich auf den Teller legen? Mit diesem einfachen Test finden Sie es heraus.

1. Sie müssen einen wichtigen Termin einhalten und ein Projekt bis morgen früh um acht Uhr abliefern. Es ist Zeit zum Abendessen, und Sie haben richtig Hunger. Was tun Sie?

a. Sie lassen das Abendessen weg – keine Zeit.

b. Sie essen einen schnellen Hotdog oder eine Handvoll Kekse oder Brezeln. Sie brauchen etwas, um die Zeit zu überstehen, da spielt es keine große Rolle, was es ist.

c. Sie machen sich ein paar Reste warm und essen beim Arbeiten ein Brownie.

d. Sie legen das Projekt zur Seite und bestellen sich etwas richtig Üppiges. Oder Sie kochen sich etwas – um ein bisschen Gemüse für einen Salat zu schneiden oder eine Soße zu köcheln, ist immer Zeit. Wie soll man denn kreativ sein, wenn man keinen Spaß am Essen hat?

2. Wie gehen Sie mit Essensgelüsten um?

a. Sie ignorieren sie.

b. Sie befriedigen sie und machen weiter.

c. Sie denken ständig darüber nach, geben nach, befriedigen sie und essen mehr, als Sie eigentlich wollten.

d. Sie geben nach und hören dann nicht mehr auf. Manchmal können Sie es einfach nicht stoppen.

3. Sie kommen in eine Bäckerei, um Brot zu kaufen. Da holt die Verkäuferin gerade ein Blech mit Zimtschnecken aus dem Ofen – ihr Lieblingsessen überhaupt. Welcher Gedanke könnte Sie dazu überreden, eine zu essen?

a. Kommt überhaupt nicht infrage, du bist auf Diät.

b. Die duften ja himmlisch. Und dieser saftige Zuckerguss! Frisch aus dem Ofen, sie werden dir im Mund zergehen.

c. Warum denn nicht? Kauf dir eine und genieße sie.

d. Wenn es um Zimtschnecken geht, gibt es keine Gedanken in Ihrem Kopf. Sie kaufen eine Tüte voll und essen so lange, bis Ihnen übel wird.

4. Wie oft neigen Sie dazu, aus purem Vergnügen zu essen?

a. Selten. Solange Sie keinen Hunger haben, ist alles gut.

b. Gelegentlich. Es gibt ein paar Dinge, die Sie sehr mögen, aber Sie machen keine Umwege, um sie zu bekommen. Außerdem sind diese Dinge ziemlich teuer.

c. Ein paarmal in der Woche. Wenn Sie merken, dass Sie
Lust auf etwas Leckeres haben, gönnen Sie es sich.

d. Ständig. Sie brauchen bei jeder Mahlzeit und bei jedem
Snack etwas Leckeres.

5. Schokolade ist für Sie ...

a. ... etwas, was Sie nicht essen.

b. ... ein Vergnügen, das Sie sich alle halbe Jahr mal
gönnen, an Feiertagen und Geburtstagen, sonst lässt sie
Sie eher kalt.

c. ... eine Lebensnotwendigkeit. Sie kaufen sich eine
Schachtel oder Tüte Ihrer Lieblingssorte, die etwa einen
Monat vorhält – für Augenblicke, in denen Sie sich
verwöhnen wollen.

d. ... das, was Kryptonit für Superman ist – Ihre einzige
Schwäche. Wenn Sie den Geschmack auf der Zunge
haben, vergessen Sie alle guten Vorsätze.

6. Wenn Sie eine Zwischenmahlzeit brauchen, was suchen
Sie sich aus?

a. Was gerade da ist. Um Ihren Hunger zu stillen, nehmen
Sie, was Sie kriegen können.

b. Etwas Gesundes und Schnelles, zum Beispiel eine
Möhre oder einen einfachen Keksriegel.

c. Etwas Befriedigendes, aber keine Schokolade, weil Sie
zu viel Lust auf mehr macht.

d. Schokolade, etwas Salziges oder Fettes – irgendetwas,
was Ihre Geschmacksnerven zum Tanzen bringt.

7. Wann suchen Sie sich am ehesten etwas besonders
Leckeres?

a. Das tun Sie nicht. Sie wissen, dass Sie ungeheure
Schuldgefühle bekommen, wenn Sie sich mit Ihrem
Lieblingsessen verwöhnen.

b. Wenn Sie frustriert sind. Dann streifen Sie durch die
Küche und schauen in alle Schränke.

c. Wenn Sie in einer gewissen Stimmung sind, beispielsweise unter Stress. Dann bringt genussreiches Essen Sie schnell wieder nach vorn.

d. Wenn Sie wach sind. Unabhängig von Ihrer Stimmung brauchen Sie einfach immer etwas Kräftiges, Köstliches.

8. Stellen Sie sich vor, Sie bestellen von einer Speisekarte. In welcher Reihenfolge sind die vier Kriterien wichtig für Sie?

a. Gesundheit. Ein Gericht mag köstlich schmecken, aber in Wirklichkeit suchen Sie nach dem vollwertigsten Essen.

b. Menge oder Portionsgröße. Sie wollen richtig satt werden.

c. Befriedigung auf allen Ebenen. Sie fragen sich, wie sättigend und angenehm das Essen für Ihren Gaumen sein wird.

d. Geschmack. Sie bevorzugen erstaunliche, komplexe Geschmacksrichtungen, unabhängig von der Kalorienzahl.

Auswertung

Geben Sie sich 0 Punkte für jede a-Antwort, 1 Punkt für jede b-Antwort, 2 Punkte für jede c-Antwort und 3 Punkte für jede d-Antwort.

0-8 Punkte: Verzichter. Für Sie ist Essen eine Notwendigkeit. Könnte es sein, dass Sie sich vor dem Vergnügen verstecken? Vielleicht sollten Sie Ihr Essen etwas mehr und achtsamer genießen. Wenn es Ihnen so ganz und gar gleichgültig ist, was Sie essen, kann das ebenso gefährlich sein wie jedes Zuviel. Und wenn Sie nicht auf Ihr Essen achten, wird es Ihnen schwerfallen, das richtige Gleichgewicht zu finden.

9-16 Punkte: Fünfer. Sie begrüßen Genuss in Ihrem Leben und arbeiten vielleicht daran, ihn auf gute Weise wahrzunehmen. Es ist oft eine Gratwanderung, gutes Essen zu würdigen, ohne es zu übertreiben. Ihre Herausforderung könnte darin liegen, weiterhin nach diesem Gleichgewicht zu streben. Der EatQ-Ansatz wird Ihnen helfen zu verstehen, was Ihnen wirklich Freude macht und ob sinnliche Reize und Emotionen Sie dazu bringen, sich mehr oder eher weniger angenehmes Essen zu wünschen.

17-24 Punkte: Schlemmer. Sie sind ein eingefleischter Genussmensch. Viele Ihrer Entscheidungen sind wohl von dem Verlangen nach Lebensmitteln getrieben, die Ihre Geschmacksnerven reizen, und sei es nur für kurze Zeit. Vermutlich verlieren Sie vollkommen die Kontrolle, wenn Sie Süßigkeiten oder andere besonders wohlschmeckende Sachen essen. Wenn das vertraut klingt, sollten Sie sich den Werkzeugen in Kapitel 11 zuwenden, die Ihnen helfen können, sich beim Essen zu mäßigen.

Verbinden Sie Essensgenüsse mit der Vergangenheit, Gegenwart oder Zukunft?

Welche Art von Essen aus der folgenden Liste bringt etwas in Ihnen zum Klingen?

a. Tröstliches Essen: der berühmte Schmortopf Ihrer Mama oder echter Kartoffelbrei mit Butter – zu einem Festessen.
b. Dekadentes Essen mit komplexem Geschmack: Spaghetti Puttanesca, Fleisch mit Balsamessig, braunem Zucker und Chilisoße oder ein üppiger Schokoladenkuchen mit einer zarten Mousse und Schlagsahne.
c. Ein Essen in Ihrem Lieblingsrestaurant, wo Sie lange im Voraus reservieren müssen. Sie wissen schon im Voraus, dass Sie es genießen werden. Sie können sich schon vorstellen, was Sie bestellen werden. Sie sehen das ganze Menü vor sich …

Ich frage das, weil es noch eine andere Art gibt, die Rolle von genussreichem Essen in Ihrem Leben zu bestimmen: die Frage nämlich, ob Sie solches Essen mit der Vergangenheit, der Gegenwart oder der Zukunft verbinden. Wenn Sie sich wirklich darauf einstimmen, *warum* ein bestimmtes Essen Ihnen so viel Vergnügen bereitet, dann können Sie auf diesen Sog auch auf achtsame Weise reagieren. Denken Sie an Ihre Lieblingsessen. Haben Sie etwas gemeinsam, was sie so köstlich macht? Einen bestimmten Geschmack (süß, salzig), eine bestimmte Textur (sahnig, knusprig)? Sind sie mit starken, sehr spezifischen Erinnerungen verbunden? Oder ist das Beste an einer solchen Mahlzeit die Planung? Denken Sie darüber nach, während Sie die nächsten Abschnitte lesen. In denen geht es nämlich um die drei Typen von Essern zum Vergnügen: Vergangenheit, Gegenwart oder Zukunft – und um maßgeschneiderte Ratschläge für alle drei.

Essen aus der Erinnerung

Ihre Lieblingsessen sind mit einer Erinnerung verbunden – sie rufen freudige Erlebnisse aus Ihrer Vergangenheit wach. Die Erinnerung an ein Essen, das sich in der Vergangenheit gut oder tröstlich anfühlte, ist in Ihrer Amygdala gespeichert, dem Teil des Gehirns, der sich hauptsächlich damit beschäftigt, emotionale Reaktionen zu verarbeiten und zu speichern.

DER DREI-MINUTEN-SCHOKOLADEN-TRICK

Ich bin sicher, Sie haben nach einem stressigen Tag auch schon mal diesen Gedanken gehabt:»Schokolade würde alles besser machen.« Und Sie haben recht. Mit Schokolade fühlen wir uns besser ... eine Zeit lang. Aber wissen Sie, wie lange?
Drei Minuten. Ja, es ist leider wahr, Forscher haben es gemessen. Und außerdem ist die Fähigkeit der Schokolade, unsere Stimmung aufzuhellen, abhängig von ihrer Qualität.
In einer Studie, die in der Zeitschrift *Appetite* veröffentlicht wurde, bekamen 113 normalgewichtige Teilnehmer, alle in schlechter Stimmung, verschiedene Arten von Schokolade: gute (wohlschmeckende) und weniger gute. Nur die gute

Schokolade hatte einen Einfluss auf die schlechte Laune. Die Forscher vermuteten, dass der kurze Effekt der schmackhaften Schokolade auf die Stimmung tatsächlich von der sinnlichen Freude ausging, also vom Geschmack auf der Zunge und von den emotionalen Assoziationen der Teilnehmer mit Schokolade (schöne Erinnerungen). Dass die Schokolade tatsächlich nur drei Minuten lang die Chemie im Gehirn beeinflussen konnte, ist unwahrscheinlich. Im Allgemeinen brauchen echte physiologische Veränderungen bis zu einer Stunde, bis sie abklingen. Die Botschaft ist einfach: Wenn Sie sich mit Schokolade verwöhnen wollen, dann sollten Sie ein kleines Stück von der besten zu sich nehmen, die Sie finden können: kräftige, dunkle Edelschokolade und keine billige Massenware. Wenn das Vergnügen schon nur drei Minuten dauert, dann machen Sie das Beste draus!

Meine Klientin Emma, Professorin an einer kleinen geisteswissenschaftlichen Fakultät und Mutter, hatte sehr mit ihren Gelüsten zu kämpfen. Sie schienen sich von denen ihrer Kollegen ziemlich zu unterscheiden. Während diese sich im Sekretariat aus der Bonbondose bedienten oder darüber Witze machten, wie viele Plätzchen sie während der Feiertage gegessen hatten, waren ihre Essensgelüste ausgefallener. Sie verstand überhaupt nicht, warum sie nicht abnahm. Süßigkeiten rührte sie nicht an, und ein oder zwei Plätzchen reichten ihr vollkommen. Warum waren ihre Gelüste so anders, fragte sie sich.

Eines Tages stellte ich ihr die Frage nach dem Vergnügen. Nach einer Weile sagte sie, dass sie Sachen mochte, die ihr »Fleisch auf die Knochen brachten«.

Hmm. »Hat das früher jemand gesagt?«, fragte ich. »Vielleicht Ihre Mama oder Ihr Papa?«

Sie lächelte. »Ja.« Die Mahlzeiten bei ihr zu Hause waren Ereignisse gewesen, keine Alltagsaufgaben, erklärte sie. Sie war mit einer Mutter aufgewachsen, die immer eine Schürze trug, in den Südstaaten, wo Hähnchen und Knödel und Artischockengrün in Speck ein ganz alltägliches Essen waren.

Tröstliches Essen spricht die emotionalen Teile des Gehirns an, Ihre Erinnerungen. Für Emma stellten die Gerichte, auf die sie Lust hatte, emotionale Verbindungen zu ihrer Vergangenheit her. Sie umfassten die Bilder, Gerüche und Geschmäcker ihrer Kindheit, sie brachten sie zurück zu ihrer Mutter, die sie schrecklich vermisste, zurück zum Tempo und Lebensstil der Südstaaten. Bei ihren Yankee-Kollegen aus dem Norden der USA fühlte sie sich immer noch fremd. Und wenn sie Stress hatte oder sich ganz besonders fremd fühlte, dann schien dieses tröstliche Essen geradezu nach ihr zu schreien.

Die Steigerung ihres EatQ bedeutete nicht, dass sie diese tröstlichen Gerichte ganz aus ihrem Leben verbannte. Hähnchen und Klöße schmeckten nach zu Hause, und ihre Seele atmete auf, wenn sie sie kochte. Es ging nur darum, sich darauf einzustimmen, was ihr Verlangen nach diesen Gerichten auslöste. Indem sie diese Gefühle verstand und sich nicht mehr auf das Essen konzentrierte, veränderte sich etwas ganz Entscheidendes. Sie begann zu sehen, wann sie sich besonders fremd fühlte, und konnte sich dann auf andere Formen des Trostes und der Freude einlassen.

TIPP FÜR ERINNERUNGS-ESSER

Wenn das Verlangen nach einem klassischen Trost-Essen sich meldet, drücken Sie die Pausentaste. Dann werfen Sie einen kurzen Blick hinter das Verlangen (siehe Kapitel 2, Werkzeug 4 zum Ruhigbleiben). Beides kann Ihnen helfen, mit den Gefühlen in Kontakt zu kommen, die das Verlangen auslösen. Ist es die Sehnsucht nach vergangenen glücklichen Tagen? Oder ist es das Unbehagen an einer bestimmten Beziehung oder Situation, der Wunsch nach der Rückkehr in eine glücklichere, einfachere Zeit?

Wenn Sie die Antwort haben, bleiben Sie noch eine ganze Minute ruhig sitzen. Dann versuchen Sie es mit einer Übung zum Stressabbau, z.B. mit den Werkzeugen zur Beruhigung aus Kapitel 2.

Der Hier-und-Jetzt-Esser

Ihre Lieblingsgerichte haben eine sinnliche Komponente – nicht nur im Geschmack, sondern auch in der Textur und in der Vielfalt. Als ich Jonathan, einen dreißigjährigen Verkäufer, fragte, was für Essen er am liebsten hatte, gab er mir eine lange Liste mit ganz klaren Merkmalen: knuspriges, salziges Essen; bestimmte Arten von Süßigkeiten (schwarzes Lakritz); Kombinationen von scharf und süß (gut gewürzte Spareribs zum Beispiel) und süß und salzig (süße Erdnüsse). Der Geschmack eines Gerichts war das Allerwichtigste. Er hatte festgestellt, dass er sich manchmal beim Essen langweilte, vor allem weil seine Frau und er immer wieder dasselbe kochten. Montag Spaghetti, Dienstag Steak, Mittwoch Gemüse aus dem Wok … nach ein paar Tagen mit einfachen, sich wiederholenden Gerichten waren seine Geschmacksnerven bereit zum Aufstand.

Und dann bekam er Lust auf Gerichte, die ihn wieder hochbrachten: Tacos, Frühstücksflocken mit sehr viel Zucker, Pizza mit Füllung im Rand. Oder er ging in ein indisches Restaurant und bestellte sich ein extra scharfes Lammcurry mit kühler, cremiger Raita aus Joghurt und Gurken. Der Kontrast der beiden Geschmacksrichtungen und Texturen war ein Genuss für ihn.

Wenn ihn sein Gewicht frustrierte, versuchte er es mit Diäten. Aber die schmeckten zu langweilig für seine Zunge, die Aufregung suchte. Und je mehr er den Geschmack zurücknahm – indem er beispielsweise Haferflocken ohne Zucker aß –, desto heftiger wurde sein Verlangen nach bestimmten Geschmacksrichtungen. »Was soll das?«, fragte er mich. »Ich weiß, dass mir das nicht guttut. Warum muss immer alles toll schmecken?«

Ich schlug ihm vor, seine Vorlieben nicht mehr zu bekämpfen und auch mit den Diäten aufzuhören. Wir arbeiteten daran, seine Vorlieben besser kennenzulernen und zu definieren, bei welchen Geschmacksrichtungen er leicht zu verführen war. Und dann entwickelten wir Strategien, wie er viel Geschmack mit wenig Kalorien bekommen konnte. Ich erinnere mich, dass ich ihn zum Einkaufen schickte: Er sollte frische Kräuter und Gewürze besorgen, weil er indisches Essen doch so sehr liebte. Eine Woche später kam er wieder und war ganz begeistert von dem frischen Dill und Cilantro, den er entdeckt hatte. Jetzt kocht er einmal in der Woche – indisch, kubanisch, karibisch – und bekommt seine Gelüste damit in den Griff.

TIPPS FÜR DEN HIER-UND-JETZT-ESSER

Wie Jonathan erleben viele von uns eine sinnliche Sättigung, was im Grunde nur heißt, wir werden der Gerichte müde, die wir essen. Das ist ein Grund dafür, dass wir nach ein paar Bissen etwas anderes wollen. Die Veränderung macht uns Freude.

Aus biologischer Sicht ist Vielfalt beim Essen wichtig, weil verschiedene Lebensmittel verschiedene Nährstoffe enthalten, die unser Körper braucht, um gut zu funktionieren. Die Neigung zur Langeweile beim Essen ist also nützlich, denn sie treibt uns zur Vielfalt, damit unser Körper alle Nährstoffe bekommt, die er braucht.

Sinnliche Esser schauen aber nicht auf Nährstoffe, sie wollen etwas *spüren*. Wenn Sie ein sinnlicher Esser sind, beschränken Sie sich nicht in der Vielfalt. Die Langeweile wird all Ihre Bemühungen zunichtemachen. Um die sinnliche Sättigung zu Ihrem Vorteil zu nutzen, sorgen Sie dafür, dass Sie vielfältig, aber nicht zu viel essen. Nehmen Sie frische Kräuter, wenn Sie kochen. Und frisch gemahlene Gewürze. Essen Sie kleine Portionen von intensiv schmeckenden Dingen wie bitterer Schokolade oder Blauschimmelkäse. Je mehr Möglichkeiten Sie nutzen, vor allem während einer einzigen Mahlzeit, desto mehr Vergnügen erleben Sie. Aber Achtung: Das gilt wirklich nur für Hier-und-Jetzt-Esser! Wenn Sie eher ein Erinnerungs-Esser oder ein Zukunfts-Esser sind, wird eine zu große Vielfalt immer auch ein Zuviel bedeuten.

Noch ein Tipp: Legen Sie Ihre Gabel nach ein oder zwei Bissen hin. Jetzt haben Sie den Höhepunkt erreicht. Sie könnten noch mehr essen, aber es wird Ihnen nicht mehr Vergnügen bereiten.

Der Zukunfts-Esser

Ihre Lieblingsgerichte haben den Aspekt der Vorfreude: Die Planung ist Teil des Vergnügens. Eine meiner Klientinnen, Kristine, träumte geradezu davon, wo, wann und wie sie ihr nächstes Essen genießen würde. Schon beim Frühstück denken die Zukunfts-Esser ans Mittagessen und vielleicht sogar ans Abendessen. Sie träumen davon, sie planen es. Und diese innere Planung ist fast so schön wie das Essen selbst. Wenn es dann so weit ist, essen sie mehr als nötig, um das Vergnügen auszudehnen.

»Ich esse einfach lieber als andere Leute«, sagte Kristine in einer unserer ersten Sitzungen mit einer Mischung aus Trotz und Traurigkeit. Ich war nicht ihrer Meinung, sagte aber nichts dazu. Schließlich kam bei unserer gemeinsamen Arbeit heraus, dass ihre Tagträume emotionale Löcher stopften. Sie war einsam, hatte keinen Partner und auch niemanden in Sicht. Die Nächte waren besonders schlimm. Sie kam nach einem Tag in einem Job, der sie unzufrieden machte, nach Hause, legte sich auf die Couch und schnappte sich ihren Laptop. Schließlich begann sie, sich Aktivitäten zu suchen, die sie interessant fand: Sie meldete sich bei einem Glasbläserkurs an (man kann nicht essen, solange man mit heißem Glas arbeitet!) und begann, intensivere Beziehungen zu anderen Menschen zu knüpfen, um Freude zu finden, ohne essen zu müssen.

EIN TIPP FÜR ZUKUNFTS-ESSER

Wenn Sie viel Zeit damit verbringen, darüber nachzudenken, wann und was Sie essen: Über welche Hoffnungen, Träume und Ziele denken Sie in dieser Zeit *nicht* nach? Wollten Sie schon immer einen Garten anlegen, Mitglied in der historischen Gesellschaft Ihrer Stadt werden, malen lernen? Wenden Sie sich Ihren echten Tagträumen und Hoffnungen zu, die über das nächste Essen hinausgehen.

Und wenn Sie feststellen, dass Sie schon wieder vom Essen träumen, holen Sie sich mit einer Hier-und-Jetzt-Meditation zurück in die Gegenwart.

Das Vergnügen bewahren,
den Schmerz loslassen

Wie wir schon gesehen haben, sind unsere Essensentscheidungen von Vergnügen oder Genuss getrieben, und das ist alles andere als schlecht. Es geht nur darum, das Vergnügen zu managen, damit das Vergnügen bleibt, ohne dass Schmerz oder Schuldgefühle dazukommen. In den nächsten Abschnitten erkläre ich Ihnen, wie das geht – mit der EAT-Methode.

E: Erkennen von Gefühlen – Genuss wahrnehmen

Ich habe eine Bekannte, die kein Eis mag. Vielleicht können Sie das nur schwer glauben. Oder es geht Ihnen genauso. Worum es mir geht? Wenn ich über die Wahrnehmung von Genuss spreche, dann spreche ich über die Art und Weise, wie *Sie* ganz persönlich Genuss am Essen empfinden. Ihre Vorstellung von genussreichem Essen – weiches, süßes, cremiges Eis oder knusprige, salzige Chips oder warmes, herzhaftes Essen wie Kartoffelbrei oder Nudeln mit Käse – ist so einzigartig wie Ihr Fingerabdruck. Meine Bekannte rümpft zwar die Nase über Eis, ist salzigen Snacks, vor allem Käsekringeln, aber vollkommen hilflos ausgeliefert.

Bei den Aufgaben im nächsten Abschnitt geht es um die Wahrnehmung von Freude. Ich gebe Ihnen Beispiele, aber wenn Sie sich Ihrer Wahrnehmung von Genuss öffnen, dann geht es um Ihre eigenen Erfahrungen. Beantworten Sie also ganz für sich die folgenden vier Fragen:

**In welchem Ausmaß benutzen Sie Essen,
um Genuss zu empfinden?**
Stimmen Sie sich auf Ihr Verlangen nach Essen ein, das für Sie genussvoll ist. Vielleicht wagen Sie es gar nicht, über Essen nachzudenken, das Sie tröstet oder glücklich macht. Vielleicht glauben Sie, das sei schlecht. Sind Sie bereit, darüber nachzudenken, dass Essen weder gut noch schlecht ist? Ein Stück Kuchen als weder

gut noch böse anzusehen, sondern als eine Nahrung unter zahllosen anderen?

Sobald Sie sich auf das Bedürfnis nach Genuss beim Essen eingestimmt haben, sollten Sie andere Faktoren mit bedenken, z. B. Gesundheit. Wenn Sie Schweineschwarte lieben, müssen Sie erst einmal feststellen und akzeptieren, dass Sie sie lieben. Und wenn das getan ist, können Sie an dem Umgang mit dem Verlangen arbeiten, indem Sie schauen, was hinter dem Verlangen liegt.

Welche Gerichte sind für Sie das reine sinnliche Nirwana?
Stellen Sie fest, welche Gerichte Ihnen Vergnügen bereiten. Wenn Sie die Idee angenommen haben, dass Essen etwas Angenehmes ist, dann können Sie sich dieser Frage zuwenden. Vielleicht sind es klebrige Rosinenbrötchen, Kartoffelbrei mit Butter oder Reis. Vielleicht sind es auch frisch geerntete, sonnenwarme Tomaten mit Olivenöl und frischem Basilikum. Sprechen Sie über sinnliche Freude! Ganz anders als meine Bekannte mit ihren Käsekringeln – aber eben sehr angenehm.

Suchen Sie Ihr Vergnügen in der Vergangenheit, Gegenwart oder Zukunft?
Stellen Sie Ihr Bedürfnis nach Genuss fest. Geht es um Erinnerungen an vergangene Freuden durch tröstliches Essen? Um sinnliche Genüsse in der Gegenwart? Oder versuchen Sie den Genuss, den Sie suchen oder empfinden, in die Zukunft zu verlagern?

Wann brauchen Sie genussreiches Essen am meisten?
Machen Sie sich bewusst, wie Sie Entscheidungen treffen, die sich auf Ihrem Verlangen nach Genuss gründen. Sie haben festgestellt, dass Sie manchmal (oder oft) Essen brauchen, das Ihnen Genuss beschert. Sonst würden Sie ja ganz zufrieden Weizenkleie, Hüttenkäse und gegrillte Hähnchenbrust mampfen. Aber nachdem Sie jetzt wissen, welches Essen Sie in den Himmel hebt, stellen Sie die Verbindung her. Manchmal entscheiden Sie sich für bestimmte Gerichte, weil Sie wissen, dass Sie sich dabei entspannen, sich beruhigen, dass Sie sich einfach gut dabei fühlen. Sie wollen Genuss, und diese Gerichte schenken Ihnen Genuss.

Außerdem sollten Sie noch über die Faktoren nachdenken, die Ihre Entscheidung beeinflussen. Vielleicht haben Sie heute Schokoladenbrezeln gegessen, Ihre liebste Süßigkeit. Oder eine Dose Spaghetti mit Tomatensoße. Ich habe eine Freundin, deren Mann auch mit fünfzig Jahren noch alle paar Monate dieses Kinderessen braucht. Was haben Sie in dem Moment empfunden, als Sie sich dazu entschlossen haben? Hatten Sie Lust zu feiern, waren Sie sauer auf Ihren Ehepartner, hat das Winterwetter Sie traurig gemacht? Oder haben Sie es einfach gegessen, weil es da war? Diese Fragen sind wichtig. Um Ihren EatQ zu steigern, müssen Sie lernen, sie zu stellen und lange genug innezuhalten, um sich eine Antwort zu geben.

VIER HILFEN GEGEN IMPULSIVES ESSEN

1. **Konzentrieren Sie sich auf Gewinne, nicht auf Verluste.**
Denken Sie an die positiven Seiten gesunden Essens (Ich passe bald wieder in eine kleinere Größe) und nicht an die negativen (Bald passen mir meine alten Hosen nicht mehr). Angst motiviert Sie nicht zu positiven Entscheidungen. Tatsächlich scheuen wir vor Dingen zurück, die wir fürchten, auch vor Entscheidungen.
Denken Sie dabei auch an die Vorteile, die Ihnen hier und jetzt winken. Gute Entscheidungen im Hinblick auf Ihre künftige Gesundheit haben es schwer im Vergleich zum gegenwärtigen Glücklichsein. Wir sind Menschen, wir halten uns lieber an kurzfristige Vorteile. Also, denken Sie einen Moment darüber nach oder schreiben Sie eine Liste: Was gewinnen Sie jetzt, in diesem Augenblick, wenn Sie die zweite Portion Auflauf weglassen? Werden Sie zufriedener sein, Schuldgefühle vermeiden, froh sein, dass Sie sich nicht vollgestopft haben?

2. **Benutzen Sie Stoppschilder.** Eine Studie aus der Zeitschrift *Behaviour and Therapy* zeigt, dass echte Stoppschilder vor verlockendem Essen tatsächlich dazu führten, dass die Leute weniger aßen und sich eher für die gesündere Alternative

entschieden. Die rote Farbe auf den Stoppschildern half ihnen wohl, weniger automatisch und impulsiv zu essen. Wenn Sie keine Stoppschilder haben, können rote Teller oder Servietten helfen – Rot heißt stopp!

3. **Wenn Sie Zweifel haben, halten Sie inne.** Normalerweise denken wir, wenn wir einer Versuchung widerstehen wollen, müssen wir etwas tun – Willenskraft einsetzen, kämpfen, Verlangen kontrollieren. Eine Studie aus dem Jahr 2012 hat aber gezeigt, dass Teilnehmer, denen man »passive« Wörter wie *Ruhe, Stopp, Entspannung* vorgesprochen hatte, viel weniger impulsive Entscheidungen trafen. Im Gegenteil: Teilnehmer, die »aktive« Wörter bekamen, hatten eine schwächere Impulskontrolle. Die Studie stellte fest, dass passive Wörter eine entspannende Wirkung hatten und dass der entspannte Zustand sie besser gegen den Sog der Versuchung abschirmte. Die Botschaft daraus lautet: Wenn der Impuls zum Essen sich bemerkbar macht, benutzen Sie passive Wörter. Wenn Sie also das nächste Mal den Drang verspüren, den Gefrierschrank zu öffnen und sich ein Eis herauszuholen, dann sagen Sie sich: »Entspann dich und bleib auf der Couch sitzen. Du musst jetzt gar nicht aufstehen.«

4. **Setzen Sie Ihre Erwartungen auf null.** Menschen in emotionalen Schwierigkeiten neigen dazu, impulsiv mehr tröstliches Essen und ungesunde Snacks zu sich zu nehmen, weil sie *glauben,* dann würden sie sich besser oder glücklicher fühlen und in eine bessere Stimmung kommen. Erwartungen haben eine große Macht. Es ist leicht, einfach weiterzuessen in der Hoffnung, dass das Gefühl, auf das man hofft, sich irgendwann einstellt. Aber was, wenn Sie Ihre Erwartungen in Bezug auf das, was Essen realistischerweise leisten kann, zurücksetzen – etwa: Der Hunger soll aufhören und einem flüchtigen Vergnügen Platz machen. Ich rate meinen Klienten, zunächst einmal ganz genau auf ihre Gedanken zu hören, damit sie ihre Erwartungen verstehen: Was glauben sie, was sie fühlen

werden? Diese Informationen können auch Ihnen nützen. Hören Sie auf Sätze wie: *Ich brauche diesen Keks, dann fühle ich mich besser.* Wenn Sie so etwas in Ihrem Inneren hören, geben Sie sich einen innerlichen Knuff. Erinnern Sie sich selbst daran, dass es keine Geld-zurück-Garantie gibt, wenn das Essen keinen Trost schenkt. Sagen Sie sich: *Ich glaube bloß, dass dieser Keks mir helfen wird, aber in zehn Minuten geht es mir wieder genauso mies wie vorher.* Und dann suchen Sie sich eine Alternative zu dem Keks, die Ihnen wirklich hilft, sich besser zu fühlen, langfristig, zum Beispiel eine schöne Tasse Tee oder eine halbe Stunde in einer Zeitschrift zu lesen, die Ihnen Spaß macht.

DIE VIER S DES ESSVERGNÜGENS

Wenn Sie ein Essen wirklich genießen, macht es Ihnen nicht so viel aus, weniger davon zu essen. Die »vier S« können Ihnen dabei helfen.

1. **Setzen** Sie sich hin. Tun Sie während des Essens nichts anderes, laufen Sie nicht herum. Konzentrieren Sie sich auf Ihren Teller.

2. **Stellen** Sie sich auf den Augenblick ein. Atmen Sie tief durch. Schauen Sie sich genau an, was Sie auf dem Teller haben, bevor Sie anfangen zu essen. Genießen Sie, wie Ihr Essen angerichtet ist? Wie sieht es aus? Wie ein Kunstwerk? Oder unordentlich wie aus der Fast-Food-Tüte gepurzelt?

3. **Spüren** Sie Ihren Sinnen nach. Wie sieht Ihr Essen aus, wie riecht es, klingt es, schmeckt es? Wie fühlt es sich im Mund an? Nehmen Sie Ihr eigenes Kaugeräusch oder das Knuspern des Fleischs wahr. Schnuppern Sie das Aroma. Bewegen Sie das Essen im Mund. Genießen Sie die Gewürze und die Textur. Ist es cremig, knusprig, weich am Gaumen?

4. **Schmecken** Sie ganz genau. Trinken Sie nur kleine Schlucke. Essen Sie sehr, sehr langsam. Manchmal ist das leichter gesagt als getan, aber es ist möglich. Erinnern Sie sich daran, zu schreiten, nicht zu rennen.

Fast Food:»Ich hasse mich, weil ich dich liebe.«
Fast Food ruft bei vielen Menschen starke Gefühle wach. Sie lieben es oder sie hassen es, oder sie hassen sich dafür, dass sie es lieben. So ging es auch meiner Klientin Melanie.

Sie war alleinerziehende Mutter und Krankenschwester in einer stark frequentierten Kinderarztpraxis, und sie kam zu mir, weil sie eine Stressesserin war. Wie so viele meiner Klienten kämpfte sie mit ihrem Gewicht. Gleich zu Anfang merkte ich, dass sie eine große Abneigung gegen Fast Food hatte: »Ich sehe die Folgen jeden Tag in der Arbeit, nicht nur bei den Eltern, sondern auch bei den Kindern«, sagte sie. Ihren Kindern erzählte sie von den Nachteilen dieser Ernährungsform und machte abends vor dem Fernseher schneidende Bemerkungen, wenn Fast-Food-Werbung lief. Auch bei unseren Treffen schimpfte sie darüber. Irgendwie erinnerte mich ihr Verhalten an das Shakespeare-Zitat aus Hamlet: »Du protestierst zu viel.« Aber wir arbeiteten weiter an ihrem Stressessen.

Irgendwann kam es dann heraus: Natürlich aß sie Fast Food. »Bacon Cheeseburger«, gab sie zu. »Nach einem richtig stressigen Tag in der Arbeit.« Den ersten Bissen beschrieb sie als eine Art außerkörperlicher Erfahrung.

Sie fühlte sich als Heuchlerin, weil sie ihre Kinder ständig davor warnte. »Warum esse ich bloß diesen Müll?«, fragte sie mich. »Als Kind habe ich so was nicht angerührt.«

Ach, wirklich? »Nie?«, fragte ich nach.

»Nie«, erwiderte Melanie. »Meine Eltern haben im Wesentlichen Bio-Nahrung gegessen, und Fast Food war für sie absolut undenkbar.«

Ich sah sie fragend an. Zeit, die EAT-Methode in Gang zu setzen.

Und wir fanden Folgendes heraus: Melanie wusste, dass sie zu viel aß, wenn sie unter Stress stand, und ihre Arbeit war nun einmal stressig. Die Praxis war ständig überfüllt, und sie musste immer ruhig und höflich bleiben, auch wenn die Babys brüllten, die Kleinkinder sich übergaben und die Mütter ausrasteten. Das war der Durchbruch. Melanie erkannte, dass ihr Verlangen nach fettigem, speckigem Vergnügen immer dann auftrat, wenn ihr uralter Computer hängen blieb – was mehrmals am Tag geschah –, sodass sie keine Termine mehr eintragen und keine Versicherungsanfragen für die Mütter erledigen konnte. Ihr Gefühl von Machtlosigkeit in dieser Situation war einfach zu viel. Und dann überwältigte sie der Wunsch nach einem Cheeseburger, und sie traf die emotionale Entscheidung, dass sie ihn sich verdient hätte.

Melanie musste viel lernen und akzeptieren. Ich half ihr zu akzeptieren, dass die negative Haltung ihrer Eltern gegen Fast Food ihre eigene Haltung geprägt hatte, dass ihr Computer mit seinen Macken zum ganz alltäglichen Leben gehörte und dass sie, verflixt noch mal, Bacon Cheeseburger mochte. Und dass das in Ordnung war.

Sobald sie diese Verbindungen hergestellt hatte, konnte sie ihr Gefühl von Machtlosigkeit und Frustration ebenso akzeptieren wie das Verlangen nach genussreichem Essen und die Gefühle, die dieses Verlangen hervorriefen: Es waren SOS-Rufe aus ihrem Inneren. Die Frage war nur, wie sie darauf antwortete. Wir beschlossen, dass sie beim nächsten SOS-Ruf aufstehen würde, egal wie viel in der Praxis los war, und dass sie tief durchatmen und eine positive Affirmation vor sich hin sprechen würde: »Auch das hier geht vorüber.« Sie beschloss außerdem, zu Hause in ihrer Küche einen kleinen Kräutergarten anzulegen, um sich dazu zu ermuntern, für sich und ihre Kinder etwas Gesundes zu kochen. Und wenn sie doch von Zeit zu Zeit einen Burger wollte, dann würde sie mit voller Absicht beschließen, diesem Wunsch nachzugeben. Sie würde sich die Kinderportion bestellen und ihn achtsam genießen.

Was Sie daraus lernen können? Wenn Sie das nächste Mal gegen Ihr Verlangen nach Nr. 6 auf der Karte Ihrer Lieblings-Burgerbude ankämpfen, dann drücken Sie erst einmal die Pausentaste. Spüren Sie ganz ohne Emotionen der Quelle dieses Verlangens in diesem besonderen Moment nach, bis in die

Tiefe. Vermutlich wird Ihnen das, was Sie da unten finden, helfen, eine bewusste Entscheidung zu treffen. Und dann fahren Sie hin – oder fahren Sie vorbei.

A: Annehmen und Nutzen Ihrer Impulse

Das Verlangen nach einem Essvergnügen kann erschreckend oder ärgerlich sein. Sie wollen nicht darüber nachdenken oder entscheiden, was Sie damit anfangen sollen. Sie wollen einfach nur, dass es aufhört.

Das kann ich gut verstehen. Wenn Sie das Gefühl haben, Ihr Essverhalten nicht mehr unter Kontrolle zu halten, wenn Sie sich davon in die Enge getrieben fühlen, dann kämpfen Sie natürlich um diese Kontrolle. Vielleicht ist damit aber auch Verzicht verbunden. Und irgendwie fühlt es sich ganz falsch an, sich etwas zu wünschen, was einen gefangen hält.

Aber jeder Mensch wünscht sich genussreiches Essen, auch Leute, die nicht mit ihrem Essverhalten oder ihrem Gewicht zu kämpfen haben. In einer so sehr aufs Essen fixierten Gesellschaft wie der unseren gehören Essensgelüste zum Alltag, und es ist gar nicht die Frage, dass Sie ihnen nachgeben, sondern wann. Wenn wir uns so weit einig sind, dann geht es nur noch darum, Ihre Reaktionen zu kontrollieren.

Ich habe mit vielen Patienten mit Essstörungen gearbeitet; deshalb weiß ich eines: Wenn Sie Ihrem Bedürfnis nach Essen, das Ihnen Genuss verspricht, widerstehen oder es sich versagen, dann können Sie gewinnen – für eine Weile. Aber Sie werden unweigerlich einen Rückschlag erleben und dann mehr davon essen, als wenn Sie sich im entscheidenden Moment eingestanden hätten, dass es jetzt Zeit für ein Stück Schokolade ist, und dieses Stück Schokolade mit Verstand genossen hätten.

Das sagen jedenfalls verschiedene Untersuchungen. Eine Studie über die Wirkung von Schokolade auf die Stimmung besagt, dass das Verlangen nach Schokolade nachlässt, wenn man ihm nachgibt. Wenn Sie jedoch Schokolade essen, um sich zu trösten, dann wird die traurige Stimmung vermutlich länger anhalten als ohne

Schokolade. In einer anderen Studie aßen Frauen, die das Verlangen nach einem bestimmten Lebensmittel unterdrückten – in diesem Fall Schokolade –, am Ende mehr davon. In dieser Studie teilten die Forscher 116 junge Frauen in drei Gruppen auf. Der ersten Gruppe sagten sie, sie solle nicht an Schokolade denken. Die zweite Gruppe durfte an alles denken, was ihr einfiel, und der dritten Gruppe sagten sie, sie solle vor allem an Schokolade denken. Nach einer Weile boten sie allen Teilnehmerinnen Schokolade an. Die erste Gruppe aß 50 Prozent mehr davon als die dritte.

So sinnlos es auch sein mag: Es ist tapfer, der Versuchung zu widerstehen. Aber es ist ebenso mutig – und dazu noch effektiver –, den Widerstand in Akzeptanz zu verwandeln, die Versuchung frontal anzugehen, um dann in aller Ruhe zu entscheiden, ob Sie sich verwöhnen oder diesmal davon absehen wollen. Wenn Sie Ihren EatQ steigern, werden Sie sehen, dass es möglich ist, den allzu menschlichen Wunsch nach Vergnügen als Teil des Erlebnisses beim Essen anzunehmen, ohne dass er jede Entscheidung bestimmt.

EINE ÜBUNG FÜR IHREN EATQ – MIT EISCREME

Dies ist kein Diätbuch, und wir alle haben dann und wann das Vergnügen verdient, ein Eis zu genießen. Wenn Sie sich das nächste Mal ein Eis gönnen, probieren Sie einen oder mehrere der folgenden Tipps aus, um Ihrem eigenen Vergnügen auf die Spur zu kommen:

- Nehmen Sie ein Hörnchen. Kay McMath, Ernährungsspezialistin von der Universität Massey in Neuseeland, behauptet, ein Hörnchen Eis wäre dem Eisbecher aus verschiedenen Gründen überlegen. Zunächst einmal überzieht das Eis beim Lecken Ihre Zunge mit einer dünnen Schicht, wird schneller warm und schmeckt deshalb intensiver und schneller. Auf dem Löffel bleibt das Eis länger kalt und entfaltet seinen Geschmack nicht so schnell. Außerdem nehmen Sie beim Lecken weniger Eis zu sich als mit dem

Löffel, sodass Sie bei jedem Lecken den ganzen Schmelz und den ganzen Geschmack erleben können. Sie mögen das Hörnchen nicht oder wollen die zusätzlichen Kalorien vermeiden? Dann behandeln Sie das Hörnchen als »Geschirr« und werfen es am Ende einfach weg. Und wenn Sie das nächste Mal ein Eishörnchen bestellen, lassen Sie sich auch einen Löffel geben. Probieren Sie Lecken und Löffeln aus, und spüren Sie dem Unterschied nach.

- Beobachten Sie genau. Was sagt Ihr Stil beim Eisessen über Sie und Ihr Vergnügen aus? Lecken Sie langsam oder beißen Sie ab? Essen Sie erst einmal die Streusel? Wie fühlt es sich an, wenn das Eis auf ihr Handgelenk tropft? Geraten Sie dann in Panik? Oder finden Sie das immer noch so schön wie damals mit fünf Jahren?
- Frieren Sie Ihre Geschwindigkeit ein. Wenn Sie dazu neigen, zu schnell zu essen, denken Sie an den unangenehmen Kopfschmerz, der auftritt, wenn zu viel Kaltes (Eis oder ein kaltes Getränk) auf unseren Gaumen trifft. Die Blutgefäße dort ziehen sich zusammen, um den Verlust an Körperwärme zu verringern, und entspannen sich dann wieder. Das tut richtig weh, und deshalb haben die meisten von uns gelernt, Eis nicht zu schnell zu essen. Wenn Sie das nächste Mal etwas essen, egal was, dann tun Sie so, als wäre es ein Eis. Essen Sie es langsamer.

T: Transformation Ihres Umgangs mit Essen, das Ihnen Genuss bringt – bauen Sie es in Ihre Ernährung ein

Zu Beginn dieses Kapitels habe ich von einer Studie erzählt, die herausfand, dass regelmäßige, aber mäßige Schokoladenesser dünner waren als diejenigen, die darauf verzichteten oder ständig große Mengen davon aßen. In der Ernährung dieser »Fünfer« hat das Essvergnügen seinen Platz, aber es dominiert sie nicht.

Und damit sind wir beim T der EAT-Methode angekommen, der Transformation. Es geht darum, genussreiches Essen als positive

Alternative in die Diät einzubauen und zu regeln, wie oft und wie viel davon Sie zu sich nehmen. Einbauen heißt nicht, dass Sie ständig jede beliebige Menge davon essen sollen. Manchmal entscheiden Sie sich dazu, und manchmal konzentrieren Sie sich auf Vorteile in der Zukunft: Gesundheit oder Gewichtsabnahme. Die folgende Übung – die ich zu Ehren von Mischels Marshmallow-Experiment als Marshmallow-Methode bezeichne – kann Ihnen helfen, den Impuls zu verzögern, wenn Sie Essgelüste verspüren. Sie sollen Sie nicht dazu nutzen, Ihr Verlangen niederzukämpfen, sondern dazu, eine vernünftige Entscheidung zu treffen.

Die Marshmallow-Methode

Sollen Sie einen Joghurt oder ein Stück Kuchen essen? Sollen Sie noch mehr Nudeln und Knoblauchbrot nehmen oder aufhören? Wenn Sie Gefahr laufen, dass Ihr Verlangen nach Vergnügen die Entscheidung für Sie trifft, dann folgen Sie diesen fünf Schritten:

1. Legen Sie eine achtsame Pause ein. Sie brauchen diese Pause, um festzustellen, dass Sie eine Entscheidung treffen müssen. Akzeptieren Sie, dass Sie eine Gewichtsabnahme in der Zukunft nicht kontrollieren können. Aber diesen konkreten Moment können Sie kontrollieren. Und um diesen konkreten Moment der Entscheidung geht es.
2. Stellen Sie sich einen Kurzzeitwecker oder nehmen Sie sich ein zuckerfreies Bonbon.
3. Lenken Sie Ihre Gedanken weg von der Frage, wie gut das Essen schmecken würde; denken Sie an etwas anderes oder tun Sie etwas anderes. Die Kinder in Mischels Experiment sangen oder zählten, um sich abzulenken. Sie können da erwachsenere Mittel finden. Schreiben Sie eine E-Mail. Wischen Sie den Fußboden in Ihrer Küche. Lackieren Sie Ihre Zehennägel. Zählen Sie die Bücher in Ihrem Regal oder die Fliesen an der Wand.

4. Wenn Ihnen das Warten unmöglich erscheint, versuchen Sie das Bild zu verändern. Stellen Sie sich vor, die Schlagsahne wäre Rasierschaum. Das kann das Verlangen erheblich dämpfen.

5. Wenn der Kurzzeitwecker klingelt oder das Bonbon in Ihrem Mund sich aufgelöst hat, entscheiden Sie sich. Sie haben drei Möglichkeiten: essen, ein bisschen davon essen, es bleiben lassen. Suchen Sie sich eine dieser Möglichkeiten aus, und dann schauen Sie nicht mehr zurück. Und wenn Sie sich zum Essen entschlossen haben, dann ist es auf jeden Fall eine einsichtsvolle und keine emotionale Entscheidung gewesen.

Der letzte Bissen

Essen kann eine der größten Freuden in unserem Leben sein. Aber vielleicht muss man präziser sagen, dass wir die Freuden des Essens mit den Freuden guter Gesundheit und dauerhaften Wohlbefindens ausbalancieren müssen. Diese Balance liegt im achtsamen Essen. Sie ist nicht immer leicht zu finden, aber die EAT-Methode kann Ihnen helfen, Ihren Drang nach Genuss zu bremsen. Die Formel ist ganz einfach und vernünftig: Nehmen Sie Ihren Wunsch an, bleiben Sie Ihren emotionalen Auslösern einen Schritt voraus und wenden Sie Werkzeuge an, die Ihnen helfen, den Impuls zum Übermaß zu bremsen.

Julia Child, die erste wirklich prominente Chefköchin, die viel über die Freuden der Küche wusste, hat einmal gesagt: »Wie kann man eine Nation als groß bezeichnen, deren Brot wie Kleenex schmeckt?« Ich würde das gern noch erweitern: Wie können Sie sich großartig fühlen, wenn Sie Brot essen, das wie Kleenex schmeckt?

Großartig ist es, wenn Sie die Kunst erlernen, Essen zu genießen, das sowohl gesund als auch genussreich ist, und dies auf eine achtsame Weise.

Im nächsten Kapitel werden wir das nächste große Hindernis für einen hohen EatQ erforschen: das soziale Essen.

Soziales Essen

»Das Teilen von Lebensmitteln
mit anderen Menschen ist ein intimer Akt,
auf den man sich nicht leichtfertig
einlassen sollte.«

M. F. K. Fisher

Wenn Sie herausfinden wollen, wie andere Menschen Ihr Essverhalten beeinflussen, dann essen Sie mal gemeinsam mit anderen in einem anderen Land.

Vor ein paar Jahren war ich in Perugia, der Hauptstadt der mittelitalienischen Provinz Umbrien, nicht weit vom Tiber entfernt. Diese von Bergen umgebene Stadt ist auch weltberühmt für ihre Schokolade.

Gleich nach meiner Ankunft traf ich eine Freundin, die mich zum Essen mit zu sich nach Hause nahm. Wir fuhren eine kurvenreiche Straße zu ihrem kleinen, freundlichen Haus, das von einer Bergterrasse aus in die Hügel blickte. Die Tür ging auf, und ich sah nur noch weiße Zähne, Locken und hörte einen Schwall Italienisch: die Mutter meiner Freundin. Obwohl wir uns zum ersten Mal trafen, umarmte sie mich fest, drückte mich kräftig und küsste mich auf beide Wangen. Dabei redete sie ununterbrochen auf mich ein, als würde ich sie verstehen (was nicht der Fall war), zog mich an der Hand in die Küche und forderte mich mit allerlei Zeichen auf, mir eine Nudelsorte auszusuchen. Es gab mehr als ein Dutzend Schachteln. Ich wählte eine, die mir vertraut vorkam: Ziti.

Um acht Uhr an diesem Abend servierte die Mutter meiner Freundin die Suppe, und damit begann – für meine Verhältnisse – ein sehr spätes Abendessen. Während ich meine Suppe schneller als gewöhnlich löffelte, weil ich entsetzlich hungrig war, aßen meine Gastgeberinnen in aller Ruhe, und in den Klang ihrer Löffel mischten sich Geplauder, Lachen und jede Menge Gesten. Als die Teller leer waren und es an die Ziti ging, bemühte ich mich, mein amerikanisches Tempo zu drosseln.

Sie boten mir einen Nachschlag an, und ich nahm dankend an, um meine Dankbarkeit für ihre Gastfreundschaft zu zeigen. Als ich jedoch den Teller leer hatte, wurde mir – zu spät – klar, dass die Ziti erst der zweite Gang waren. Es gab noch weitere vier Gänge: Fleisch, Käse, Obst und Dessert. Obwohl ich bis oben hin voll war, aß ich weiter. Am Ende traten mir fast die Augen aus dem Kopf, und meine Gastgeberinnen strahlten.

In Amerika stellen wir alles gleichzeitig auf den Tisch. In Italien und überhaupt in Europa gibt es einen Gang nach dem anderen. Ich stamme selbst aus Italien und weiß das eigentlich, aber die Vielfalt der Geschmäcker, die Freude über das Widersehen mit meiner Freundin und die Festlichkeit dieses Essens führten dazu, dass ich es übertrieb, ohne das eigentlich zu wollen. Der soziale Kontext des Essens hatte meine persönliche Wahrnehmung von Hunger und Sättigung ausgeschaltet.

Ob wir in Perugia oder Peoria leben: Die unausgesprochenen Verhaltensregeln der jeweiligen Gesellschaft, die sozialen Normen, beeinflussen auch das Essverhalten. In unserem Teil der Welt haben wir jeden Tag endlos viele Gelegenheiten zum sozialen Essen: eine Zwischenmahlzeit am Arbeitsplatz, Hochzeitsessen, Abendessen oder Partys mit Freunden, ein zweites Frühstück nach dem Gottesdienst. Weil unser Essen zu einem großen Teil sozialer Natur ist, müssen wir auf die Normen unserer Gesellschaft und auf den Einfluss unserer Umgebung auf unser Essverhalten achten.

Und wer sich nach diesen Normen richtet – auch nach dem neuerdings normalen Zu-viel-Essen – wird häufig Schwierigkeiten haben, gesunde Entscheidungen zu treffen. Ein wichtiger Teil Emotionaler Intelligenz ist die Fähigkeit, Beziehungen zu steuern, wirksam zu kommunizieren, Grenzen zu ziehen und auf schwierige soziale Situationen eher zu antworten, als zu reagieren. Diese Fähigkeiten kommen auch zum Tragen, wenn wir gemeinsam mit anderen Menschen essen. Mit einem starken EatQ werden Sie die Verbindung mit anderen Menschen genießen, ohne automatisch – und manchmal unbewusst – auf ungesunde Regeln hereinzufallen.

Ein starker EatQ stimmt Sie auf Ihre eigenen Signale ein

Wenn Sie wissen wollen, warum Sie in Gesellschaft mehr essen, können Sie hier einen Blick auf die Antwort werfen.

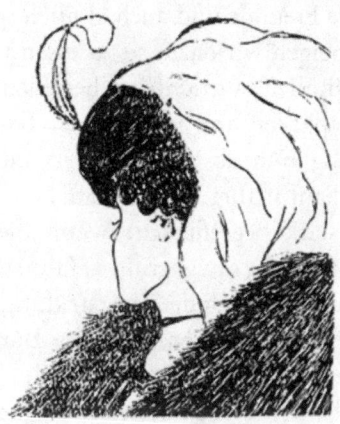

Diese Illustration, die Sie wahrscheinlich schon kennen, arbeitet mit einer optischen Täuschung. Wenn Sie auf den Vordergrund schauen, sehen Sie eine alte Frau. Wenn Sie sich auf den Hintergrund konzentrieren, ist es das Gesicht einer jungen Frau im Dreiviertel-Profil. Sie trägt einen Hut mit einer Feder und einen Pelzmantel. Und wenn Sie beide Bilder gesehen haben, können Sie zwischen den beiden hin und her springen.
Wie diese Zeichnung, so hat auch soziales Essen einen Hintergrund und einen Vordergrund. Der Hintergrund ist die äußere

Wirklichkeit des sozialen Anlasses – die Party, die Hochzeit, Ihr Zusammensein mit anderen. Der Vordergrund ist Ihre innere Wirklichkeit. Wenn wir mit anderen Menschen essen, konzentrieren wir uns normalerweise auf den Hintergrund.

Mit einem starken EatQ sehen Sie sowohl den Hintergrund als auch den Vordergrund und können viel einfacher zwischen den beiden hin und her springen und darauf achten, wie der Anlass und der Kontext des sozialen Anlasses Ihre Essensentscheidungen beeinflussen.

Ich sehe soziales Essen als von drei großen Einflüssen getrieben, die entweder zum Vordergrund oder zum Hintergrund gehören. Wer sitzt mit am Tisch (Hintergrund)? Menschen haben ein starkes Verlangen danach, gemocht zu werden, und wir ahmen andere nach, um angenommen zu werden und dazuzugehören.

Dieses Verhalten führt dazu, dass wir uns normalerweise ähnlich kleiden wie unsere Freunde und auch ähnlich sprechen. Aus dem gleichen Grund neigen wir dazu, so zu essen wie die Menschen um uns herum, ähnliche Gerichte zu bestellen, uns ähnlich viel auf den Teller zu packen und im gleichen Tempo zu essen. Ob diese Nachahmung nun absichtlich oder unbewusst geschieht (was beides sein kann): Ihre Gesellschaft beim Essen kann Ihre Entscheidungen stark beeinflussen. Wenn Sie gemeinsam mit Menschen essen, die Salat mit gegrillter Hähnchenbrust bestellen, werden Sie vermutlich gesunde Entscheidungen treffen. Wenn Sie mit Leuten zusammensitzen, die fette Burger und Pommes genießen, werden Sie vermutlich mitmachen.

Wenn Ihr Essverhalten je nach Gesellschaft wechselt, dann sind Sie vielleicht das, was ich ein Ess-Chamäleon nenne. Später in diesem Kapitel werden Sie lernen, zwischen Menschen zu unterscheiden, die Ihnen helfen, gut zu essen (ich nenne sie »Helfer«), und solchen, die Ihren Bemühungen eher schaden oder sie sabotieren (ich nenne sie »Behinderer«).

Warum sitzen Sie am Tisch (Hintergrund)? Es kann ein Vergnügen sein zu essen, ob Sie hungrig sind oder nicht. Aber in sozialen Situationen geht es um mehr. Sie können essen, um zu feiern, um Liebe zu zeigen, sich mit anderen zu verbünden. Ohne einen starken EatQ kann Essen zu feierlichen Anlässen – eine Hochzeit, ein

Feiertag, Geburtstage und Ähnliches – Sie total aus der Bahn werfen. Aber wenn Ihr EatQ steigt, können Sie gemeinsam mit anderen essen, ohne sich von deren Entscheidungen mitreißen zu lassen. Sie können die Normen Ihres Partners oder der jeweiligen Gruppe durchschauen, seien sie nun ausgesprochen (»Komm, noch ein Dessert!«) oder unausgesprochen (Alle bestellen Burger). Wie fühlen Sie sich, wenn Sie am Tisch sitzen (Vordergrund)? Sie entscheiden, was Sie essen, auf der Grundlage Ihrer Gefühle in diesem Moment, aber Sie sind sich dieser Gefühle nicht immer bewusst. Die EAT-Methode kann Ihnen helfen, Emotionen zu ermitteln, zu erkennen und anzunehmen, während Sie dort am Tisch sitzen, und daraus bessere Entscheidungen abzuleiten.

Ihr Selbstvertrauen oder Ihre Selbsteinschätzung können Ihre Emotionen ebenfalls beeinflussen. Können Sie sich erinnern, wann Ihnen jemand zuletzt etwas zu essen oder einen Nachschlag aufgedrängt hat, obwohl Sie gar keinen Hunger mehr hatten? Oder können Sie sich erinnern, wann Sie zuletzt in Gegenwart fremder Leute zu viel gegessen haben, einfach weil Sie sich unsicher fühlten? Wenn Sie Ihren EatQ steigern, können Sie das Gleichgewicht zwischen der Freude an der Gesellschaft und der Achtsamkeit auf die eigenen Bedürfnisse und Vorlieben finden. Wir wollen uns diese Faktoren einmal genauer ansehen.

TEST: SIND SIE EIN HINTERGRUND-ESSER?

Essen mit anderen hat einen Hintergrund (den sozialen Kontext) und einen Vordergrund (Ihre innere Wirklichkeit, einschließlich Ihrer Gefühle und der Frage, wie hungrig oder satt Sie eigentlich sind). Einige von uns reagieren empfindlicher auf den Hintergrund als andere.

Je mehr Sie sich von sozialen Auslösern zum Essen drängen lassen, desto mehr werden Sie normalerweise essen. Dieser Test misst Ihre Empfindlichkeit für diese Auslöser.

1. Wenn Sie essen, ziehen Sie es vor ...
   a. ... allein zu essen, damit Sie Ihre Ruhe haben und selbst entscheiden können.

b. ... allein zu essen, aber Sie schalten den Fernseher ein, um ein bisschen Gesellschaft zu haben.

c. ... mit einem anderen Menschen zu essen, Ihrem Partner oder einem guten Freund.

2. Ihre Schwiegermutter bietet Ihnen ein Stück von ihrem preisgekrönten Schokoladenkuchen an. Was tun Sie?

a. Sie lehnen höflich ab, immer wieder. Sie wollen jetzt wirklich nichts, vielen Dank.

b. Sie nehmen ein Stück, um nicht unhöflich zu sein, essen es aber nicht auf.

c. Sie nehmen ein kleines Stück. Mehr wollen Sie nicht, wirklich nicht, vielen Dank.

d. Sie nehmen ein Stück, ob Sie es wollen oder nicht. Wenn Sie ablehnen, würde sie Ihnen das immer wieder vorwerfen.

3. Sie essen mit sportlichen, gesundheitsbewussten Freunden zu Abend, die alle einen Salat bestellen. Sie hätten aber gern einen Hamburger und Pommes. Was bestellen Sie?

a. Den Hamburger mit Pommes.

b. Den Hamburger mit Salat.

c. Einen Salat und ein Sandwich. Schinken und Käse sind gesünder als ein Hamburger, oder nicht?

d. Dasselbe wie alle anderen. Sie würden sich sonst wie ein Monster fühlen.

4. Sie essen mit Ihrem Partner zu Mittag. Er isst unglaublich schnell. Was tun Sie?

a. Sie essen in Ihrem eigenen Tempo. Ihr Partner muss oft auf Sie warten.

b. Sie essen etwas langsamer als Ihr Partner. Schnelles Essen vertragen Sie nicht.

c. Sie spüren, wie Sie selbst schneller werden.

d. Sie essen so schnell wie Ihr Partner, damit Sie gleichzeitig fertig werden.

5. Wenn Sie mit anderen essen, dann ...
   a. ... essen Sie, wie es Ihnen gefällt, zu Hause oder auswärts.
   b. ... achten Sie darauf, was Ihre Begleitung bestellt oder wie viel sie sich auf den Teller packt, und verhalten sich ähnlich.
   c. ... essen Sie etwas weniger als sonst, auch wenn alle anderen schlemmen.
   d. ... essen Sie deutlich weniger als alle anderen. Sie wollen vor den anderen gut dastehen.

6. Ihre Kollegen beschließen, am Abend das neue Bistro auszuprobieren. Sie haben spät zu Mittag gegessen. Was tun Sie?
   a. Sie lehnen freundlich ab. Sie haben gerade erst vor Kurzem gegessen. Beim nächsten Mal gern!
   b. Sie gehen mit, bestellen aber nur einen Kaffee. Sie wollen sich nur mal die Speisekarte und das Ambiente ansehen.
   c. Sie gehen mit, essen aber etwas Leichtes: eine Suppe und einen Salat.
   d. Sie gehen mit und essen ein komplettes Abendessen. Warum denn nicht? Es ist eine spontane Party!

Auswertung

Geben Sie sich 0 Punkte für jede a-Antwort, 1 Punkt für jede b-Antwort, 2 Punkte für jede c-Antwort und 3 Punkte für jede d-Antwort.

0–6 Punkte: Starker Vordergrund, schwacher Hintergrund.

Sie können sich gut auf Ihr Gefühl von Hunger und Sättigung einstellen, lassen aber soziale Ereignisse aus, um zu vermeiden, dass Sie zu viel essen. Wenn Sie Ihren EatQ steigern, wird es Ihnen leichter fallen, an solchen Anlässen teilzunehmen, wo auch gegessen wird.

7–12 Punkte: Mittlerer Vordergrund, starker Hintergrund.

Sie wissen, dass es Ihnen leichtfallen würde, den anderen zu folgen, wenn Sie in Gesellschaft essen. Wenn Sie Ihren EatQ

steigern, lernen Sie, Ihr eigenes Gefühl von Hunger und Sättigung wahrzunehmen und nicht so leicht auf Gruppendenken
oder Gruppenessen hereinzufallen.
**13–18 Punkte: Schwacher Vordergrund, starker Hinter-
grund.** Wenn in Ihrer Gruppe zu viel gegessen wird, dann tun
Sie es auch. Wenn alle Salat essen, sind Sie mit dabei, unabhängig von Ihrem eigenen Hunger. Für Sie geht es bei der
Steigerung des EatQ um eine Steigerung der allgemeinen
Selbstwahrnehmung. Sie müssen nicht als Letzter bestellen,
nur um zu sehen, was die anderen machen.

Die EAT-Methode und soziales Essen

Soziales Essen	Soziales Essen
Essen im Kontext anderer Menschen	Essen im Kontext anderer Menschen
Reaktion	Reaktion
Spiegelverhalten, Beachten sozialer Normen und Erwartungen	Spiegelverhalten, Beachten sozialer Normen und Erwartungen
Emotionale Entscheidung	EatQ/Achtsame Pause
Vergangene oder gegenwärtige Erfahrung verändert Gefühle und Sicherheit	Einstimmen auf Vorder- und Hintergrund

Wenn Sie mit anderen essen, kann es leicht passieren, dass Sie sich anpassen. Wenn Sie eine achtsame Pause einlegen und sich auf Vorder- und Hintergrund einstimmen, fällt es Ihnen leichter zu entscheiden, was und wie viel Sie essen wollen, unabhängig von den Entscheidungen der anderen.

Einsichtsvolle Entscheidung

EAT-Methode

Wer sitzt mit am Tisch:
Helfer und Behinderer

Teil des E in der EAT-Methode ist die Achtsamkeit auf den Einfluss anderer Menschen, vor allem in sozialen Situationen. Wenn Sie darüber nachdenken, werden Sie die meisten Ihrer Freunde, Verwandten und Kollegen in eine von zwei Gruppen einteilen können. *Helfer* haben eine gesunde Beziehung zum Essen. Ihre vernünftigen Essgewohnheiten und ihre entspannte Einstellung zu dem, was auf ihrem – und Ihrem – Teller liegt, macht es Ihnen leichter, gut zu essen. Die Unterstützung dieser Leute kann Ihnen helfen abzunehmen. In einer Studie mit 267 übergewichtigen Frauen fanden Forscher an der Stanford University heraus, dass Frauen mit guter Unterstützung durch Freunde und Verwandte eher abnahmen als solche, die eine derartige Unterstützung nicht bekamen (72 Prozent gegenüber 46 Prozent).
Leider sind die Behinderer aber in der Mehrzahl. Entweder beurteilen sie Ihre Entscheidungen, oder sie drängen Sie – oder machen sich angeblich Sorgen, dass Sie krank werden. Wenn Sie jetzt weiterlesen, versuchen Sie herauszufinden, wer die Helfer und wer die Behinderer in Ihrer Umgebung sind, von Ihrem Partner bis hin zu Ihren Kollegen.

Helfer

Ich habe zum Glück eine Helferin in meinem Leben: meine Freundin und Kollegin Susan (ja, noch eine Susan). Ihr ruhiges, entspanntes Verhältnis zum Essen inspiriert mich. Sie ist 55 Jahre alt, hat ein gesundes Gewicht und isst gern, ohne dass sich bei ihr alles darum drehen würde. Sie hilft auf ganz natürliche Weise allen in ihrer Umgebung, gut zu essen. Man muss ihr nur zusehen und es machen wie sie.
Susan scheint immer zu wissen, ob sie Hunger hat oder nicht. Wenn sie zum Mittagessen eingeladen wird und keinen Hunger hat, sagt sie: »Nein, danke«, voller Selbstvertrauen und ohne sich

dafür zu entschuldigen. Wenn ihr nach Gesellschaft zumute ist, geht sie mit und trinkt Tee. Sie würde nie beurteilen oder kommentieren, was die anderen bestellen, das geht sie nichts an. Eines Tages aßen wir in einem Restaurant in der Nähe zu Mittag. Nach dem Essen brachte der Besitzer Susan ein Lemon Scone, weil er wusste, dass sie das sehr gern isst. Sie dankte ihm und sagte: »Ich bin so satt, ich nehme mir das mit nach Hause und genieße es heute Abend.« Und dann wickelte sie das Scone in eine Papierserviette. Selbst angesichts ihres Lieblingsessens – als Geschenk des Hauses! – konnte sie spüren, ob sie hungrig war, und eine kluge Entscheidung treffen.

Wenn Sie einen Helfer wie Susan haben, ahmen Sie die Essensentscheidungen dieses Menschen nach, bis sie Ihnen zur zweiten Natur geworden sind. Wenn Sie so jemanden nicht haben, suchen Sie nach ihm. Und wenn Sie in ihrer Familie oder Umgebung niemanden finden können, suchen Sie sich im Internet eine Selbsthilfegruppe.

Das Zweitbeste nach dem Finden eines Helfers ist, selbst einer zu sein. Wenn Sie mit jemandem essen, von dem Sie wissen, dass er mit dem Thema Essen zu kämpfen hat, treffen Sie ganz bewusst gesunde Entscheidungen in seiner Nähe (auf einer Hochzeit, Party oder Familienfeier) und kritisieren Sie nicht, was er oder sie auf dem Teller hat. Wenn Sie sich selbst wie ein Helfer verhalten, haben Sie Gelegenheit, die Prinzipien der EAT-Methode zu üben und vielleicht weiterzugeben.

DIE EATQ-KÜCHE

Kochen zu Hause kann Ihnen sehr helfen, Ihr Gewicht zu regulieren. Das Gute ist, dass es heute viele hilfreiche Küchengeräte gibt, die Sie dabei unterstützen, alte, ungesunde Essgewohnheiten zu durchbrechen und sich für gesunde Alternativen zu entscheiden.

Die sechs hier aufgeführten Küchenwerkzeuge können Ihnen helfen, die zwei emotional aufgeladensten Herausforderungen zu meistern, die Ihnen an Ihrem eigenen Küchentisch begegnen: Tempo und Portionsgröße. Bei beiden Themen spielen

Gefühle eine große Rolle – zu viel, zu wenig, zu schnell, zu langsam. »Es schmeckt so gut, ich hätte gern mehr davon.« Diese Küchengeräte können Ihnen helfen, auf kluge, achtsame Weise damit umzugehen.

1. **Die Hapi-Gabel:** Zu schnelles Essen führt leicht dazu, dass Sie mehr essen als geplant. Dann ist die Hapi-Gabel Ihre Rettung. Wenn Sie mehr als einen Bissen in zehn Sekunden zu sich nehmen, fängt sie an zu vibrieren und zu leuchten und erinnert Sie daran, langsamer zu essen. Die Hapi-Gabel misst auch, wie lange Sie insgesamt essen, wie viele Gabeln pro Minute Sie zu sich nehmen und wie lang die Pausen sind. Es gibt sogar Apps für den PC und das Smartphone, Sie finden sie auf www.hapilabs.com. Die Low-Tech-Alternative: Essen Sie mit chinesischen Stäbchen. Auch damit werden Sie langsamer, vorausgesetzt, Sie sind kein Profi, was asiatische Küche angeht.

2. **Die Obol-Schüssel.** Essen Sie Ihre Frühstücksflocken zu schnell? Sehr verständlich, denn gerade gesunde Frühstücksflocken werden wegen ihres geringen Zuckergehalts schnell matschig. Die Obol-Schüssel ist in zwei Abteile geteilt, eins für die Milch und eins für die Flocken. Die Flocken rutschen langsam in die Milch und schwimmen nicht lange darin. So können Sie in Ihrem eigenen Tempo essen und müssen sich keine Sorgen machen, dass Ihre Flocken matschig werden. Die Obol-Schüssel können Sie im Internet unter *www.obol.co* bestellen, es geht aber auch mit einer normalen Schüssel und der Milch in einem Glas, aus dem sie immer wieder etwas dazuschütten.

3. **Melonenstecher, Käsereibe, Apfelteiler.** Die Forschung zeigt, dass wir Essen viel mehr genießen, wenn es ästhetisch angerichtet ist. Deshalb wird im Restaurant noch ein Zweig Minze auf den Teller gelegt oder etwas Balsamico auf den Rand geträufelt. Wenn sie die gerade genannten Geräte schon haben, benutzen Sie sie! Genießen Sie perfekt rund geformte Melonenkugeln in Ihrem Obstsalat, lockig-flocki-

gen Käse auf Ihren Nudeln oder ein paar hübsche Apfel-
schnitze zu Ihrem Sandwich, sodass Ihr Essen aussieht,
als käme es geradewegs aus einer Fünf-Sterne-Küche.
Die Low-Tech-Alternative: Viele Garnituren lassen sich auch
mit einem schlichten Küchenmesser herstellen. Sie können
Bänder, Blüten und Sterne schneiden, wenn Sie Gemüse
wie Gurken oder Karotten anrichten.

4. **Bento-Schachteln.** In Japan spricht man von Bento,
abgeleitet von dem Wort für »Bequemlichkeit«, denn
danach suchen wir doch beim Essen: Einfach soll es sein,
am besten gleich zum Mitnehmen. Diese hübschen,
einfachen Schachteln sind in Japan gang und gäbe, und
sie sind lustiger und umweltfreundlicher als normale
Verpackungen. Sie können darin Einzelportionen mitnehmen. Halten Sie sie bereit, um Reste darin zu verpacken,
wenn Sie mit den Abendessen fertig sind, sodass Sie gar
nicht erst in Versuchung kommen, noch einen Nachschlag
zu nehmen oder von den Resten zu naschen. Die Low-
Tech-Alternative: Servieren Sie sich oder Ihrer Familie die
Lasagne oder den Hackbraten und verpacken Sie den Rest
sofort in Gefriertüten, einzeln oder in Familienportionen.
An Eingefrorenem können Sie nicht mehr herumknabbern,
und wenn Sie wieder richtig Lust darauf haben, müssen Sie
sie nur auftauen.

5. **Spaghettimesser.** Wenn Sie gewohnheitsmäßig eine
Handvoll Spaghetti ins Wasser geben, erwischen Sie oft
viel zu viel und essen es auch. Dieses einfache Messgerät,
das Sie in großen Supermärkten oder Haushaltsgeschäften
bekommen, sieht aus wie ein Lineal mit Löchern drin, für
eine bis vier Portionen, sodass Sie immer die richtige
Menge kochen. Die Low-Tech-Alternative: Nehmen Sie
Serviettenringe mit unterschiedlichen Durchmessern. Ein
Serviettenring mit 2,3 cm Durchmesser entspricht einer
Portion, ein Ring mit 3,25 cm Durchmesser ist richtig für
zwei Portionen. Ein Durchmesser von 4,0 cm entspricht
drei, ein Durchmesser von 4,6 cm entspricht vier Portionen.

Behinderer

Menschen, die Sie zum Essen drängen, Sie beschämen oder verurteilen, können Sie ernsthaft daran hindern, eine gesunde Beziehung zum Essen aufzubauen. Ihr Verhalten kann sehr bösartig sein, obwohl sie vermutlich eher glauben, sie würden Ihnen helfen. Aber so ist es nicht. Hier ein paar Sätze, die Behinderer zu meinen Klienten gesagt haben:

- Du siehst ja schrecklich aus! Dein Gesicht ist ganz hager, du nimmst viel zu schnell ab.
- Du hast doch Geburtstag, da kannst du doch wohl ein Stück Kuchen essen.
- Magst du meine Lasagne denn gar nicht mehr?
- Da ist noch eine Zimtschnecke, magst du?
- Seit du mit dieser Diät angefangen hast, macht es überhaupt keinen Spaß mehr mit dir.

ÜBUNG: MACHEN SIE MIT BEIM EatQ-KÜCHENWETTBEWERB

Versuchen Sie, sich eine Woche an die folgenden Anweisungen zu halten:

1. Benutzen Sie mindestens zwei Werkzeuge, um Ihr Tempo beim Essen zu verlangsamen.
2. Entfernen Sie ein paar elektrische Geräte aus Ihrer Küche oder benutzen Sie sie einfach nicht. Sie lenken Sie ab und hindern Sie daran, achtsam zu essen. Wenn Sie einen Fernseher in der Küche haben, packen Sie ihn weg. Fernsehen beim Essen ist eine der größten Gefahren für Menschen, die zu viel essen. Lassen Sie Ihr Handy, Ihren Laptop, Ihre Fernbedienung und Ihr Radio im Nebenzimmer.

3. Benutzen Sie mindestens zwei Mal am Tag ein Gerät, das Ihnen hilft, Ihre Portionen genau zu bestimmen, statt emotional darüber zu entscheiden.

Wenn die Woche um ist, fragen Sie sich: Wie ist es Ihnen bei dieser Übung ergangen? Haben Sie eine Veränderung in Ihrem EatQ bemerkt? Nutzen Sie diese Achtsamkeit auf sich selbst und räumen Sie Ihre Küche um: Stellen Sie die nützlichen Werkzeuge so hin, dass Sie sie stets zur Hand haben. Ich wette, bald wird es in Ihrer Küche ganz anders aussehen.

BENENNEN SIE IHRE HELFER UND BEHINDERER

Ich bitte meine Klienten oft, die Menschen in Ihrer Umgebung zu identifizieren, die Ihnen bei Ihren Bemühungen helfen oder diese sabotieren. Ich lade Sie ein, darüber ebenfalls nachzudenken. Diese einfache, aber wichtige Übung kann Sie dabei unterstützen, den hilfreichen oder verletzenden Einfluss von Familie, Freunden und anderen zu erkennen.

Denken Sie an die Leute, die Sie regelmäßig treffen: Partner, Kinder, Freunde, Kollegen und so weiter. Selbst wenn Sie sie nur an Feiertagen oder zu anderen besonderen Gelegenheiten treffen, schreiben Sie sie auf.

Nehmen Sie ein Blatt Papier und listen Sie auf, welche Menschen Ihnen Mut machen oder Sie aus der Bahn werfen, wenn Sie gut essen wollen. Wenn Sie mehr Behinderer als Helfer haben, sind Sie in guter Gesellschaft. Das ist bei den meisten meiner Klienten ebenfalls so.

Meine Helfer

1. ....

2. ....

3. ....

4. ....

5. ....

Meine Behinderer

1. ....

2. ....

3. ....

4. ....

5. ....

Eine meiner Klientinnen, ich nenne sie Holly, hatte zwei Behinderer in ihrer Umgebung: ihre Mutter und ihren Ehemann. Als Holly noch ein Kind gewesen war, war ihre Mutter immer in schweigendem Tadel mit dem Finger in der Luft Hollys Figur nachgefahren, sobald ihre Tochter Pommes frites aß. Am nächsten Tag war sie dann aber mit Holly Eis essen gegangen. Die widersprüchlichen Botschaften setzten sich bis ins Erwachsenenalter fort. Beim Essen mit der Familie zog ihre Mutter eine Augenbraue hoch, wenn Holly sich noch eine zweite Portion nahm, aber wenn sie beim Dessert nicht mindestens eine Scheibe Kuchen aß, war es auch nicht recht.

Die Lieblingstaktik des Ehemannes war Sabotage. Beispielsweise ging Holly einkaufen und plante für den Sonntag ein wunderbar gesundes Essen. Aber ganz zufällig hatte ihr Mann dann Lust auf Pizza. Das Essen mit dem gegrillten Hähnchen und dem Gemüse wurde eingepackt, und Holly ging mit ihrem Mann Pizza essen – und aß natürlich zu viel davon.

Ich konzentrierte mich darauf, Holly zu helfen, damit sie die Gefühle besser wahrnahm, die die Behinderer in ihr wachriefen: Scham, Hilflosigkeit und Zorn. Sobald sie diese Gefühle wahrnahm, konnte sie lernen, auf den Pausenknopf zu drücken, wenn sie auftraten. Sie konnte damit umgehen und eine einsichtsvolle Entscheidung treffen. Hollys EAT-Rezept sah folgendermaßen aus:

E Die Kommentare taten Holly zwar weh, waren aber so sehr zur Gewohnheit geworden, dass sie sie fast nicht mehr hörte. Ich bat sie, ein kleines Notizbuch bei sich zu tragen und jeden Kommentar sofort aufzuschreiben: den Wortlaut, den Urheber, die Situation, wie sie sich dabei gefühlt hatte. Sie war überrascht, wie oft solche Kommentare kamen.

A Ich bat Holly, das Notizbuch und die Gefühle, die sie weckten, mit ihrem Essverhalten in Verbindung zu bringen. Sie stellte fest, dass sie sie fast immer zu negativem Denken verleiteten: »Sie denkt doch sowieso, dass ich zu dick bin, dann bin ich eben dick.« Oder: »Er will Pizza? In Ordnung, dann muss er auch mit meinem dicken Hintern klarkommen.« In den meisten Fällen hatte Holly gar nicht gespürt, wie viel Zorn und negative Gedanken mit ihrer Selbst-Sabotage verbunden waren.

T Wenn Behinderer wirklich wehtun, kann eine Einschränkung des Kontakts die einzige Möglichkeit sein. Holly entschied sich, weniger Zeit mit ihrer Mutter zu verbringen, deren kritische Bemerkungen sich nicht nur auf das Essen ihrer Tochter bezogen. Außerdem aß sie, bevor ihr Mann von der Arbeit nach Hause kam, und zwar vernünftige Portionen mit gesundem Essen, das ihr schmeckte. Und sie stellte fest, dass ein Werkzeug – das mentale Verwandeln eines Gefühls – besonders gut funktionierte. Es half ihr, positive Selbstgespräche zu führen, um die Wirkung der Kommentare auf ihre Gefühle und Entscheidungen zu neutralisieren.

Es dauerte nicht lange, da hatte Hollys lautere innere Stimme die schmerzenden Kommentare besiegt. Heutzutage hält sie sich meistens an ihren gesunden Ernährungsplan.

ZIEHEN SIE IHRE EIGENEN GRENZEN

Wenn Sie einen Behinderer in Ihrer Umgebung haben, ist es wichtig, Ihre Grenzen zu kennen und aufrechtzuhalten. Eine Grenze trennt Sie von anderen Menschen. Grenzen geben uns die Macht, selbst zu entscheiden, wie wir von anderen Menschen behandelt werden wollen. Und sie schützen uns. Ob wir über Essen oder Beziehungen sprechen: Grenzen sind nützlich und notwendig, um uns davor zu bewahren, dass wir von anderen emotional niedergebügelt oder isoliert werden. Menschen mit stark ausgeprägter Emotionaler Intelligenz wissen, wie man Grenzen zieht und wirksam erhält.

Erstens: Üben Sie, Nein zu sagen. Ein Grund, warum es uns so schwerfällt, Nein zu sagen, ist, dass es in unseren Ohren so fremd klingt. Deshalb hilft es uns, regelrecht zu üben, Essen abzulehnen, das wir nicht wollen. Wenn Sie glauben, dass es Ihnen hilft, üben Sie vor dem Spiegel, bis Ihre Ablehnung mühelos und selbstbewusst klingt. Das Nein sollte klar, aber freundlich klingen; der Ton sollte leicht, aber fest sein. Sie können die folgenden Beispielsätze benutzen oder sich selbst etwas ausdenken.

- »Nein, vielen Dank, ich möchte kein Dessert, auch kein halbes.«
- »Es sieht köstlich aus, aber wirklich, nein danke.«
- »Ich habe genug, aber ich nehme mir ein Stück mit für später.«
- »Es fällt mir wirklich schwer, einer so wunderbaren Köchin einen Korb zu geben, aber ich bin wirklich satt. Vielen Dank.«

Zweitens: Setzen Sie viele verschiedene Grenzen. Neben den verbalen Grenzziehungen gibt es auch noch zwei andere Formen.

Bei *physischen Grenzen* geht es um den tatsächlichen Raum und Abstand zwischen Ihrem Körper und Dingen oder um Grenzen in Bezug auf die Frage, ob und wann etwas angefasst werden darf.

- »Das ist meine Schublade, die hier gehört dir.« (Dasselbe geht auch mit zwei Hälften eines Kühlschranks.)
- »Bitte bewahre deine Snacks irgendwo auf, wo ich sie nicht sehen kann. Vielen Dank.«

Bei *zeitlichen Grenzen* geht es um spezifische Beschränkungen, wie lange Sie etwas tun wollen.

- »Ich kann fünf Minuten bleiben, dann muss ich gehen.«
- »Es tut mir leid, aber ich kann wirklich nicht bleiben, ich habe in zwanzig Minuten einen Termin.«

Machen Sie sich klar, dass die Behinderer versuchen werden, Ihre Grenzen auszutesten, also seien Sie darauf eingestellt, dass Sie sich behaupten müssen. Mit Geduld und Wiederholung wird es Ihnen leichter fallen, Nein zu sagen und bei Ihren Entscheidungen zu bleiben.

Wer sitzt mit am Tisch: Essen, um dazuzugehören

Die Baumeidechsen, die wir als Chamäleons bezeichnen, haben zwei einzigartige Fähigkeiten: Sie können ihre beiden Augen unabhängig voneinander bewegen, und sie können die Farbe wechseln. Anders als weithin angenommen, hat der Farbwechsel nichts mit der Umgebung des Chamäleons zu tun, sondern mit Licht, Temperatur und Nervenreizen wie Ärger oder Furcht. Aber die Fähigkeit, die Farbe an die Umgebung anzupassen, lässt mich trotzdem an eine Verhaltensweise von Menschen denken, wenn sie mit anderen gemeinsam essen: Sie versuchen dazuzugehören. In einem gewissen Ausmaß sind wir alle Chamäleons, bewusst oder unbewusst. Und unser Nachahmungsverhalten führt dazu, dass wir im Zusammensein mit einem Menschen, der zu viel isst, es wahrscheinlich ebenfalls übertreiben. Und umgekehrt. Meine Klientin Charlotte war so ein klassischer Chamäleon-Esser. Ausgerechnet zu einem Zeitpunkt, als ihre Kostüme anfingen, ein bisschen knapp zu sitzen, bekam diese kluge, hart arbeitende

Werbefrau einen Auftrag von einer großen Naturkostfirma. Frustriert rief sie mich an und bat mich um Hilfe. Ihr Job war ihr Leben, der Auftrag war wichtig, und sie *würde* jetzt abnehmen. Ich befragte sie ausführlich mit meinen W-Fragen: Was aß sie, wann, wo, mit wem – und warum?

Nach ihren Antworten und dem Ernährungstagebuch zu urteilen, das sie eine Woche lang führte, hatte Charlotte keine Probleme mit den üblichen Verdächtigen: Sie wusste genug über gesunde Ernährung, und sie hatte auch Zugang zu gesundem Essen. Aber mir fiel ihr unstetes Essverhalten auf. An einem einzigen Tag konnte sie ein Wok-Gericht und ein Steak-Sandwich, einen Salat mit gegrilltem Hähnchenfleisch und eine Portion Chicken Wings essen. Auch die Mengen schwankten sehr, manche Mahlzeiten waren ganz vernünftig portioniert, andere sahen aus, als wollte sie sich richtig vollfressen. Was war da los?

Es stellte sich heraus, dass gar nichts Ungewöhnliches im Gange war. Charlotte war ein Chamäleon. In der Arbeit aßen ihre Kollegen während einer geschäftlichen Besprechung Sushi oder Salat mit Dressing, also tat Charlotte das auch. Zu Hause aß ihr Mann Pizza, Brathähnchen und Burger, und sie machte mit. (Mehrere Studien haben diese ungesunde Art des Essens bei Paaren festgestellt.)

In einer perfekten Welt würden alle Ihre Freunde, Kollegen und Familienmitglieder gut essen, und Sie würden dabeisitzen und ihr gesundes Verhalten nachahmen. Aber diese Welt ist nicht perfekt. Und deshalb müssen Sie Ihren EatQ einsetzen.

WIE SIE ESSEN, WENN SIE GANZ ALLEIN SIND

Als ich das nette, schräge Buch *What We Eat When We Eat Alone* aufschlug, saß ich witzigerweise allein im Zug von Philadelphia nach New York. Ich hatte gerade mein mitgebrachtes Abendessen genossen, das aus meinen absoluten Lieblingsspeisen bestand: griechischer Joghurt, Cheddar-Käse und Sojachips, Geflügelsalat – eine sehr seltsame Mischung. Ich hatte bewusst eine Mischung zusammengestellt, die gut zu transportieren war, aber es war auch eine Mischung aus Vergnügen und Trost. Meine Schwester, die weiß, dass ich Geflügelsalat liebe, hatte mir welchen gemacht, extra für die Reise. Ausgehend von dem Buch, dachte ich darüber nach, wie wir essen, wenn niemand dabei ist – im Gegensatz zum Essen in sozialer Umgebung. Und warum wir dann anders essen. Ich lade Sie ein, darüber ebenfalls kurz nachzudenken. Werfen Sie dann alle Konventionen über Bord, essen Sie mit den Fingern, oder gönnen Sie sich schräge Kombinationen? (Eine Freundin einer Freundin, eine Frau, die auf die siebzig zugeht, krümelt immer noch Kekse in ihre Gemüsesuppe; eine Gewohnheit, die sie während ihrer ersten Schwangerschaft angenommen hat.) Bestellen Sie im Restaurant ein Gericht, das die Menschen in Ihrer Umgebung überraschen oder gar schockieren würde (eine Vegetarierin, die Kalbsschnitzel genießt!)? Machen Sie sich zu Hause eine Packung Käsenudeln auf, die Sie angeblich für Ihre Kinder gekauft haben, in Wirklichkeit aber heimlich lieben? Und ebenso wichtig ist die Frage: Wie viel essen Sie? Die Forschung geht davon aus, dass wir weniger essen, wenn wir allein sind, aber unter meinen Klienten gibt es eine ganze Reihe, die vor anderen Leuten sehr gesund essen – gegrillte Hähnchenbrust, Suppe und Salat, Burger ohne Brötchen, nur mit Gemüse – und sich gehen lassen, wenn sie allein sind.

Wie ist das bei Ihnen? Gibt es einen öffentlichen Esser, der mäßige Portionen mit gesunden Zutaten isst, und einen privaten Esser, der sich gehen lässt?

Und denken Sie auch mal über folgende Frage nach: Gibt es einen Unterschied zwischen Ihrem Einzelessen und Ihrem Gesellschaftsessen? Wenn Sie ganz anders essen, sobald Sie allein sind, könnte es sein, dass Sie sich nicht ganz wohl in Ihrer Haut fühlen? Könnte es sein, dass Sie andere nicht sehen lassen wollen, was Sie für eine sehr private Angelegenheit halten?

Die Beantwortung solcher Fragen ist ein erster Schritt zur Steigerung Ihres EatQ. Der zweite Schritt besteht darin, die achtsame Pause zu üben, um Zugang zu allen negativen Mustern zu finden, und um zu lernen, damit umzugehen. Und dann können Sie sich Werkzeuge suchen, die Ihnen helfen, mit den Gefühlen klarzukommen und kluge Entscheidungen zu treffen.

Ich und ich

Kate kam neun Monate nach ihrer Hochzeit zu mir. Die neun-undzwanzigjährige Lehrerin kämpfte mit den Pfunden, die sie nach den Flitterwochen zugenommen hatte, und gab ihrem Mann Brad die Schuld dafür.

»Bevor ich ihn kennenlernte, habe ich mich im Wesentlichen vegetarisch ernährt«, erzählte sie mir. »Aber Brad ist ein echter Fleisch-und-Kartoffeln-Junge, und ohne es zu merken, habe ich angefangen, das Gleiche zu essen wie er: BBQ-Pulled-Pork-Sandwich, riesige Hamburger, Eis zum Nachtisch.« Kate überlegte, ob sie wieder zu ihrer vegetarischen Ernährung zu-rückkehren sollte, machte sich aber Sorgen, dass sie das von ihrem Mann entfremden würde – die Mahlzeiten waren die einzige Zeit am Tag, wo sie wirklich mal runterkamen und miteinander redeten. Würden sie diese kostbare Zeit zu zweit verlieren und anfangen, getrennt zu essen?

Kate war in eine Falle geraten, die ich »Essen aus Liebe« nenne. Bei diesem Phänomen nimmt ein Partner – oder beide! – zu Beginn einer neuen Beziehung entweder zu oder ab (meistens zu). Tatsächlich zeigt die Forschung, dass Paare sich in ihren Essgewohnheiten annähern – sie neigen dazu, ähnliche Dinge zu essen, und nehmen ähnlich viel ab oder zu.

Das ist nicht besonders überraschend: Gemeinsames Essen ist Teil des Werbungsverhaltens in der Frühphase einer Part-nerschaft (die gemeinsame Popcorntüte im Kino, Kuscheln und Pizzaessen auf dem Sofa, während der Fernseher läuft, ein Ausflug in die Eisdiele). Essen ist nicht nur einfach eine ange-nehme Tätigkeit, es stärkt auch die Bindung.

Später, wenn Paare mehr von ihrem Leben miteinander teilen, kommen die Ähnlichkeiten im Alltag dazu: Sie essen zur glei-chen Zeit und kaufen zusammen ein. Individuelle Essensvor-lieben verblassen, es ist einfacher, für zwei zu kochen als für einen oder eine große Packung Vollmilch zu kaufen statt eine kleine mit Vollmilch und eine kleine mit fettarmer Milch.

Meine Arbeit mit Kate konzentrierte sich darauf, ihren Blick von Brads Essverhalten (und ihrem Versuch, es zu verändern) wegzulenken hin zu einer Möglichkeit, ihre individuellen

Essgewohnheiten zu verbinden. Ich habe ihr sechs Ratschläge gegeben, die ich auch schon anderen Paaren gegeben hatte. Vielleicht funktionieren sie auch bei Ihnen.

1. Lassen Sie die Kontrolle los. Kate hatte versucht, Brads Speiseplan zu verändern, indem sie ihm Tofu und gegrilltes Gemüse angeboten hatte. Das hatte aber nicht funktioniert. Sie können das Essverhalten Ihres Partners nicht verändern, das führt nur zu Machtkämpfen. Akzeptieren Sie, dass er für seinen eigenen Teller verantwortlich ist, was auch immer darauf liegt.

2. Seien Sie ein gutes Vorbild. Zeigen Sie Ihre gesunden Entscheidungen, reden Sie nicht darüber. Mit anderen Worten: Sagen Sie Ihrem Partner nicht, dass Sie Fisch bestellen statt Spareribs. Tun Sie's. Ich habe Kate versichert, dass Brad irgendwann von selbst anfangen würde, gesünder zu essen, einfach weil Menschen dazu neigen, das Verhalten anderer Menschen nachzuahmen.

3. Verstärken Sie die gesunden Entscheidungen Ihres Partners. Wenn Sie Glück haben, will er seine Essgewohnheiten ohnehin verbessern. Unterstützen Sie ihn, aber nicht mit Kontrolle, sondern mit Verstärkung. Sie könnten zum Beispiel sagen: »Gute Wahl!«, wenn er einen Salat statt der Pommes frites bestellt oder anfängt, fettarme Eiscreme zu kaufen statt der Sahneschnitten, die Sie beide unwiderstehlich finden.

4. Machen Sie Kompromisse. Kaufen Sie abwechselnd Ihre Lieblingsspeisen ein. Wenn Sie fettfreies Putenfleisch mögen und Ihr Partner nicht, dann suchen Sie sich einen Mittelweg. Oder kaufen Sie fettarme gebackene Chips statt der kalorienreichen Sorte.

5. Machen Sie einen Wettbewerb daraus. Gesunder Wettbewerb kann eine Beziehung sehr beleben. Machen Sie aber keinen Abnehm-Wettbewerb daraus, sondern suchen Sie nach Möglichkeiten, gesunde Gewohnheiten zu entwickeln. Wer findet das leckerste Rezept, das außerdem noch gesund ist? Wer macht die tollste Salsa zu den Chips,

rührt die feinste Marinade zur gegrillten Hähnchenbrust zusammen oder kriegt perfekt gegrilltes Gemüse hin?

6. Kochen Sie »schichtweise«. Wenn Sie zusammen kochen, machen Sie ein Grundgericht – Nudeln, Pizza, Salat – und ergänzen Sie es mit Zutaten, die der Einzelne besonders gern mag. Wenn Sie Nudeln kochen, können Sie gegrilltes Gemüse oder eine Steinpilzsoße dazu essen und er Fleischsoße. Sie können scharf gewürztes Putenfleisch und Gemüse auf die Pizza legen und er eine zusätzliche Käsesorte. Er kann seinen Burger mit Bacon, Käse und Zwiebelringen belegen, Sie können sich einen kleineren Burger braten und Gemüse, Salsa oder Avocado dazu genießen. Kate und Brad aßen oft Salat zum Abendessen, ein perfektes Grundgericht. Er bekam Steak, Gorgonzolasoße und Croûtons dazu, sie Balsamessig, gegrilltes Gemüse und ein paar Streifen Parmesan.

Kate hat gelernt, dass es möglich ist, in einer Beziehung zu leben und die eigenen Gefühle zu achten und dann Entscheidungen zu treffen, die diese Gefühle berücksichtigen.

Warum sitzen Sie am Tisch?

Vor vielen Jahren, als ich in Japan lebte, stellte mich meine Gastgeberin praktisch jedem in ihrer Gemeinde vor. Ich kam mir fast ein bisschen prominent vor. Überall bot man mir etwas zu essen oder zu trinken an. Jemand gab mir eine Tasse mit einem klaren, glibberigen Inhalt. Die Konsistenz drehte mir den Magen um, es sah aus wie – nun, wie Schleim. Igitt.

Ich muss das Gesicht verzogen haben, denn meine Freundin beugte sich zu mir und flüsterte drängend: »Du *musst* das essen.« Das war mir klar. Man hätte meine Weigerung als Beleidigung und Schande empfunden. In diesem Moment war der Hintergrund – die symbolische Bedeutung dieses unappetitlichen Gerichts – viel wichtiger als mein Vordergrund. Also machte ich gute

Miene zum bösen Spiel und würgte es runter. Es war nicht mal wirklich schlecht, ganz mild schmeckende Bohnenpaste. Wenn Sie mit anderen Leuten essen, müssen Sie ständig Vordergrund und Hintergrund gegeneinander abwägen. Das heißt, Sie müssen einen Ausgleich schaffen zwischen der Bedeutung, die das Essen für Sie hat – und ob es zu Ihrem Hunger, Ihrem Geschmack, Ihren Bedürfnissen und Vorlieben passt –, und der Bedeutung, die es für andere hat (Sorge, Intimität, Respekt, Höflichkeit). Einige Beispiele:

- Wenn Sie für jemanden kochen, der krank ist, oder nach einem Todesfall ein Essen mitbringen, um zu zeigen, dass Sie sich kümmern.

- Bei einem romantischen Essen zu zweit, um ein Gefühl von Intimität zu erzeugen.

- Großmutters Festtagsessen, das den Zusammenhalt in der Familie betont.

- Die Teilnahme an Festen und Ritualen wie dem Sedermahl im Judentum oder Familienzusammenkünften wie an Weihnachten, zu Hochzeiten oder zu Beerdigungen.

FRAUEN UND DAS NACHAHMEN BEIM ESSEN

Mittagessen mit einer Freundin. Ein Abend mit den Mädels. Frauen, die zusammen essen, können neue Freundschaften stiften oder die alten stärken. Aber Frauen, die zusammen essen, neigen auch zur Nachahmung, Bissen für Bissen. Das jedenfalls behauptet eine neue niederländische Studie.

Die Forscher nennen das »Verhaltens-Mimikry«: ein Vorgang, bei dem eine Person unwissentlich das Verhalten einer anderen Person nachahmt. Die Wahrnehmung der Bewegungen einer anderen Person aktiviert Ihr motorisches System, und Sie bewegen sich genauso – und setzen damit ein ähnliches nachahmendes Verhalten bei einer anderen Person in Gang.

In dieser Studie schauten sich die Forscher das Essverhalten von siebzig Frauenpaaren an, die zusammen in einem Labor zu Abend aßen, das wie eine Bar eingerichtet war. Sie bekamen ein Abendessen und hatten zwanzig Minuten Zeit, es zu verzehren. Eine von den zwei Frauen wusste vorher, wie viel sie bekommen würde, aber man sagte ihnen nicht, wie viel sie essen sollten.

Nun wurde das Timing der (insgesamt 3888) Bissen aufgezeichnet, um festzustellen, wie viele Bissen auf Mimikry beruhten. Die Forscher unterschieden zwischen nachgeahmten Bissen (fünf Sekunden nachdem die andere Person einen Bissen genommen hatte) und nicht nachgeahmten Bissen (außerhalb des Fünf-Sekunden-Intervalls).

Am Ende fanden sie heraus, dass die Wahrscheinlichkeit ziemlich hoch war, dass beide Frauen gleichzeitig die Gabel hoben. Beide Frauen ahmten jeweils die andere nach, wobei diejenige, die im Voraus wusste, wie viel sie bekommen würde, etwas weniger dazu neigte.

Man fand auch heraus, dass die Neigung zur Nachahmung während der ersten Hälfte des Essens dreimal so hoch war wie in der zweiten Hälfte, vermutlich, weil man am Anfang eines Essens zunächst versucht, mit der fremden Person in Einklang zu kommen.

Aber warum gibt es diese Mimikry? Die Forscher sahen zwei Möglichkeiten. Entweder sind beide Frauen durch ein »Spiegelnetz« auf Nachahmung geprägt. Das heißt, die eine Frau sieht, dass die andere die Gabel hebt, und ahmt die Bewegung automatisch nach. Oder die Frauen beobachteten einander, um »unangemessenes« Essen zu vermeiden und sich bei ihrem Gegenüber nicht unbeliebt zu machen. Die Forscher spekulierten auch, die Mimikry könnte bei vertrauten Personen weniger stark ausgeprägt sein.

Wenn Sie also das nächste Mal mit einer Frau essen, überprüfen Sie kurz den »Hintergrund« (ja, gleich dort am Tisch). Heben und senken Sie die Gabel im gleichen Rhythmus wie Ihr Gegenüber? Wenn ja, dann wissen Sie, was Sie zu tun haben.

Diese Beispiele haben mit den besten Dingen in unserem Leben zu tun: gutes Essen und eine gute Familie oder Freunde, um es gemeinsam zu genießen. Deshalb sind Festzeiten so problematisch. Jedes Jahr von Thanksgiving bis Neujahr und dann noch einmal während der Frühlingsferien müssen meine Klienten ständig zwischen Vordergrund und Hintergrund hin und her springen, zwischen Dankbarkeit und Liebe zu ihren Gastgebern und der Wahrnehmung eigener Bedürfnisse. Tatsächlich sind wir alle an diesem Tanz beteiligt, einige erfolgreicher als andere.

Wenn Sie am Tisch sitzen, weil Sie an einer Mahlzeit mit symbolischer Bedeutung teilnehmen, dann kann die Nutzung Ihres EatQ Ihnen helfen, den tiefgreifenden – und manchmal ganz urtümlichen – Sog des Essens gegen Ihr eigenes Bedürfnis nach gesunder Ernährung und vernünftigen Portionen auszubalancieren.

Wenn Sie Ihren EatQ stärken, können Sie diese besonderen Mahlzeiten auf die gleiche Weise betrachten wie die Mahlzeiten in Ihrem Alltag. Der Hintergrund des sozialen Anlasses gibt Ihnen keine Erlaubnis oder Entschuldigung, es zu übertreiben. Sie konzentrieren sich auf den Vordergrund – Ihre innere Wahrheit. Sie suchen sich aus, was wirklich besonders und einzigartig an diesem Essen ist – vielleicht ein Gericht, das Sie nur einmal im Jahr bekommen –, und genießen es in einer Menge, die sowohl Ihren körperlichen Hunger als auch Ihr Verlangen nach Verbundenheit und Vergnügen befriedigt.

Wie wir uns fühlen, wenn wir am Tisch sitzen

Soziale Zusammenkünfte können starke Emotionen wecken. Hier einige Beispiele für Gefühle, die in solchen Situationen oft dazu führen, dass man zu viel isst.

Nett sein wollen

Wie oft haben Sie schon einen Nachschlag oder ein Dessert genommen, weil Sie jemanden glücklich machen wollten? Menschen mit einem starken Bedürfnis, anderen zu gefallen, neigen dazu, in sozialen Situationen zu viel zu essen, selbst wenn sie gar keinen Hunger haben. Das hat eine Studie herausgefunden, die in der Zeitschrift *Journal of Social and Clinical Psychology* veröffentlicht wurde. Sie neigen auch stärker dazu, sich mit Essen zu verwöhnen, das sie normalerweise meiden, beispielsweise fette Snacks und Desserts. Wenn Sie an einer sozialen Zusammenkunft teilnehmen und *sich bewusst machen,* dass Sie anderen gern gefallen wollen, dann haben Sie schon dadurch eine bessere Chance, Ihrem Hunger zu folgen und nicht dem Herdentrieb. Geben Sie sich gar nicht erst die Gelegenheit, anderer Leute Erwartungen erfüllen zu wollen. Wenn Sie als einer der Ersten bestellen oder sich etwas auf den Teller legen, erhöhen Sie Ihre Chance.

Zorn

Fünf Minuten bevor Sie sich mit Ihrer Familie zum Weihnachtsessen hinsetzen, müssen Sie sich noch die Angebereien Ihrer Schwägerin über ihr neues Haus anhören, über ihre engelgleichen Kinder und die großartige Beförderung im Job. Sie kochen vor Gereiztheit und Ärger, vielleicht sogar Wut. Aber wenn Sie jetzt mehr essen, als Sie eigentlich sollten, dann ist das keine gute Antwort darauf.
Irgendwie scheint es akzeptabler zu sein, den Ärger an uns selbst auszulassen als an anderen, nach dem Motto: »Dir werde ich's zeigen, jetzt tu ich mir weh.« Um zu vermeiden, dass Sie aus Ärger zu viel essen, müssen Sie Ihren Ärger aber frontal angehen. Wenn Sie an einem Essen teilnehmen müssen, bei dem Sie schon vorher wissen, dass Sie sich ärgern werden – ein Familienfest oder ein Festessen –, dann bewaffnen Sie sich mit ein paar Strategien, die Ihnen helfen, sicher und produktiv mit Ihrem Ärger umzugehen. Suchen Sie zum Beispiel, um Ihre Stimmung aufzuhellen, nach der Ironie oder dem Humor in der Situation. Und wenn Sie noch mehr Hilfe brauchen, greifen Sie zu den Werkzeugen 13 und 15 (Kapitel 10).

WIR-BISSEN UND ICH-BISSEN

In der folgenden Übung geht es darum, Ihre ganze Aufmerksamkeit einzusetzen, um unbewusstes Spiegelverhalten zu ändern.

1. Suchen Sie sich jemanden aus, mit dem Sie häufig essen – einen Partner, Kollegen oder Freund.
2. Bevor Sie sich treffen, entscheiden Sie, wie viel Hunger Sie haben, damit Sie nicht von der Wahl des anderen beeinflusst werden. Haben Sie richtig Kohldampf? Nur ein bisschen Appetit?
3. Zu Beginn Ihres gemeinsamen Essens bemühen Sie sich, ganz bewusst aus der synchronen Bewegung auszubrechen. Atmen Sie tief durch. Konzentrieren Sie sich auf Ihr Inneres. Schätzen Sie Ihren Hunger auf einer Skala von eins bis zehn ein. Konzentrieren Sie sich. Bevor Sie einen Bissen nehmen, fragen Sie sich, ob dies ein Wir-Bissen oder ein Ich-Bissen ist. Mit anderen Worten: Essen Sie diesen Bissen im Tandem mit Ihrem Gegenüber, oder geht es dabei nur darum, ob Sie hungrig oder satt sind? Setzen Sie sich gelegentlich Grenzen, entweder im Kopf oder durch eine explizite Äußerung zu Ihrem Gegenüber. Sagen Sie beispielsweise:»Du isst noch, aber ich bin fertig. Ich sitze einfach hier und plaudere mit dir.«
4. Nachdem Sie sich verabschiedet haben, überprüfen Sie, wie es Ihnen geht. Wie ist es gelaufen? Haben Sie weniger, mehr oder ungefähr genauso viel gegessen wie sonst?

Einsamkeit

Sie können verheiratet sein und einen Freundeskreis haben und sich trotzdem von Zeit zu Zeit sehr einsam fühlen. Wenn Sie Essen als Ersatz für Verbundenheit und Gemeinschaft sehen, dann vielleicht, weil es Ihrer Erfahrung nach die Einsamkeit vertreibt. Tatsächlich legt eine Studie der Universität Buffalo, SUNY, den Schluss nahe, dass die emotionale Macht tröstlichen Essens (z. B. Hühnersuppe) sich aus der Verbundenheit ergibt, an die man dabei denkt. Mit anderen Worten: Tröstliches Essen bringt Sie »zurück nach Hause«.

Oder jedenfalls versuchen Sie das. Aber nicht das Essen an sich vertreibt die Einsamkeit, sondern das damit verbundene Gefühl. Die Unterscheidung ist nicht immer einfach, aber die EAT-Methode kann Ihnen helfen, aus der Illusion von Trost auszubrechen und echten Trost zu finden.

Der Versuch, mit Essen die Einsamkeit aufzufüllen, kann tatsächlich die Kluft zwischen Ihnen und anderen Menschen noch verbreitern. Wenn Sie sich schämen oder sich unwohl in Ihrer Haut fühlen, reagieren Sie vielleicht mit Rückzug. Nur echte Verbundenheit kann die Einsamkeit vertreiben. Es kann hilfreich sein, zunächst einmal zu akzeptieren, dass Sie sich isoliert fühlen, und Schreiben kann ebenfalls helfen, mit dem Verlangen nach Verbundenheit zurechtzukommen. Wenn Ihre Einsamkeit dazu führt, dass Sie zu viel essen, dann versuchen Sie es mit der Schreibübung, die zu Werkzeug 15 (Kapitel 10) gehört.

Freude

Bei vielen sozialen Anlässen gehen Essen und Glücklichsein Hand in Hand: Hochzeiten, Geburtstage, eine Beförderung. Wenn Sie sich gut fühlen, wollen Sie, dass das Gefühl andauert. Es fällt dann ganz leicht weiterzuessen, um die positiven Gefühle noch ein bisschen zu verlängern. Ein Stück Kuchen schmeckt so gut, und Sie wollen den Augenblick der Freude nicht loslassen, den es Ihnen schenkt. Also essen Sie noch ein zweites.

Es ist vollkommen in Ordnung, beim Essen Freude zu empfinden. Aber vielleicht haben Sie in der Schule oder während Ihres Studiums schon mal etwas vom Gesetz des abnehmenden Grenznutzens gehört – ein Begriff aus der Wirtschaftswissenschaft. Dieses Gesetz geht davon aus, dass der Nutzen aus einer steigenden Investition weniger stark ansteigt als die Investition selbst. Beim Essen ist es ähnlich. Zuerst macht mehr Essen auch die Freude größer. Aber über einen bestimmten Punkt hinaus hört diese Steigerung auf. Tatsächlich wird aus der Freude Schmerz, sobald Sie die Grenze zwischen einem guten Essen und der Völlerei überschreiten. Wenn Sie Ihr Essen bewusst und achtsam genießen, können Sie die Sinnenfreude erleben, ohne über Bord zu gehen. Mehr Hilfen dazu bekommen Sie mit Werkzeug 7 (Kapitel 9).

Wettstreit

Einige meiner Klienten stellen überrascht fest, dass beim Essen mit anderen ihr Sportsgeist zum Vorschein kommt. Manchmal ist es ein Wettstreit unter Frauen, wer am wenigsten isst oder das Gericht mit den wenigsten Kalorien bestellt. Männer haben mir schon Geschichten erzählt, wie Sie den Typen bewundert haben, der am meisten aß, die meisten Chicken Wings oder das größte Steak. Nicht immer sind die Geschlechtergrenzen so klar, aber solche Gefühle können durchaus beeinflussen, was und wie viel Sie essen.

Wenn Sie mit einem anderen Menschen oder einer Gruppe essen und feststellen, dass Sie in einen Wettstreit geraten, schauen Sie sich Ihre Motive genauer an. Fragen Sie sich, was Sie gewinnen, wenn Sie am wenigsten oder am meisten essen. Geht es um Kontrolle oder Herrschaft? Warum brauchen Sie die?

Fördert ein solcher Wettstreit die Verbundenheit mit den anderen oder zerstört er sie? Denken Sie daran: Konzentrieren Sie sich auf Ihre eigenen Bedürfnisse. Nutzen Sie die Übungen zur Selbstwahrnehmung in diesem Buch, um zu verstehen, warum Sie in einen solchen Wettstreit geraten.

Die EatQ-Lösung: die Menschen feiern, nicht das Essen

Selbst wenn Sie wissen, dass soziales Essen eine Herausforderung für Sie ist, bitte meiden Sie solche Anlässe nicht. Wenn Sie ein Familienfest oder eine Feier im Büro auslassen, werden Sie sich ganz sicher schlecht fühlen. Schuldgefühle, Zorn und Einsamkeit sind damit vorprogrammiert, und außerdem verpassen Sie eine Gelegenheit, Ihre neuen Fähigkeiten auszuprobieren.

Also, gehen Sie hin. Aber bevor Sie aus dem Haus gehen, üben Sie noch mal Ihre achtsame Pause und machen Sie sich die Werkzeuge klar, zu denen Sie greifen können, wenn Sie spüren, dass eine Kurzschlusshandlung oder ein trotziger Moment auf Sie zukommt. Wenn Sie da sind, schauen Sie sich Hintergrund und Vordergrund genau an, um Ihre Aufmerksamkeit zu halten. Und hier folgen die Kernpunkte der EAT-Methode für soziales Essen.

E: Beobachten Sie Ihren Hintergrund

Wenn es Ihnen schwerfällt, Ihr Essverhalten zu managen, bringt es nichts, sich in Rom so zu verhalten wie die Römer. Die Strategie der EAT-Methode lautet eher: »Wenn du in Rom bist, beobachte die Römer.« Um den Hintergrund zu beobachten, seien Sie auf folgende Punkte besonders aufmerksam:

- Gibt es eine feste Sitzordnung, oder können Sie sich aussuchen, neben wem Sie sitzen wollen? Wenn Sie die Wahl haben, setzen Sie sich neben einen Helfer.

- Was sagt Ihnen die Sitzordnung über die Gruppendynamik am Tisch? Wer sitzt am Kopf? Wer bestellt als Erster?

- Wie wird serviert? Handelt es sich um ein Büfett, bei dem Sie sich selbst bedienen? Gibt Ihnen die Gastgeberin etwas auf den Teller? Oder bekommen Sie einen fertigen Teller aus der Küche, beispielsweise bei einem Hochzeitsessen?

- Wie sieht es mit der Größe der Portionen aus? Wer isst eine mäßig große Portion? Wer übertreibt es? Nehmen sich die meisten Leute ein zweites oder drittes Mal?

- Wie ist die Stimmung? Aufgekratzt oder gediegen? Ist es ein Fußballabend oder ein Geschäftsessen, eine Cocktailparty?

- Wie schnell oder langsam essen die anderen?

- Essen sie alle dasselbe, oder bestellen sie unterschiedliche Sachen?

- Hat Ihre Beurteilung einer Person Einfluss auf Ihr Essen? Wollen Sie beispielsweise gern so dünn sein wie Ihr Gegenüber, oder bestellen Sie etwas nicht, weil Sie nicht so dick werden wollen wie ein anderer am Tisch?

Stimmen Sie sich auf Nuancen, Sitten und unausgesprochene Regeln ein, die auf den ersten Blick vielleicht gar nicht sichtbar sind. Dann entscheiden Sie klug, ob es sinnvoll ist, mitzumachen. Indem Sie andere beobachten und Ihren Vordergrund im Blick behalten, fallen Sie nicht so schnell auf den Herdentrieb herein.

A: Stimmen Sie sich auf Ihren Vordergrund ein

Verbinden Sie die Punkte zwischen dem, was im Raum vorgeht, und dem, was in Ihnen vorgeht. Dafür gibt es verschiedene Möglichkeiten:

- Konzentrieren Sie sich auf Ihren Hunger. Stellen wir uns vor, Ihr Ehepartner lässt sich auf den Stuhl im Restaurant fallen und sagt:»Ich habe einen Riesenhunger, lass uns eine Vorspeise essen, am besten bestellen wir zwei verschiedene, dann können wir sie teilen.« Denken Sie über Ihren eigenen Hunger nach. Betrachten Sie ihn ganz genau. Haben Sie viel oder wenig Hunger? Entscheiden Sie selbst. Wenn Sie auf Autopilot gehen, machen Sie einfach mit, ohne nachzudenken. Aber wenn Sie Ihren Hunger selbst einschätzen, entscheiden Sie sich möglicherweise anders. Sie ziehen eine bewusste Grenze zwischen sich und anderen.

- Konzentrieren Sie sich auf Ihre Gefühle. Stellen Sie sich vor, Sie sind eigentlich stinkwütend, weil Ihr Chef Sie zu einem Essen überredet hat. Sie könnten jetzt ein richtig teures, mehrgängiges Menü bestellen, weil er ja zahlt. Oder Sie könnten Ihren Ärger managen und eine gesunde, vernünftige Vorspeise bestellen, von der Sie wissen, dass sie Ihnen schmeckt.

- Konzentrieren Sie sich auf den Symbolgehalt dieser Mahlzeit. Wie wir gerade gesehen haben, hat Essen viel mit Beziehungen zu tun. Und das kann dazu führen, dass Sie unbewusst zu viel essen, um diese Bedeutung anzuerkennen. Ein Essen, das Ihre Mutter für Sie gekocht hat, ist Ausdruck ihrer Sorge für Sie. Ein Geburtstagsessen hat etwas mit Verbundenheit und Romantik zu tun. Hingegen hat ein Essen am nächsten Hamburger-Drive-In nur zu bedeuten, dass es 18 Uhr ist, Zeit zum Essen. Nehmen Sie sich einen Moment, bevor Sie mit anderen essen, um herauszufinden, ob dieses Essen eine tiefere symbolische Bedeutung hat. Wenn ja, fragen Sie sich, ob das Ihre Entscheidungen beeinflusst.

T: Denken Sie mehr an die Menschen und weniger ans Essen

In unserer aufs Essen fixierten Kultur fällt es manchmal schwer, sich daran zu erinnern, dass es beim gemeinsamen Essen auf ganz urtümliche Weise darum geht, Verbundenheit zu zeigen: Familienbande zu erneuern (Weihnachtsessen), Übergänge zu feiern (Hochzeiten, Schulabschluss, Geburtstage), ein guter Gastgeber zu sein und Gemeinschaft zu genießen, wie meine Freundin und ihre Mutter in Perugia es so schön demonstrierten.

Wie auch immer der soziale Anlass aussehen mag, das Essen ist ein Mittel, nicht der Zweck. Sorgen Sie dafür, dass Sie mit den Menschen um Sie herum reden und nicht so viel ans Essen denken. Stellen Sie Fragen. Hören Sie wirklich zu. Die beste Art, mit sozialem Essen zurechtzukommen, besteht darin, sich mehr ums Soziale und weniger ums Essen zu kümmern.

Die Portion auf Ihrem Teller

An der Wall Street balancieren erfolgreiche Investoren Risiken und Sicherheitsdenken gegeneinander aus. Große Risiken können zu großen Gewinnen führen, aber auch zu heftigen Verlusten. Aber wer alle Risiken vermeidet, gerät leicht in Stagnation und erlebt kein Wachstum. Um Risiken zu managen, schaffen sich Investoren ein vielseitiges Portfolio von Aktien und anderen Wertpapieren: solchen, die hohe Gewinne versprechen, aber riskant sind, und solchen, die niedrige, aber sichere Gewinne abwerfen. Und natürlich einigen, die irgendwo dazwischenliegen.

Mein Freund John ist ein Finanzgenie. Er rät seinen Klienten, auf Vielfalt zu setzen, und hilft ihnen, mit ihrem starken Verlangen nach kurzfristigem Profit klarzukommen und auf langfristige Gewinne zu setzen. Das hat mich nachdenklich gemacht, denn tatsächlich funktioniert Johns Rat auch in Bezug aufs Essen. Statt des Risikomanagements mit Aktien und festverzinslichen Papieren haben wir es mit dem Risikomanagement natürlicher Impulse zu tun, und zwar in Bezug auf das Essen, das wir auswählen und uns auf den Teller legen. Dieses Teller-Portfolio verhilft Ihnen zu einem guten Gleichgewicht zwischen Standfestigkeit und Sprungbereitschaft. Es geht nicht darum, zu beschränken, was Sie essen. Es geht darum, mit den Impulsen zurechtzukommen.

Hoher Gewinn, hohes Risiko: Desserts, Süßigkeiten, tröstliches Essen und Festtagsspeisen. Diese Gerichte zerren an Ihren Impulsen. Sie versprechen sofortigen Gewinn, und tatsächlich zahlen sie sich sofort aus (indem sie großartig schmecken), aber sie können auch zu hohen Verlusten führen (Schuldgefühl, Übersättigung).

Niedriger Gewinn, niedriges Risiko: Hähnchenbrust, Salat, Obst, Omelett nur aus Eiweiß und andere Gerichte mit wenig Kalorien und hohem gesundheitlichen Wert. Sie führen oft nicht zu impulsivem Essen, und sie zahlen sich geschmacklich auch nicht unbedingt gleich aus, aber sie halten Sie davon ab, zu viel zu essen.

Mittlerer Gewinn, mittleres Risiko: Gebackene Kartoffeln, Chili, Brot und Nudelsalat. Manchmal ist das genau das, was Sie wollen. Im Allgemeinen aber unterdrücken diese Gerichte Ihre Gelüste nicht so sehr.

Fünf Schritte
zur Vielfalt auf Ihrem Teller

Bei sozialen Anlässen – vom Fußballabend bis zum Weihnachtsessen und bei all den Hochzeiten, Abendessen, Kochpartys und Brunch-Vormittagen dazwischen – ist die Versuchung groß, sich das Lieblingsessen herauszusuchen und die gesunden Dinge wegzulassen. Mit dem perfekten Teller-Portfolio jedoch verteilen Sie die Risiken gleichmäßig. Diese Strategie kann Ihnen helfen, Ihre Möglichkeiten vielfältiger zu gestalten, und auf diese Weise steigt die Chance, dass Sie nicht zu viel essen, nur weil Ihnen danach zumute ist. Diese Strategie hilft Ihnen nämlich, ein paar Lieblinge zu genießen, ohne es zu übertreiben.

Wenn Sie bei einem sozialen Anlass essen, dann teilen Sie Ihren Teller innerlich auf, wie die Grafik es zeigt. Sie können ihn in Drittel, Viertel oder Hälften teilen, es geht nur darum, Ihre Auswahl vielfältiger zu machen.

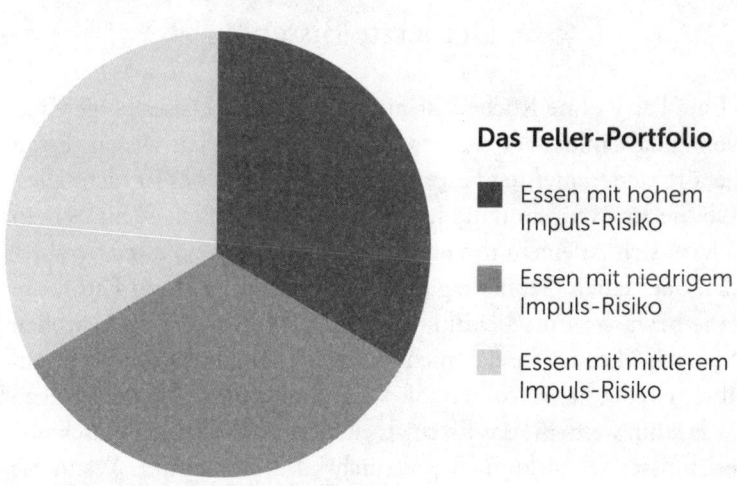

Das Teller-Portfolio

■ Essen mit hohem Impuls-Risiko

■ Essen mit niedrigem Impuls-Risiko

■ Essen mit mittlerem Impuls-Risiko

1. Nehmen Sie sich zuerst von den Speisen mit dem niedrigen Risiko, damit Sie nicht davonlaufen. Wenn Sie auf Nummer sicher gehen wollen, machen Sie den gesunden Teil auf Ihrem Teller etwas größer.
2. Fügen Sie dann Speisen mit mittlerem Risiko hinzu.
3. Jetzt geht es an die Speisen mit hohem Risiko. Nur eine Schicht, und suchen Sie sich auch wirklich nur die aus, die Sie am liebsten mögen.
4. Bevor Sie anfangen zu essen, schauen Sie sich Ihren Teller an. Fragen Sie sich, welche Nachteile möglicherweise auftreten, wenn Sie fertig sind. Auf diese Weise können Sie kurz- und langfristige Gewinne abschätzen.
5. Überprüfen Sie noch einmal Ihre Impulse. Wenn Sie nur eine Speise auf Ihrem Teller essen dürften, welche wäre es? Manchmal denkt man, man hätte gern ein bestimmtes Essen, und nach einem Moment des Nachdenkens stellt man fest, dass es sich nur um einen Impuls handelt, den man später bereuen wird.

Der letzte Bissen

»Eine Party ohne Kuchen ist nur ein Treffen.« Dieses kluge Zitat von Julia Childs sagt aus, was wir alle ganz genau wissen: Essen gehört zu den meisten Festen einfach dazu. Aber es ist nicht alles. Ob Sie ein Neugeborenes in der Familie begrüßen, Weihnachten feiern, sich zu einem romantischen Abendessen zu zweit verabreden oder einen Geburtstag begehen: Nutzen Sie Ihren EatQ, um eine bewusste Entscheidung zu treffen. Was und wie viel wollen Sie essen? Lassen Sie sich nicht von anderen diktieren, was Sie auf Ihrem Teller haben sollten. Sie wissen, dass Sie auf dem richtigen Weg sind, wenn Sie das Essen als einen Aspekt des Gemeinschaftserlebnisses sehen können und nicht als Mittelpunkt. Wenn Sie sich auf Ihren Hunger und auf Ihre derzeitigen Gefühle einstimmen – sind Sie ängstlich, fröhlich, einsam? –, dann werden Sie lernen, das Essen wirklich zu genießen.

Stress

»Die stärkste Waffe gegen Stress
ist unsere Fähigkeit, unsere Gedanken selbst
zu bestimmen.«

William James

Ich arbeite in der Nähe einer kleinen Stadt in Ohio, in der es eine große deutsche Bevölkerungsgruppe und auch Gemeinschaften der Amischen gibt. Wenn ich die Hauptstraße hinuntergehe, höre ich manchmal Gespräche auf Deutsch. Und in meinem Büro hörte ich – von einer gestressten jungen Frau, die erst vor Kurzem aus Deutschland gekommen war – zum ersten Mal das Wort »Kummerspeck«.

Sie war seit einem Jahr in den USA, weil ihr Mann hier arbeitete. Ich erwartete Anpassungsprobleme, Einsamkeit, Schwierigkeiten mit der Akklimatisierung, Heimweh nach Freunden und Familie. Stattdessen hatte Hilga Selbstachtung und Abnehmen als wichtigste Therapieziele angegeben. Aber kurz nach dem Beginn unserer ersten Sitzung sagte sie, sie wisse schon, wo das Problem läge.

»Ich habe Kummerspeck«, sagte sie.

Den Begriff hatte ich noch nie gehört, und ich fragte nach. Sie suchte nach den richtigen Worten. »Das ist, wenn Sie zunehmen, weil Sie sich über irgendetwas Sorgen machen«, sagte sie schließlich. Erstaunlich: Im Deutschen gibt es also ein Wort für Stressessen.

In den USA gibt es ein Sprichwort, das besagt, mit Speck gehe alles besser. Na ja, alles außer Stress, also Erfahrungen, die emotional oder körperlich besonders herausfordernd sind. Wir alle

217

- Wenn Sie emotional oder körperlich gestresst sind, wie verändern sich Ihre Entscheidungen rund ums Essen?
- Wenn Sie sich machtlos fühlen, was geht Ihnen durch den Kopf? Was sagen Sie sich?
- Beschreiben Sie, wie sich emotionaler Stress in Ihrem Körper anfühlt. Manifestiert er sich als Kopfweh, Magenschmerzen, Müdigkeit?
- Wenn Sie unter Stress stehen, neigen Sie zu Blitzentscheidungen oder denken Sie endlos über alles nach, das Essen eingeschlossen?
- Welche potenziellen Mechanismen zum Umgang mit Stress haben Sie, abgesehen vom Essen?

erleben ein gewisses Maß an Stress, und das ist nicht einmal immer negativ. Es gibt riesige Unterschiede zwischen positivem Stress (Eustress), diesem angenehmen Gefühl von Schmetterlingen im Bauch, wenn wir befördert werden oder schwanger sind, und negativem Stress (Distress), der Sorge, die zu Kopfweh und Schlaflosigkeit führt.

Es gibt auch einen großen Unterschied zwischen akutem und chronischem Stress. Akuter Stress ist zeitlich begrenzt, beispielsweise in einem Stau. Chronischer Stress zieht sich endlos hin, z. B. in einer schwierigen Partnerschaft, bei Burn-out, finanziellen Sorgen, und er ist verbunden mit einem hohen Risiko, sich eine Herzkrankheit oder eine andere chronische Krankheit zuzuziehen. Und beide Arten von Stress können zu Stressessen führen.

Streng genommen ist Stress kein Gefühl. Er ist ein Symptom für negative Gefühle wie Sorge oder Ärger – Gefühle, die weniger vom Auslöser selbst als eher von Ihrer Wahrnehmung des Auslösers herrühren. Wenn Sie nichts dagegen tun, kann chronischer Stress nicht nur Ihre Lebensfreude angreifen, er kann auch das Bauchfett wachsen lassen und gesundheitliche Probleme wie Diabetes Typ 2 oder Herzkrankheiten verursachen – und damit für noch mehr Stress sorgen.

Leider spüren Menschen mit einer stark ausgeprägten Emotionalen Intelligenz den Stress noch mehr als andere. Aber sie haben oft auch bessere emotionale Ressourcen, um mit dem Stress umzugehen: Selbstgespräche, Unterstützung aus ihrer Umgebung, Entspannung.

Natürlich haben wir alle keinen Zauberstab, mit dem wir den Stress verschwinden lassen können, aber wir können lernen, mit ihm umzugehen und seinen negativen Einfluss auf unser Leben und unsere Taille zu begrenzen. In diesem Kapitel lernen Sie Ihre individuelle Antwort auf Stress kennen, sodass Sie den Einfluss von Stress auf Ihr Essverhalten wahrnehmen, vorhersagen und sich dagegen wappnen können. Das wird Ihnen helfen, die Muster emotionalen Essens zu durchbrechen, die hauptsächlich von Stress hervorgerufen werden.

So sieht Ihr Leben
unter Stress aus

Eines Tages besuchte ich eine Freundin, die einen Sohn im Krabbelalter und eine Tochter im Vorschulalter hat. Während wir in der Küche plauderten, malte die Kleine ein Bild aus und gab sich große Mühe, innerhalb der Umrisslinien zu bleiben. Es herrschte tiefer Friede, bis plötzlich ihr Bruder nach dem Bild griff und es zerriss. Ich wartete auf eine Explosion, aber das kleine Mädchen stand schweigend auf, setzte sich auf den Boden und begab sich in eine Art Lotossitz.

»Was machst du denn da?«, fragte ich überrascht und amüsiert. Mit geschlossenen Augen antwortete sie mir: »Das hat uns unsere Lehrerin beigebracht. Wir sollen das machen, wenn wir wütend sind.«

Ich weiß nicht, wie es Ihnen geht, aber mir hat im Kindergarten (und übrigens auch während meiner gesamten Schul- und Studienzeit) niemand etwas über den Umgang mit Stress beigebracht. Ich war tief beeindruckt. Vielleicht lernte dieses kleine Mädchen damit schon, dass man nichts zu essen braucht, um negative Gefühle zu beruhigen, sondern dass es andere, positivere Wege gibt, um runterzukommen.

Viele von uns haben dieses Glück nicht. Der Bericht der amerikanischen Psychologenvereinigung von 2012 über Stress und die damit verbundenen Gesundheitsrisiken zeigt, dass bei 39 der befragten Personen der Stress im letzten Jahr zugenommen hatte. Diejenigen, die unter Depressionen litten oder Übergewicht hatten, berichteten von deutlich häufiger auftretendem Stress als der Rest der Bevölkerung und gaben auch häufiger an, dass sie nach ihrer eigenen Einschätzung nicht genug taten, um besser mit Stress umzugehen. Hinter diesen Ergebnissen stehen echte Menschen, die entsetzlich nahe am Burn-out standen. Und sehr wahrscheinlich benutzen viele von ihnen Essen, um ihren Stress zu verringern.

Umso wichtiger ist es, die Emotionale Intelligenz zu stärken. Sie und die Fähigkeit zum Stressmanagement gehen nämlich Hand in Hand. Menschen mit hoher Emotionaler Intelligenz können ihre Wahrnehmung von stressauslösenden Faktoren so verändern, dass sie ihre körperlichen und seelischen Reaktionen eindämmen. Sie können sich mit Gedanken wie »Ich komme damit klar, es ist keine große Sache« beruhigen, sie können einen Freund anrufen, um Dampf abzulassen, und sie können gut loslassen. Menschen mit schwacher Emotionaler Intelligenz hingegen kämpfen gegen den stressauslösenden Faktor an, brüten und grübeln, bis sie emotional und körperlich komplett am Ende sind. Und was noch schlimmer ist: Sie können ihren Stress oft nicht einmal erkennen oder benennen. Vor allem ihre negativen Selbstgespräche lassen den Stress noch stärker erscheinen und können Kampf- oder Fluchtreflexe auslösen.

Selbst wenn sie mit dem Rücken zur Wand stehen, versuchen viele Leute noch abzuwarten. Tatsächlich erklären mir viele Klienten, dass sie das Thema Essen angehen werden, sobald ihre Beziehung wieder rund läuft, sobald die Scheidung durch ist oder dieser eine Abgabetermin endlich hinter ihnen liegt. Aber Stress ist immer da, er wird mal mehr und mal weniger, aber ganz weg ist er nie.

Das bedeutet, Sie müssen Ihre Emotionale Intelligenz einsetzen, um zu einem Experten in Stresswahrnehmung zu werden: wie er sich bei Ihnen zeigt, wie er Ihre Lust aufs Essen beeinflusst, Ihren Appetit und Ihre Entscheidungen.

Der erste Schritt ist die Wahrnehmung, dass Sie Stress haben und dass er Ihren Körper, Ihr Gehirn, Ihr Denken, Fühlen und Verhalten beeinflusst. Das klingt so einfach, aber wer ständig auf der Überholspur lebt, wie es bei vielen meiner Klienten der Fall ist – sie jonglieren wie wild mit Job, Kindern, Besorgungen, Besprechungen, Kursen –, der hat nicht viel Zeit, das Offensichtliche zu sehen. Oft drängt es sich erst nach wochenlanger Schlaflosigkeit und monatelanger Gereiztheit auf. Oder wenn auf einmal nichts mehr passt, was in Ihrem Kleiderschrank hängt.

Die Lösung? Sie haben schon in Kapitel 2 davon gehört: wahrnehmen, vorhersehen, vorbereiten. In der Praxis geht es um eine erwachsene Version des Verhaltens, das das kleine Mädchen zu Beginn dieses Kapitels zeigte, als ihm der kleine Bruder auf die Nerven ging. Aber zuerst wollen wir ganz an den Anfang der Verbindung zwischen Stress und Essen gehen: zu der automatischen, primitiven Antwort auf Stress, der unseren Körper, unsere Gefühle und unser Verhalten verändert.

Kampf oder Flucht – ein Bauchproblem

Um zu verstehen, warum Sie das Gefühl haben, Sie müssten etwas Leckeres essen, sobald der Stress zuschlägt, sollten Sie ein paar biologische Grundlagen von Stress kennen. Es ist ein bisschen kompliziert, aber ich mache es so einfach wie möglich.

Vor mehr als 75 Jahren entdeckte der Endokrinologe Hans Selye die Verbindung zwischen Stress und Krankheiten und teilte die Reaktion auf Stress in drei Stadien ein.

Im Alarmstadium, das eintritt, wenn Sie erschrecken oder sich bedroht fühlen, geht der Körper in den Kampf-oder-Flucht-Modus. Das ist im Gehirn so angelegt, damit wir lebensbedrohliche Situationen erkennen, eine Art Alarmanlage. In dem Moment, wo das Gehirn Gefahr entdeckt, schüttet das Nervensystem

Stresshormone aus, darunter Adrenalin und Cortisol. Diese Hormone versetzen den Körper in einen Alarmzustand, sodass er bereit ist, zu kämpfen oder wegzulaufen.

In diesem Zustand arbeiten alle wichtigen Systeme im Körper mit voller Kraft. Der Atem beschleunigt sich, sodass mehr Sauerstoff zur Verfügung steht. Das Herz schlägt schneller, damit mehr Sauerstoff mit dem Blut zu den Muskeln transportiert wird. Der Blutzuckerspiegel steigt, sodass genug Brennstoff da ist. In diesem Zustand könnte eine Mutter ein Auto hochheben, um ihr Kind zu retten.

Nachdem die unmittelbare Bedrohung vorüber ist, tritt der Körper in die *Widerstandsphase* ein, um sich dem fortgesetzten Stress anzupassen. Wenn der Stress nachlässt, können Sie die Verteidigungsmechanismen wieder abbauen.

Diese Reaktion kann Ihnen das Leben retten. Aber wenn der Stress niemals nachlässt, wenn die Stresshormone ständig auf hohem Niveau im Körper vorhanden sind, dann gerät der Körper irgendwann in die *Erschöpfungsphase*. Ständiger Stress bringt den Körper ans Ende seiner Möglichkeiten, schwächt das Immunsystem und lässt das Krankheitsrisiko steigen.

Unsere Höhlenmenschen-Vorfahren erlebten den Kampf-oder-Flucht-Modus nur in wirklich lebensbedrohlichen Situationen, zum Beispiel wenn sie einem Raubtier begegneten. Und wenn die Bedrohung vorbei war, dann ließ auch die Stressreaktion wieder nach. Heute jedoch können auch schreiende Kinder, ein ständig klingelndes Telefon oder der Ton des E-Mail-Eingangs diese primitive und mächtige automatische Reaktion in Gang setzen, die eigentlich dazu da ist, unser Leben zu retten.

Die Verbindung zwischen Stress und Gewichtszunahme wird hauptsächlich durch das Cortisol begründet, das die Speicherkapazitäten des Körpers für Fett und Zucker steuert und uns dazu anleitet, kalorienreiches Essen zu suchen, vor allem Essen mit viel Fett und Zucker. Frühere Studien zeigen ganz deutlich die Verbindung zwischen Stressreaktionen und Fettleibigkeit.

Tatsächlich bringt die Forschung heute Depressionen, Angstzustände und Anspannung – lauter Stressmarker – mit der Ansammlung von Bauchfett in Verbindung. Typischerweise greifen wir unter Stress nach tröstlichem Essen: alles, was salzig, süß oder cremig ist. Ein weiterer wichtiger Faktor ist die hormonelle Reaktion auf Stress. Vor allem das Cortisol scheint die Ansammlung von Bauchfett zu fördern.

Hohe Cortisolspiegel sorgen selbst außerhalb stressiger Situationen für eine Gewichtszunahme. In einer kleinen Studie der Universität von Michigan wurde der Cortisolspiegel bei den Teilnehmern künstlich gesteigert (ohne Stress), um festzustellen, ob das Essverhalten dadurch beeinflusst wurde. Und so war es tatsächlich: Die Teilnehmer aßen mehr fette, süße und salzige Snacks. Einfach gesagt: Ein hoher Cortisolspiegel in Ihrem Blut sorgt für Lust auf Essen. Kein Wunder, dass es uns so schwerfällt, tröstliches Essen abzulehnen.

Menschen brauchen Energie – Kalorien –, um eine Gefahr abzuwehren oder zu fliehen. Aus der Sicht Ihres Körpers ist der Griff zu fetten, hochkalorischen Speisen wie Eis oder Schokolade eine vernünftige Antwort auf die alles verschlingende Gefahr des modernen Alltagsstresses.

Ohne es zu wissen, leben viele von uns ständig im Kampf-oder-Flucht-Modus. Entspannung oder Ruhe müssen wir uns bewusst vornehmen. Deshalb ist es gut, auf Stress bewusst zu reagieren: mit Wahrnehmung, Vorsehen und Vorbereitung. Je besser Sie mit Ihren eigenen Reaktionen und mit Stress im Allgemeinen umgehen, desto besser können Sie Ihre Gesundheit und Ihr Wohlbefinden schützen. Und desto klüger werden Ihre Entscheidungen rund ums Essen.

SIND SIE IM KAMPF-ODER-FLUCHT-MODUS?
EIN STRESSTEST IN FÜNF SEKUNDEN

Es ist wichtig, die körperlichen Signale Ihres Körpers wahrzunehmen. Wenn Sie nicht wissen, wie gestresst Sie sind, kann Ihr Körper Ihnen wichtige Hinweise geben, und Sie haben schon die nötigen Werkzeuge in der Hand, um Stress zu bewältigen.

Körpertemperatur
Legen Sie Ihre Hände aneinander. Sind sie kalt? Wenn Sie gestresst sind, fließt das Blut aus den Extremitäten ins Körperinnere. Gleichzeitig könnte es sein, dass Ihnen Schweiß auf die Stirn tritt. Versuchen Sie es mit der Achtsamkeits-Meditation aus Kapitel 2.

Muskelspannung
Sind Ihre Muskeln angespannt? Entspannen Sie bewusst Ihre Muskeln mit der Übung, die Sie später in diesem Kapitel lernen.

Atmung
Atmen Sie schneller als normal? Versuchen Sie die Atemübung aus Kapitel 2.

Wahrnehmen:
Stimmen Sie sich auf Ihren Stress ein

Stress ist keine Person oder Situation, auch kein Ereignis. Es ist Ihre individuelle Wahrnehmung und Reaktion auf eine Person, eine Situation oder ein Ereignis. Genau wie die Schönheit, liegt der Stress im Auge des Betrachters. Einige Situationen oder Ereignisse sind für fast jeden Menschen stressig – Kindererziehung oder die Pflege eines hochbetagten Elternteils z. B. –, aber es kann sein, dass Dinge, die Sie stressen, jemand anderen ganz kaltlassen. Und umgekehrt. Hier kann Emotionale Intelligenz helfen, weil Sie selbst entscheiden, wie Sie auf ein Ereignis reagieren.

Vor Kurzem habe ich das bei einer Gymnastikstunde erlebt, die meine Cousine hielt. Eine Zehnjährige fiel vom Schwebebalken und sprang unbeeindruckt gleich wieder hinauf. Sie winkte den anderen dabei sogar zu. Die Nächste fiel runter, brach in Tränen aus und rannte weg, das Gesicht im T-Shirt versteckt. Genau das Gleiche passiert auch in Besprechungszimmern: Der eine CEO schäumt und schimpft über einen finanziellen Verlust, ein anderer zieht die Schultern hoch und sagt:»Mal geht es rauf, mal geht es runter.«

Aber wie wir gerade gesehen haben, hat unsere Wahrnehmung von Stress und unsere Reaktion darauf eine physiologische Grundlage. Und körperliche Veränderungen haben wir nicht immer unter Kontrolle. Aber wir können sie natürlich spüren. Und wenn wir beobachten, was wir uns selbst über den Stress erzählen, den wir spüren, dann sehen wir auch die Hinweise auf körperliche Reaktionen.

Zum einen schlägt bei gestressten Personen der Drang zu essen schnell und übermächtig zu. Meine Klienten formulieren das so:

- »Wenn ich gestresst bin, esse ich alles, was nicht niet- und nagelfest ist.«

- »Wenn ich mich bei der Arbeit überfordert fühle, muss ich entweder Chips essen oder kündigen, mein Haus verkaufen und nie mehr zurückkommen.«

- »Die Kinder machen mich wahnsinnig. Wenn ich esse, kann ich mich entspannen und besser mit ihnen klarkommen.«

Ich wette, Sie kennen das auch. Und diese Beispiele zeigen, wie stark die physiologische Reaktion ist. Wenn Sie das spüren, können Sie anfangen, damit zu arbeiten, statt es als persönliches Versagen oder Mangel an Willenskraft hinzustellen. Sie wissen, dass der Kampf-oder-Flucht-Modus Sie zum Essen drängt, aber Sie können selbst entscheiden, ob Sie die Maschine noch mehr auf Touren bringen oder auf die Bremse treten. So funktioniert Emotionale Intelligenz, und so funktioniert EatQ.

Wenn Sie lernen, Ihren Stress wahrzunehmen, können Sie ihm

einen Schritt voraus sein und sofort Maßnahmen ergreifen, um ihn abzumildern. Schauen Sie sich die folgende Grafik »Anzeichen und Symptome von Stress« an. Welche Symptome von Stress erleben Sie gerade?

Anzeichen und Symptome von Stress

Unbewältigter chronischer Stress steigert nicht nur den Appetit. Er kann auch die Gesundheit angreifen, Beziehungen, Produktivität und Lebensqualität. Die folgende Grafik beschreibt die häufigsten Anzeichen und Symptome von Stress. Wenn Sie mehr als nur ein paar davon spüren, wird es Zeit, etwas zu unternehmen.

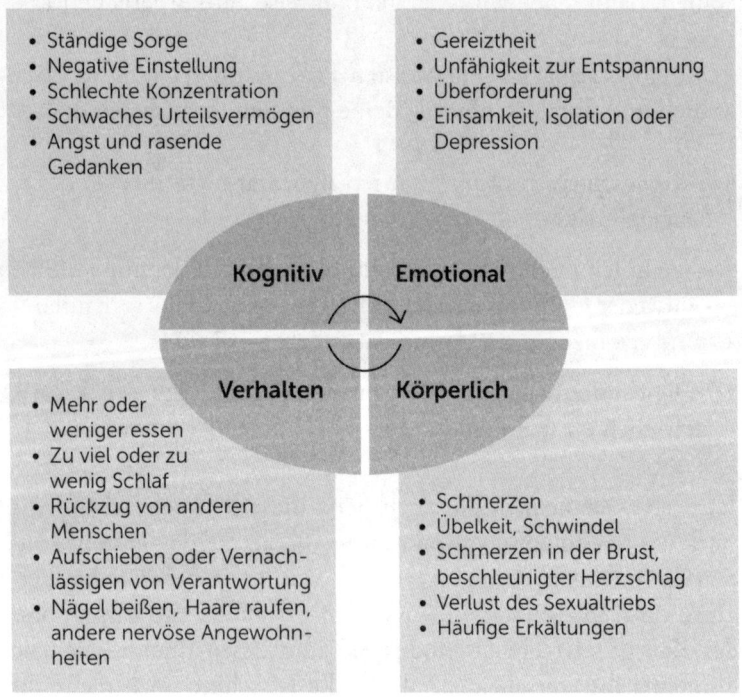

ZU GESTRESST ZUM ESSEN?

Wenn Sie unter Stress weniger essen, Ihren Appetit verlieren, selbst Ihr Lieblingsessen nicht mehr mögen oder einfach vergessen zu essen, dann kann Emotionale Intelligenz Ihnen ebenfalls helfen. Sie müssen nur die Begriffe austauschen, es geht dann nicht um ein Zuviel, sondern um ein Zuwenig. Denn auch wenn der Appetit weg ist: Ihr Körper ist trotzdem überfordert. In einem erstarrten Zustand wie diesem können Sie kaum noch wahrnehmen, was mit Ihrem Körper passiert. Wenn Sie abnehmen, ohne das zu wollen, dann kann die Achtsamkeitsmeditation aus Kapitel 2 Ihnen helfen, die physiologischen Aspekte von Stress zu beruhigen, damit Sie Ihren Körper und sein Bedürfnis nach Nahrung wieder »hören«.

Sie müssen essen, auch wenn Ihnen nicht dazu zumute ist, wenn möglich regelmäßig. Auf diese Weise erhalten Sie Ihre Energie und können klarer denken.

Vorhersehen: Lassen Sie sich vom Stress nicht Ihre Entscheidungen diktieren

Bei einem unserer Termine reichte mir Hannah seufzend ihr Ernährungstagebuch. »Es lief doch so gut«, klagte sie.

Tatsächlich: Die 45-jährige Buchhalterin hatte ihre Essgewohnheiten ganz wunderbar verbessert. Aber als ich jetzt ihr Tagebuch durchblätterte, war ich überrascht. Zweimal am Tag war sie in dem Donut-Laden an der Ecke gewesen, und einige Impulskäufe aus dem Automaten kamen noch dazu.

»Ich weiß ja!«, stöhnte Hannah und schlug die Hände vors Gesicht. Aber sie wusste gar nichts. Noch nicht.

»Hatten Sie diese Woche mehr Stress als sonst?«, fragte ich.

Das war's. In der vergangenen Woche hatte man Hannahs Chef des Betrugs verdächtigt, und es hatte eine Untersuchung gegeben. Sie war sicher, dass er nichts Falsches getan hatte, aber die Luft im Büro war zum Schneiden dick vor lauter Anspannung und Angst. Hannah und ihre Kollegen fühlten sich beobachtet.

Sie war außer sich vor Angst, auch nur einen einzigen Rechenfehler zu machen. Als echter Profi traf sie immer noch genau die richtigen Entscheidungen an ihrem Arbeitsplatz, auch unter diesem erheblichen Stress. Aber ihre Entscheidungen rund ums Essen gerieten aus der Bahn.

Tatsächlich beeinflusst Stress unsere Fähigkeit, die richtigen Entscheidungen für unser Wohlergehen zu treffen. Aber man muss nicht unter einem solchen Verdacht stehen, um unter Stress zusammenzubrechen. Eine durchwachte Nacht am Bett eines kranken Kindes oder ein aufregender Hauskauf kann unsere Fähigkeiten zu richtigen Entscheidungen ebenso angreifen.

Studien von Gehirnforschern zeigen, dass wir zu Fehlern neigen und schlechter lernen, wenn wir gestresst sind, aber das ist nicht der einzige Grund. Hinzu kommt die Kampf-oder-Flucht-Reaktion, die uns erstarren, kämpfen oder weglaufen lässt. Leider konzentrieren sich unsere Entscheidungen eher auf diese drei primitiven Reaktionsmuster als auf Logik und Vernunft. Außerdem kehren wir unter Stress sehr leicht zu automatischen Verhaltensweisen zurück, über die wir nicht lange nachdenken müssen und die wenig Mühe bereiten. Und schließlich beeinträchtigt Stress unsere Wahrnehmung und Erfahrung der Belohnungsfunktion von Essen.

Selbst geringer Stress kann schon Ihr Essverhalten beeinträchtigen, wie eine Studie der Stanford University zeigt. In dieser Studie wurden 165 Studenten in zwei Gruppen aufgeteilt. Eine Gruppe bekam eine zweistellige Zahl genannt, an die sie sich erinnern sollte, während sie von einem Zimmer ins andere ging. Die andere Gruppe bekam eine siebenstellige Zahl. Im zweiten Zimmer konnten sie zwischen einem Stück Schokoladenkuchen und einem Schälchen Obstsalat wählen. Die Studenten mit der siebenstelligen Zahl suchten sich fast doppelt so oft den Schokoladenkuchen aus als die mit der zweistelligen Zahl. Die vielen Zahlen waren eine Überforderung, und solange das Gehirn damit beschäftigt war, hatten die unbewussten Impulse größeren Einfluss als die Gedanken. Bei Überforderung oder Stress steigt also die Wahrscheinlichkeit, dass Sie essen, was Sie gern mögen – eine emotional gesteuerte Entscheidung –, und nicht das, was Sie für die gesündeste Wahl halten. Das Gute daran ist: Selbst wenn Sie gestresst sind, können Sie immer noch gute Entscheidungen treffen. Eine achtsame Pause gibt Ihnen Gelegenheit, über die unmittelbare Situation hinauszublicken, um die Informationen zu sammeln, die Sie brauchen. Und wenn Sie eine solche Pause einlegen, können Sie Ihren ersten Impuls verarbeiten, zu sagen:»Ich kann nicht mehr.« Sie können Ihre Reaktion anpassen.

Die EAT-Methode und Stressessen

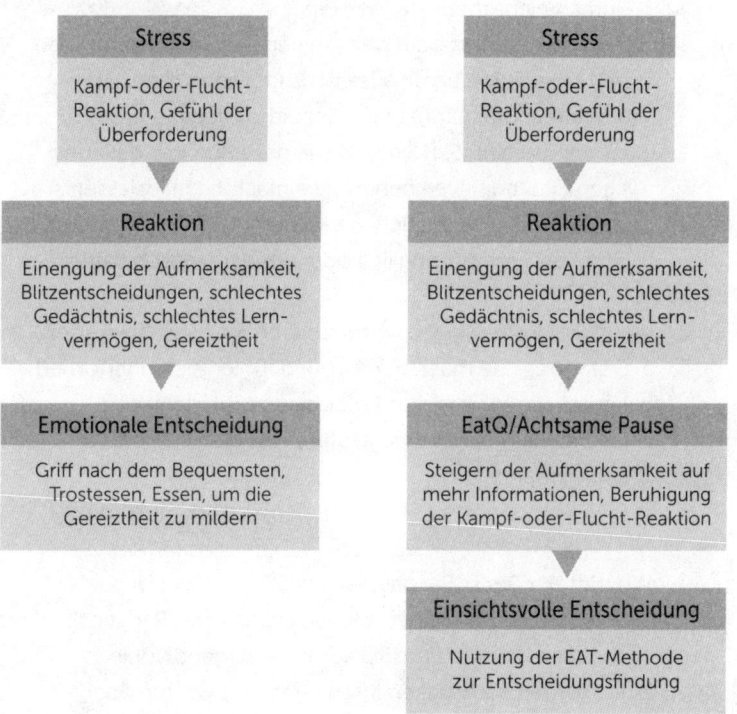

Wenn der Stress eine Kampf-oder-Flucht-Reaktion auslöst, können Sie reagieren, also der Physiologie das Feld überlassen, oder antworten, indem Sie bewusst Schritte unternehmen, um die Gereiztheit zu überwinden.

TEST: WAS FÜR EIN STRESSESSER SIND SIE?

Obwohl wir alle wissen, was Stressessen bedeutet, umfasst dieser Begriff viele Gefühle. Zwar nähert er sich dem Gefühl an, das Sie haben, wenn Sie Essen benutzen, um sich besser zu fühlen, aber er trifft es nicht ganz. Um die richtigen Werkzeuge für den Umgang mit Stressessen zu finden, müssen Sie der Sache auf den Grund gehen. Dieses Quiz kann Ihnen helfen, sich auf die spezifischen Emotionen zu konzentrieren, die Sie dazu verleiten.

1. Wenn Sie gestresst sind, ...
   a. ... können Sie sich nicht konzentrieren. Sie können einfach nicht mehr klar denken.
   b. ... sind Sie gereizt oder denken negativ. Sie konzentrieren sich darauf, wie unfair alles ist, und neigen dazu, zu urteilen und jemandem die Schuld zu geben.
   c. ... dann grübeln Sie. Sie sind wie besessen von der stressigen Situation, Sie können sie einfach nicht loslassen.
   d. ... werden Sie weinerlich. Sie weinen, weil Sie die stressige Situation für hoffnungslos oder unüberwindlich halten.

2. Wenn Sie gestresst sind, wie reagieren Sie typischerweise?
   a. Erstarrung. Sie machen dicht und fühlen sich überfordert.
   b. Kampf. Sie schreien und möchten zurückschlagen.
   c. Flucht. Sie möchten weglaufen, weil die Situation so unangenehm ist.
   d. Eine Kombination aus allen dreien, je nach Situation.

3. Wo trifft der Stress Sie hauptsächlich?
   a. Im Kopf. Sie fühlen sich wie ein Hamster im Rad, egal wie schnell Sie laufen, Sie kommen nirgendwohin.
   b. Im Körper. Sie drücken Ihren Stress mit Gesten oder Tönen aus, heben die Hände als Warnsignal, legen sie vors Gesicht, stöhnen oder seufzen. Sie fühlen sich angespannt oder bekommen Kopfschmerzen.
   c. Im Magen. Ihnen wird übel, Sie laufen herum und schwitzen, Ihr Herz hämmert.

d. In der Seele. Sie fühlen sich am Boden zerstört, möchten nur auf der Couch liegen und sich nicht mehr bewegen. Sie sind demotiviert, müde und weinerlich.

4. Es ist spät am Abend, und das Haus ist endlich ruhig. Es war ein langer Tag. Da kommt Ihnen ein Gedanke: Jetzt werde ich was essen. Welcher Gedanke geht dem voraus?

   a. Ich bin so müde. Es war ein harter Tag.
   b. Ich bin so überreizt, ich halte das nicht mehr aus.
   c. Ich bin am Ende. Ich sollte mich entspannen, aber wie?
   d. Ich bin fertig. Ich kann einfach nicht mehr.

5. Ihre Chefin schaut in Ihr Büro und weist Ihnen noch eine Aufgabe zu, die bis zum Abend erledigt sein muss. Sie haben die Projekte von gestern noch nicht einmal fertig. Wie lautet Ihr erster Gedanke?

   a. Das ist einfach zu viel.
   b. Alte Hexe. Sie macht das mit Absicht!
   c. O Gott, o Gott, o Gott ...
   d. Ich geb's auf. Jetzt ist einfach Schluss. Niemand hilft mir, niemand kümmert sich um mich.

Auswertung

Wenn Sie hauptsächlich mit (a) geantwortet haben, ist Ihr Stressessen eine Reaktion auf Überforderung. Wenn Sie hauptsächlich mit (b) geantwortet haben, geht es um Ärger. Wenn Sie hauptsächlich mit (c) geantwortet haben, wird Ihr Stressessen von Angst getrieben. Und bei (d)-Antworten sind Traurigkeit und Einsamkeit im Spiel.

Wenn Ihre Antworten kein klares Muster ergeben, kann es sein, dass Sie alle genannten Emotionen erleben. Das heißt, Sie müssen wirklich eine Pause machen und herausfinden, welches Gefühl Sie gerade zum Essen treibt. Sobald Sie wissen, welches Gefühl am stärksten ist, können Sie danach Ausschau halten. Mit Geduld und Übung werden Sie Ihre Fähigkeit weiterentwickeln, dieses Gefühl zu entdecken, die Pausentaste zu drücken und eine einsichtsvolle Entscheidung zu treffen.

Vorbereitung:
Entspannen, Neustart, Loslassen, Aufladen

»Wenn ich gestresst bin, geht alles, was ich über gesundes Essen weiß, den Bach runter.« Das haben mir meine Klienten unzählige Male gesagt, und ich verstehe das. Der Drang zum Essen ist so stark, dass es uns schwerfällt, anders zu reagieren. Aber so schwierig es auch sein mag, es wird weniger schwierig, wenn Sie einen Plan für diese Augenblicke in der Tasche haben.

Wenn Sie das »STOPP!« hören, sind Sie an einer Stelle angekommen, wo Sie sich entscheiden müssen, vor allem in Bezug auf Stressessen. Und die folgenden Werkzeuge können Ihnen dabei helfen.

SCHÄLEN SIE DEN STRESS WEG

Ich empfehle Ihnen nicht zu essen, wenn Sie gestresst sind – die Verbindung im Gehirn zwischen Stress und Essen wird dadurch nur noch stärker. Aber wenn Sie das Gefühl haben, Sie sind gestresst und *müssen* jetzt etwas essen, dann versuchen Sie es mit einer Clementine. Sie schmeckt süß, ohne einen Krümel Zucker zu enthalten, ist kernlos und leicht mitzunehmen.

Bei dieser Beruhigungsübung, einer Mischung aus Achtsamkeit und Stressbewältigung, nutzen Sie das Schälen dieser duftenden Schönheit, um sich für einen Moment abzulenken.

- Schälen Sie langsam die Clementine. Konzentrieren Sie sich aufs Schälen; beobachten Sie, wie leicht die Frucht aus der Haut gleitet; spüren Sie die Unebenheiten der Haut, den Duft, der sich verbreitet, während Sie schälen.
- Nehmen Sie ein Stück Schale und drücken Sie es leicht. Atmen Sie tief durch. Der Zitrusduft ist ein natürliches Beruhigungsmittel.
- Genießen Sie die Clementine Stück für Stück. Wenn Sie unter Stress zu Süßigkeiten neigen, stellen Sie sich auf die natürliche Süße ein.

Zwei Clementinen am Tag versorgen Sie mit ausreichend Vitamin C und helfen Ihrem Immunsystem, das durch den Stress ohnehin beeinträchtigt wird. Wenn Sie also gern noch eine zweite essen würden, nur zu!

Erster Schritt: Entspannung
Um die Kampf-oder-Flucht-Reaktion auszuschalten, greifen Sie zu einem der beruhigenden Werkzeuge aus Kapitel 2. Oder versuchen Sie es mit Progressiver Muskelentspannung, einer Technik zur Stressbewältigung, bei der Sie bestimmte Muskelgruppen von Kopf bis Fuß anspannen und wieder entspannen. Die Entspannung der Muskeln kann Ihnen helfen, auch Ihren Geist zu entspannen. Suchen Sie sich einfach einen ruhigen Ort und nehmen Sie sich ein paar Minuten, um langsam und tief zu atmen. Wenn Sie sich entspannt genug fühlen, beginnen Sie mit Ihrem rechten Fuß. Spannen Sie die Muskeln so fest an wie möglich und halten Sie sie zehn Sekunden fest. Dann entspannen Sie Ihren rechten Fuß und atmen ein paarmal tief durch. Dann kommt Ihr linker Fuß an die Reihe. Und so arbeiten Sie sich einmal durch Ihren Körper: Beine, Bauch, Rücken, Brust, Arme, Nacken, Gesicht. Sie spannen jede Muskelgruppe fest an und lassen sie dann wieder los. Der Kontrast zwischen Anspannung und Entspannung reduziert den Stress und ist eine echte Erholung.

SENKEN SIE IHREN CORTISOLSPIEGEL UND STEIGERN SIE IHRE ACHTSAMKEIT

»Der beste Weg hinaus geht immer mitten hindurch«, hat der Dichter Robert Frost gesagt. Stressessen ist eine Art emotionaler Umweg um Ihre Gefühle. Achtsamkeit kann Ihnen helfen, einen Tunnel durch den Stress zu graben und auf der anderen Seite wieder herauszukommen. In einer Studie der University of California in San Francisco hat man festgestellt, dass einfache Techniken zum achtsamen Essen und zur Stressbewältigung eine Gewichtszunahme verhinderten – ohne Diät. Die Teilnehmerinnen litten alle an Stress und waren entweder übergewichtig oder fettleibig. Sie machten keine Diät. 24 Frauen bekamen ein Achtsamkeitstraining, während die anderen 23 als Kontrollgruppe dienten.

Die Frauen in der Achtsamkeitsgruppe erlernten verschiedene Techniken zur Stressreduktion, darunter achtsame Yogaübungen und verschiedene Arten der Meditation, einschließlich einer Meditation namens Body Scan. Sie wurden auch zu Meditationen angeleitet, bei denen es um achtsames Essen ging, um die Aufmerksamkeit auf körperliche Empfindungen wie Hunger, Sättigung, Geschmack und Essensgelüste. Diese Gruppe wurde dazu aufgefordert, achtsam zu essen und dreißig Minuten am Tag zu meditieren.

Alle Teilnehmerinnen wurden auf chronischen Stress hin untersucht, bevor die viermonatige Studie begann. Danach fand eine weitere Untersuchung statt. Die Forscher beobachteten auch den Anteil an Körperfett, vor allem das Bauchfett, den Cortisolspiegel und den allgemeinen Hormonspiegel kurz nach dem Aufwachen.

Der Cortisolspiegel steigt normalerweise morgens beim Aufwachen an. Aber auch – echte oder eingebildete – Bedrohungen lassen die Cortisolausschüttung ansteigen. Wenn uns schon beim Aufwachen vor einem stressigen Tag graut, ist der Cortisolspiegel möglicherweise noch höher.

Die Studie stellte fest, dass diejenigen Frauen in der Achtsamkeitsgruppe, die die größte Verbesserung ihrer Körperwahrnehmung erlebten oder bei denen Stress und Cortisolspiegel sanken, auch das meiste Bauchfett verloren. Insgesamt sank bei den Frauen mit dem Achtsamkeitstraining der morgendliche Cortisolspiegel, und sie hielten ihr Gewicht. In der Vergleichsgruppe veränderte sich der Hormonstatus nicht, und die Frauen nahmen weiter zu.

Die Ergebnisse der Studie zeigen, dass man das Gehirn darauf trainieren kann, Gewohnheitsmuster festzustellen, aber nicht unbedingt auf die Reaktionen, also z.B. darauf, sich bei Stress und Ärger etwas zu essen zu schnappen, ohne darüber nachzudenken. Wenn Sie Ihre Gefühle erkennen, bevor Sie handeln, treffen Sie eher eine gesunde Entscheidung.

Zweiter Schritt: Neustart
Wie schon gesagt: Stress ist eine Sache der Wahrnehmung. Wenn Sie gestresst sind und entscheiden müssen, ob Sie essen oder nicht, dann machen Sie einen Neustart und konzentrieren sich auf das Machbare. Wenn Sie denken: »Ich kann einfach nicht anders, ich muss etwas essen«, dann lassen Sie sich auf das Gefühl ein. Aber dann setzen Sie ihm auch etwas entgegen, beispielsweise den Satz: »Ich habe jede Menge Möglichkeiten.« Denn die haben Sie. Sie können sich entscheiden, wegzugehen und das Essen nicht mehr anzusehen, Sie können die Kekse in den Mülleimer werfen, sich etwas Gesünderes oder einen gesunden Snack aussuchen, das Essen auf später verschieben und so weiter. Wenn Sie einen Neustart machen, schauen Sie den Moment der Entscheidung mit einem frischen Blick an: mit dem Blick eines Menschen, der alle Freiheit hat.

Dritter Schritt: Loslassen
Die Fähigkeit zum Loslassen ist wichtig für Ihr Stressmanagement. Meistens wurzeln die Kämpfe und Schmerzen, die mit Stress verbunden sind, darin, dass Sie an einem negativen Gefühl oder einer Idee festhalten. Wenn Sie loslassen, können Sie akzeptieren, dass in diesem Augenblick, mit oder ohne Stress, das Leben genauso läuft, wie es soll. Wenn Ihr Kopf gegen eine stressige Situation ankämpft – indem er grübelt oder sich Gedanken darüber macht, wie ungerecht alles ist –, dann setzen Sie diesem negativen Geplapper etwas entgegen. Wiederholen Sie leise: »Lass es los«, bis Ihr Kopf den Kampf aufgibt. Wenn Sie eher visuell veranlagt sind, können Sie sich vorstellen, dass Sie sich an einem Ast festhalten, der über einen Felsabhang hinaushängt, und wie Sie den Ast loslassen und ganz sicher ins Leben fallen.

Vierter Schritt: Aufladen
Aus einem leeren Krug kommt nichts mehr heraus. Und Stress macht, dass Sie sich leer fühlen. Deshalb verleitet er Sie dazu, sich mit Essen wieder aufzufüllen statt mit anderen bereichernden Aktivitäten. Sie brauchen eine Möglichkeit, Ihre Batterien mit etwas anderem aufzufüllen als mit Essen. In solchen Augenblicken

sollten Sie jemanden anrufen oder eine E-Mail schreiben. Die Verbundenheit mit anderen Menschen kann Ihre Leere auffüllen und Ihre emotionalen Batterien aufladen. Ebenso gut können ein Nickerchen, tiefes Durchatmen, ein Waldspaziergang oder eine halbe Stunde Stricken sein.

Beherzigen Sie diese vier Schritte, vor allem, wenn Sie sich überfordert fühlen. Sie sind einfach zu merken und zu tun, und sie funktionieren wirklich. Wenn Sie sich gut daran halten, werden Sie lernen, dass Sie kein Essen brauchen, sobald Sie sich überfordert fühlen. Sie haben wirklich andere Möglichkeiten.

Ihr maßgeschneiderter Plan

Stressmanagement beginnt mit einem gesunden Lebensstil: genug Schlaf, gesunde Ernährung, Beschränkungen bei Alkohol, Nikotin, Koffein und anderen Stoffen, regelmäßige Bewegung. Dummerweise fallen gerade diese guten Angewohnheiten unter den Tisch, wenn Sie ständig unter Dampf stehen. Aber es gibt einen Ausweg: Machen Sie sich Ihren eigenen, maßgeschneiderten Plan. Das folgende Beispiel soll Ihnen auf den Weg helfen, aber da stressauslösende Faktoren sehr individuell sind, müssen auch die Lösungen von Ihnen selbst kommen.

ROTE FLAGGE

Ich esse zu viel, wenn ich verärgert oder gereizt bin
Wenn es gut läuft, rufe ich eine Freundin an, um mich abzulenken, lasse Dampf ab, indem ich jogge, oder führe ein positives Selbstgespräch.
Wenn es schlecht läuft, raste ich aus, schnauze jeden an, der mir zu nahekommt, schlage Krach und esse eine Tüte Chips.

Mein Plan

Ich kann *wahrnehmen,* indem ich ...

... genau auf die körperlichen und geistigen Signale von Ärger achte. Bei mir sind das irrationale Gedanken (»Ist ja sowieso egal«) oder Rachegedanken (»Dem werde ich's zeigen!«). Meine anderen Warnsignale: Ich schwitze, kann mich nicht mehr gut konzentrieren und grüble über die Situation.

Ich kann *vorhersehen,* indem ich ...

... darauf achte, wie der Ärger meine Vernunft ausblendet. Ich versuche, keine Entscheidungen zu treffen, bevor ich wieder abgekühlt bin. Das heißt, ich nehme mir Zeit: fünf Minuten oder fünf Stunden, je nachdem, wie sehr ich mich ärgere.

Ich kann mich *vorbereiten,* indem ich ...

... meinen Ärger nicht herauslasse. Man weiß inzwischen, dass das Herauslassen (Einschlagen auf ein Kissen, Schimpftiraden) manchmal den Ärger noch anheizt, weil Blutdruck und Adrenalin dann noch weiter steigen. Bei mir ist das so. Deshalb versuche ich, den Ärger mit den Werkzeugen aus Kapitel 2 »abzukühlen«. Manchmal helfen auch echte Abkühlmaßnahmen: ein kaltes Getränk, ein kurzärmliges Hemd, die Klimaanlage.

Sind Sie bereit? Lesen Sie sich die Einträge zu den wichtigsten Stressauslösern auf den nächsten Seiten durch. Kopieren Sie die Seiten am besten zum Ausfüllen. Suchen Sie sich den aus, der Sie am ehesten erwischt, oder schreiben Sie auf, was für Sie wichtig ist. Dann füllen Sie die Zeilen aus. Um Ideen zu entwickeln, denken Sie an die Werkzeuge in diesem Kapitel und in Kapitel zwei.

ROTE FLAGGE

Ich esse zu viel, wenn ich überfordert oder überanstrengt bin

Wenn es gut läuft ...

_____

_____

Wenn es schlecht läuft ...

_____

_____

Mein Plan

Ich kann *wahrnehmen*, indem ich ...

_____

_____

_____

Ich kann *vorhersehen*, indem ich ...

_____

_____

_____

Ich kann mich *vorbereiten*, indem ich ...

_____

_____

_____

Ich esse zu viel, wenn ich mich über einen Konflikt mit meinem Partner, in meiner Familie oder mit Kollegen aufrege

Wenn es gut läuft ...

_____

_____

Wenn es schlecht läuft ...

_____

_____

Mein Plan

Ich kann *wahrnehmen,* indem ich ...

_____

_____

_____

Ich kann *vorhersehen,* indem ich ...

_____

_____

_____

Ich kann mich *vorbereiten,* indem ich ...

_____

_____

_____

STRESS UND ENTSCHEIDUNGEN: WIE DRINGLICH IST ES?

Es gibt eine enge Verbindung zwischen Ihren Gefühlen und Ihrer Entscheidung, unter Stress zu viel zu essen. Wenn Sie die Pausentaste drücken und wahrnehmen, dass Ihre Gedanken Sie Richtung Essen drängen, dann haben Sie immer noch genug Zeit, um eine erfolgreiche »Intervention« zu starten. In den folgenden Beispielen geht es um die Emotionen, die sich mit den Wörtern »müssen«, »brauchen« und »wollen« verbinden. Wie Sie später bei der Erklärung von Werkzeug 18 sehen werden, haben diese kleinen Wörter eine ungeheure Macht, Ihre Gedanken zu formen und damit Ihre Entscheidungen zu beeinflussen.

Alarmstufe Rot: Das ist es! Ich muss essen, damit ich nicht verrückt werde!
Intervention: Begrenzen Sie den Schaden.
An diesem Punkt fühlen Sie sich vermutlich nicht in der Lage, sich zurückzuziehen; wahrscheinlich sind Sie schon mittendrin im emotionalen Essen. Normalerweise empfehle ich nicht, etwas zu essen, solange Sie gestresst sind, aber wenn Alarmstufe Rot eintritt, dann können Sie immer noch bewusst zu etwas Gesundem greifen. Sie können einen Kakao trinken, statt Schokolade zu essen; Sie können eine Karotte mit etwas Dip knabbern und die Chips weglassen. Machen Sie eine Achtsamkeitsübung, um sich zu beruhigen. Versuchen Sie einfach irgendwie Ihre Stressreaktion runterzufahren, die vermutlich ohnehin übertrieben ist. Und danach setzen Sie sich hin und schreiben Sie in Ihrem EatQ-Notizbuch auf, was passiert ist: alle verhaltensmäßigen, psychologischen, körperlichen und geistigen Faktoren, die zu diesem Moment geführt haben. Vermutlich wird etwas Ähnliches irgendwann wieder passieren, und dann können Sie es vorhersehen und sich darauf einstellen.

Alarmstufe Orange: Ich drehe gleich durch. Ich brauche etwas zu essen, um mich besser zu fühlen.
Intervention: Erweitern Sie Ihre Möglichkeiten.
Vermutlich stehen Sie an einer Wegkreuzung, und der Drang ist

ziemlich stark. Schauen Sie sich die T-Werkzeuge genau an und suchen Sie nach mindestens einer anderen Möglichkeit. Ersetzen Sie das Wort »brauche« durch »wähle«. Das gibt Ihnen die Macht und Kontrolle zurück, und der Essensdrang kommt Ihnen nicht mehr so vor, als wäre er eine biologische Notwendigkeit wie das Atmen.

Alarmstufe Gelb: Ich bin überfordert und will Schokolade.
Intervention: Lenken Sie Ihr Verlangen in eine andere Richtung.
Sie wissen, was Sie fühlen. Sie haben die Lust auf Schokolade und die Emotion dahinter erkannt. An diesem Punkt fühlt sich Essen an wie eine Wahlmöglichkeit oder ein Verlangen, nicht wie eine Selbstverständlichkeit. Versuchen Sie, Ihr Gefühl mit Ihrem Handeln in Einklang zu bringen. Wenn Sie traurig sind, weinen Sie oder rufen Sie jemanden an. Wenn Sie müde sind, legen Sie sich schlafen.

Alarmstufe Grün: Ich bin erschöpft und gereizt und denke die ganze Zeit an Schokolade.
Intervention: Halten Sie Kurs.
Sie spüren den Drang, etwas zu essen, weil Sie gestresst sind. Gut, dass Sie es merken, werfen Sie sich das bloß nicht vor. Der Drang ist ganz natürlich, und wenn Sie an Schokolade denken, heißt das noch lange nicht, dass Sie sie auch essen. Akzeptieren Sie, dass Sie daran denken, und nutzen Sie diese Erkenntnis, um sich einer Alternative ohne Essen zuzuwenden: Vielleicht eine Achtsamkeitsübung? Lassen Sie Ihren Stress abklingen.

Und nachdem Sie sich auf Ihre biologische Antwort auf Stress eingestimmt haben, müssen Sie die nächsten Schritte planen.

ESSEN GEGEN DEN STRESS – LEBENSMITTEL, DIE WIRKLICH HELFEN

Der Drang zum Essen unter Stress ist zum Teil biologisch in uns angelegt, und die Forschung zeigt, dass bestimmte Vitamine und Mineralstoffe tatsächlich helfen können, den Körper zu beruhigen und den Schaden zu begrenzen, den der Stress anrichtet. Wenn Sie ein stressiges, anstrengendes Leben führen, können die folgenden Lebensmittel Ihnen helfen, weniger stressanfällig zu sein.

1. **Dunkle Schokolade** fördert die Ausschüttung von Dopamin, einem Botenstoff, der angenehme Gefühle auslöst. Es hilft, wenn Sie jeden Tag ein *kleines* Stück essen.
2. **Haferflocken** sind reich an komplexen Kohlenhydraten und helfen bei der Ausschüttung von Serotonin. Dieser Botenstoff spielt eine wichtige Rolle bei der Regulation von Stimmung und Appetit und hilft, Essgelüste in Schach zu halten.
3. **Kiwis** sind eine ausgezeichnete Quelle für Vitamin C, die das Immunsystem stärkt und den Cortisolspiegel senkt. Das ist wichtig, weil Ihr Immunsystem unter Stress leidet, sodass Sie leichter krank werden. Andere Vitamin-C-reiche Lebensmittel sind Guaven, Paprika, Orangen, Papaya und Erdbeeren.
4. **Spinat** ist reich an Magnesium, das eine Schlüsselrolle bei der Regulierung des Blutdrucks spielt. Und der Blutdruck ist unter Stress oft erhöht. Genießen Sie Spinat als Salat oder in Nudelsoßen, gern auch roh auf einem Sandwich.
5. **Magermilch** enthält Tryptophan, eine Aminosäure, die Serotonin bildet und die für ein entspanntes, schläfriges Gefühl sorgt. Trinken Sie einen Viertelliter, wenn Sie nicht schlafen können oder unter PMS-Symptomen leiden.
6. **Lachs** ist reich an gesunden Omega-3-Fettsäuren, die Entzündungen und Schmerz reduzieren. Um Ihren Stresspegel niedrig zu halten, sollten Sie Lebensmittel zu sich nehmen, die diese Wirkungen haben. Wenn Sie Lachs

nicht mögen, sind Walnüsse, Leinsamen, Pecannüsse, Kohl, Blumenkohl und Lebensmittel mit einem Omega-3-Zusatz eine gute Alternative.

7. **Schwarzer Tee** enthält Antioxidanzien und Aminosäuren, die auf die Botenstoffe im Gehirn einwirken. Diese Botenstoffe reduzieren auf natürliche Weise die Menge des Stresshormons Cortisol, das Gelüste nach Zucker und Fett auslöst.

8. **Avocados** enthalten gesunde, einfach ungesättigte Fettsäuren, die zufrieden machen und das Nervensystem stabilisieren, sodass Sie klarer denken können. Schneiden Sie sie in Scheiben und legen Sie etwas davon auf ein Sandwich oder essen Sie sie einfach als Zwischenmahlzeit. Oder genießen Sie eine Guacamole mit etwas Weizenvollkornbrot.

9. **Sauerkirschen** enthalten Antioxidanzien und haben entzündungshemmende Eigenschaften, die bei der Vorbeugung, Behandlung und Erholung von Verletzungen und Schmerzen helfen sollen.

10. **Pistazien**, die Nüsse mit dem niedrigsten Fett- und Kaloriengehalt, stabilisieren die Stimmung und den Blutzucker. Kaufen Sie sie ungeschält – das Schälen hilft Ihnen, sie langsam und nicht in allzu großer Menge zu essen.

Brooke macht dem Stress ein Ende

Als ich anfing, als Psychologin zu arbeiten, waren meine Patientenakten noch aus Papier. Schon bevor ich die Leute traf, benutzte ich die Dicke ihrer Akte für eine Daumenpeilung: Dicke Akten hatten fast immer mit Stresssymptomen zu tun. Brooke ist ein gutes Beispiel für eine Klientin mit einer dicken Akte, die die EAT-Methode benutzte, um ihrem Stress immer einen Schritt voraus zu sein.

Sie war 55 Jahre alt und Drogenberaterin, ein früheres Blumenkind, das immer noch indische Röcke und Halstücher liebte und das aschblonde Haar lang bis auf den Rücken trug. Oft bekomme ich Überweisungen von Ärzten, die für ein Gesundheitsproblem keine körperliche Ursache finden können, und Brooke war eine solche Patientin mit einer Reihe vager Beschwerden: Müdigkeit, leichte Depression, Gewichtszunahme. Ihr Arzt hatte alle möglichen Untersuchungen durchgeführt, ihr etwas gegen die Depressionen verschrieben und ihre Blutwerte überprüft, aber das hatte alles nichts gebracht. Außerdem litt sie unter häufigen Kopfschmerzen und hatte keine Lust mehr auf Sex. Ihr Mann nahm ihren Mangel an Interesse schon persönlich.

Nach einigen Sitzungen und Diskussionen über ihre Symptome und ihr Essverhalten stellte ich bei ihr einen Burn-out fest, wie er bei Leuten in sozialen Berufen oft vorkommt. Sie war eine altgediente Beraterin, machte den Job seit dreißig Jahren mit Hingabe und hatte viele Fälle zu betreuen. Sie nahm Berufsanfänger unter ihre Fittiche und arbeitete mit den härtesten Fällen, den Stammgästen, die immer wieder einen Entzug anfingen und dann verschwanden. Ihre Freundlichkeit und ihr Mitgefühl versteckte sich ein wenig hinter einer rauen Stimme, die immer zu sagen schien: »Ich mein's ernst, mein Lieber, mach keine Faxen mit mir.« Das hatte sie sich in der jahrzehntelangen Arbeit mit Suchtkranken so angewöhnt.

In jüngeren Jahren hatte sie den Stress an ihrem Arbeitsplatz lassen können. Aber jetzt wälzte sie sich nachts im Bett herum und machte sich Gedanken über ihre Klienten. Und weil sie nicht schlafen konnte, aß sie Eis, Kekse und Pizza, die vom Abendessen übrig geblieben war. Morgens war sie erschöpft und pappsatt, ließ das Frühstück aus und eilte zur Arbeit. Und wenn sie dort endlich Hunger bekam, schnappte sie sich einen von den Donuts, die immer zu Dutzenden in der Küche standen, und einen Kaffee.

Brooks Schlaflosigkeit, das Ergebnis ihrer überreizten Stressreaktionen, war ein klassisches Burn-out-Symptom, genau wie ihr unkontrolliertes Essverhalten. Obwohl sie wusste, wie man abnimmt und richtig gut isst, ließ sie sich von dem Druck zu Entscheidungen drängen, bei denen es nur um Bequemlichkeit und Trost ging. Als sie lernte, sich einen Plan gegen das Stressessen zu machen, wurde alles anders. Sie begriff, wie sie besser mit ihrem emotionalen Essen umgehen konnte, und die altgediente Beraterin lernte endlich, ihre eigenen Bedürfnisse zu erkennen, anzunehmen und zu befriedigen.

Brookes Plan

Brooke konnte schnell erkennen, wenn sie gestresst war, aber es fiel ihr schwer, anzunehmen, dass sie nicht wusste, was sie dagegen tun konnte. Sie war doch selbst Beraterin! Sie konnte mit allem umgehen! Das Problem – so erkannte sie schnell – lag in ihrer Vorstellung, sie *müsste* mit allem umgehen können.

Sie war als Tochter einer alkoholkranken Mutter aufgewachsen und hatte ihre Mutter und die kleinen Geschwister versorgt, bis sie, kurz bevor sie zwanzig wurde, von zu Hause wegging. Sie hatte immer Essen benutzt, um ihre Angst, ihre Sorge und ihren Zorn wegzudrücken. Als Teenager waren Drogen und Alkohol dazugekommen. Zum Glück hatte sie das überwunden und es sich danach zur Lebensaufgabe gemacht, anderen Suchtkranken zu helfen.

Und sie entdeckte noch eine unangenehme Wahrheit: Ohne jemals darüber nachzudenken, hatte sie immer geglaubt, sie würde nicht älter als fünfzig. Ihr Vater war mit fünfzig an den Folgen seiner Alkoholabhängigkeit gestorben. Wenn man glaubt, dass man jung sterben wird wie die Eltern, warum soll man sich dann gesund ernähren oder auf die eigenen körperlichen und emotionalen Bedürfnisse achten?

Aber als wir zusammen weiter daran arbeiteten, begriff Brooke, dass sie gern leben wollte und dass der Stress ihr ebenso schaden konnte wie Drogen und Alkohol. Unsere gemeinsame Arbeit half ihr, die Verbindung zwischen ihrer Erfahrung als vernachlässigtes, misshandeltes Kind, ihrem chronischen Stress und ihren körperlichen Symptomen zu erkennen, einschließlich ihres Essverhaltens.

Und so entstand der folgende Plan:

BROOKES ROTE FLAGGE
Zu viele Klienten, zu wenig Zeit

Wenn es gut läuft ...
... kann ich mir mit Selbstgesprächen und etwas Sarkasmus helfen. Ich sage mir, dass dieser Stress ein Witz ist verglichen mit anderen Situationen, die ich schon überstanden habe, und dass ein Donut nicht das Geringste dagegen bewirkt.

Wenn es schlecht läuft ...
... sage ich mir:»Ja, zum Teufel, wir müssen doch sowieso alle früher oder später sterben. Wenn ich mir mein eigenes Grab schon mit der Gabel schaufele, dann soll es bitte eine Dessertgabel sein, keine Salatgabel.«

Mein Plan
Ich kann *wahrnehmen,* indem ich ...
... merke, wenn ich mich aufrege. Ich fange an, leise vor mich hin zu fluchen und die Akten auf meinem Tisch herumzuschieben. Weil ich ein gutes Gespür für die Gefühle anderer Leute habe – ein leichtes Hochziehen der Augenbraue oder ein Zittern in der Stimme genügt –, kann ich mir vorstellen, ich sei meine eigene Klientin. Ich kann mich fragen, was mir meine Körpersprache in diesem Moment sagen will. Und wenn ich nicht schlafen kann, dann kann ich ein heißes Bad nehmen.

Ich kann *vorhersehen,* indem ich ...
... meine eigenen Gefühle ernst nehme. Ich neige dazu, meine eigenen Gefühle zur Seite zu schieben. Wenn ich höre, wie ich meine eigenen Gefühle mit Sätzen wie»Ist doch egal« oder »Stell dich nicht so an, reiß dich zusammen« wegschiebe, dann muss ich aufmerksamer sein.

Ich kann mich *vorbereiten,* indem ich ...
... tue, was ich meinen Klienten immer rate: Entspannen! Bevor ich ins Bett gehe, kann ich ein bisschen durchatmen und meditieren, um besser loszulassen.

Ich habe jahrelang mit Brooke gearbeitet und gesehen, wie diese beinharte Überlebenskünstlerin anfing, selbst zu praktizieren, was sie anderen predigte. Tatsächlich blieb sie sich in ihrer Natur als unverwüstliche »Kümmerin« treu und fing an, ihre neuen Fähigkeiten (Yoga, Tagebuchschreiben, Meditation und gesundes Essen) weiterzuvermitteln: in gelegentlichen, informellen Kursen für ihre Klienten. Es dauerte eine Weile mit dem gesunden Essen und dem Abnehmen – schließlich braucht es Zeit, sich von einem Leben voll chronischem Stress zu erholen –, aber die Kopfschmerzen verschwanden, sie hatte wieder Lust auf Sex, und sie kann jetzt nachts wieder schlafen. Fünf Jahre nachdem ich ihre dicke Patientenakte zum ersten Mal in der Hand hatte, ist sie endlich ein freier Mensch.

Der letzte Bissen

Ist es nicht eine Erleichterung, zu wissen, dass Ihr Verlangen nach Essen in stressigen Momenten kein persönliches Versagen, sondern eine normale, natürliche Reaktion ist? Diese Erkenntnis verleiht Ihnen *Macht*. Das nächste Mal, wenn Ihr Chef sehr fordernd auftritt, die Kinder quengeln oder zu viele unbezahlte Rechnungen auf dem Tisch liegen, dann wissen Sie, dass die Antwort nicht in einem Riegel Schokolade liegt, weil Sie gelernt haben, die Pausentaste zu drücken. Wenn Sie lernen, sich zu entspannen, einen Neustart zu machen und Ihre Batterien wieder aufzuladen, sobald Sie Ihren eigenen Plan für die wirklich stressigen Momente haben, werden Sie sich weniger machtlos fühlen und sehen, dass man mit Stress umgehen kann, ohne zu essen.

Traumata

*Wichtiger Hinweis: In diesem Kapitel geht es um emotionale
Traumata aller Art; der Inhalt kann problematische Gefühle
auslösen. Wenn Sie selbst traumatische Erfahrungen gemacht haben,
an denen Sie noch arbeiten, dann überspringen Sie dieses
Kapitel, bis Sie emotional dazu bereit sind.*

»Was menschlich ist, darüber kann man sprechen.
Und worüber man sprechen kann, damit kann
man leichter umgehen. Wenn wir über unsere Gefühle
sprechen können, dann sind sie weniger
überwältigend, beunruhigend und erschreckend.«

Fred Rogers

In einem Menschenleben können schlimme Dinge, schreckliche
Dinge passieren: der Verlust eines Kindes, ein plötzlicher Todesfall,
Gewalt, sexueller Missbrauch, Naturkatastrophen. Solche Ereignisse lösen Verletzungen aus, die wir Trauma nennen: emotionale
Erdbeben, die unser Leben und unseren Glauben an die Welt vollkommen zerstören können.

Nach einer traumatischen Erfahrung erleben manche Menschen
die üblichen Phasen von Trauer, darunter Schock, Zorn und Traurigkeit. Bei anderen werden die Gefühle – wie ich das nenne –
blockiert, verdunkelt oder aufgeblasen (dazu später): Sie werden
betäubt, verwirren sich oder werden übertrieben stark erlebt.
Emotionale Intelligenz kann Ihnen helfen, solche Abweichungen
mit Mitgefühl wahrzunehmen.

- Haben Sie etwas erlebt, was für Sie schädlich oder erschreckend war oder was Ihr Leben verändert hat?
- Wirken bestimmte Bilder, Töne oder Gerüche beunruhigend auf Sie oder erinnern sie Sie an Ereignisse aus der Vergangenheit?
- Machen Sie dicht, wenn Sie sich aufregen, oder können Sie Ihre Gefühle mit den Menschen teilen, die Sie lieben und denen Sie vertrauen?
- Wenn Sie erschüttert sind, essen Sie, um sich zu betäuben oder zu beruhigen?
- Fühlen Sie sich manchmal wie von Ihrem Körper getrennt, als würde das, was mit Ihnen geschieht, jemand anderem widerfahren?

Viele meiner Klienten haben traumatische Erfahrungen gemacht, vor Kurzem oder weit in der Vergangenheit. Aber sie kommen nicht wegen des eigentlichen emotionalen Erdbebens zu mir, sondern wegen der emotionalen Auswirkungen des ursprünglichen Traumas: wegen des emotionalen Nachbebens, sozusagen.

Meine Klienten glauben, dass sie zu mir kommen, um abzunehmen oder ihr übermäßiges Essen in den Griff zu bekommen. Der wahre Grund liegt unter ihren Kilos vergraben: Sie haben in ihrer Vergangenheit eine traumatische Erfahrung gemacht und kämpfen jetzt mit den Nachwirkungen.

Maria kam zu mir, weil sie bis zur Hochzeit ihrer Tochter 20 Kilo abnehmen wollte. Sie selbst hatte schon seit ihrer Kindheit Übergewicht und hatte, seit sie erwachsen war, mehrere Male sehr viel ab- und wieder zugenommen. Diesmal klappte das Abnehmen überhaupt nicht, tatsächlich nahm sie eher zu.

Wir wühlten uns allmählich in den Untergrund ihrer Vergangenheit. Mit zehn Jahren hatte Maria plötzlich ihren Vater verloren, der an einem aggressiven Krebs gestorben war. Ihre Mutter, selbst vollkommen traumatisiert, reagierte auf den schrecklichen Verlust mit Schweigen – keine Tränen, keine Umarmung, kein Wort. Maria erinnerte sich nur sehr bruchstückhaft an den Verlust und die nachfolgenden Jahre. Sie war in eine stille Dunkelheit versunken und hatte angefangen, süße, fette Sachen zu essen, die ihr den Trost boten, den ihre Mutter für sie nicht hatte.

Tief in ihre Erinnerung eingeprägt war aber das Nachbeben: wie sie langsam immer dicker geworden war, wie die anderen Kinder sie gehänselt hatten, die schwierigen Jahre auf dem Gymnasium. Noch nach vierzig Jahren konnte sie mir die vollständigen Namen der Mitschüler nennen, die sie gequält hatten, und sie hörte immer noch das Flüstern: »Fettwalze!« – »Schweinchen Dick!« Das Trauma hatte die Zeit angehalten. In ihrem Kopf war sie immer noch das dicke, einsame, verachtete kleine Mädchen, das einen schrecklichen Verlust erlitten hatte.

Als wir darüber sprachen, kam der Tod ihres Vaters – der aus ihren bewussten Gedanken längst verschwunden war – wieder ans Licht. Sie beschrieb die fehlende Reaktion ihrer Mutter, als wäre das alles einem anderen Menschen passiert, in einem Film oder so. Diese Taubheit war ein Zeichen von Abspaltung, ein Schutzmechanismus, den das Nervensystem anwendet, wenn es keine Reize mehr ertragen kann, sodass sich der Betroffene von den eigenen körperlichen oder emotionalen Empfindungen abtrennt. Maria war im Grunde genommen emotional offline gegangen. Sie konnte diese ungeheuer schmerzhafte Erinnerung weder spüren noch erleben.

Ich sagte ihr, wie ich ihre Situation sah. Und dann … dann kamen die Tränen: warme, salzige, menschliche Tränen. Vergeblich versuchte sie sie aufzuhalten. Niemand hatte je zu würdigen gewusst, wie verzweifelt sie gewesen war, als ihr Vater starb. Niemand hatte sie je gefragt, ob sie darüber reden wollte, oder sie zum Weinen ermuntert. Jetzt, als sie den Verlust *spürte* und die Verbindung zwischen ihrem unkontrollierten Essen und diesem plötzlichen, niederschmetternden Verlust *verstand* – jetzt konnte ihre Heilung beginnen.

Die Angst, der Schrecken und andere intensive Gefühle, die durch ein traumatisches Erlebnis ausgelöst werden, können einen Menschen so sehr unter sich begraben, dass er nicht mehr in der Lage ist, mit den Nachwirkungen umzugehen. Die Abspaltung (oder Dissoziation) erlaubt es dem Körper, auf Autopilot zu fahren.

Und das Essen ist der fehlgeleitete Trost für die Nachwirkungen: Es begräbt die unerträgliche, unaussprechliche Vergangenheit unter einer schützenden Schicht von Körpergewicht.

Die Nachwirkungen eines Traumas sind der Versuch des Bewusstseins, Sie zu schützen und Ihre Emotionen wieder zu regeln. Aber wenn Sie nicht weitergehen, dann wirkt sich dieser Schutz irgendwann zerstörerisch aus. Heilung von einem emotionalen Trauma ist nur möglich, wenn Sie die Gefühle verstehen und aussprechen, die Sie begraben haben, und wenn Sie Wege finden, damit klarzukommen, ohne zu essen.

Dafür müssen Sie tief in Ihr Inneres gehen, wie es Maria tat. In der Therapie begriff sie irgendwann, dass sie ihre Gefühle nicht mehr mit dem Essen herunterschlucken musste. Sie konnte sie zum Ausdruck bringen, ohne sich in Gefahr zu bringen. Und das können Sie auch. In diesem Kapitel schauen wir uns an, wie traumatische Erfahrungen Ihre Gefühle verändern und Ihre Emotionale Intelligenz beeinträchtigen und wie Sie Ihre Gefühle nutzen, verstehen und integrieren können, um die Nachwirkungen eines Traumas zu heilen – auch das übermäßige Essen.

Trauma: Es passiert häufiger, als Sie denken

Vielleicht denken Sie, dass Sie es in Ihrem Leben nicht immer leicht hatten. Aber würden Sie die schwierigen Zeiten in Ihrem Leben als »traumatisch« bezeichnen?

Dabei ist es nicht nur möglich, dass es sich um traumatische Erfahrungen handelt, sondern sehr wahrscheinlich. Der Forschung zufolge sind die meisten von uns mindestens einmal im Leben einer traumatischen Situation ausgesetzt, und solche Erfahrungen können sich sehr auf ihr Gewicht und Essverhalten auswirken.

Ein Trauma ist ein besonders belastendes Ereignis oder eine besonders belastende Situation, die Ihr Sicherheitsgefühl erschüttert. Oft können Sie solche Situationen gar nicht vermeiden und fühlen sich schon deshalb hilflos und verletzlich. Beispiele für traumatische Erfahrungen sind Naturkatastrophen, Unfälle, körperliche, emotionale oder sexuelle Misshandlungen oder

Missbrauch, Alkoholismus und Drogenkonsum (bei Ihnen selbst oder einem Familienmitglied), Vernachlässigung in der Kindheit, Mobbing, körperliche Krankheiten, Operationen, Verlust des Arbeitsplatzes, Scheidung, Behinderung (bei Ihnen selbst oder einem Familienmitglied).

Die Erfahrung eines Traumas ist eine sehr individuelle Sache: Es hängt sehr von Ihrem persönlichen Erleben und Ihrer Reaktion ab, ob ein Ereignis oder eine Situation zum Trauma wird. Ein Beispiel dafür: Zwei Bekannte von mir waren gemeinsam in einen Autounfall verwickelt. Das Auto war Totalschaden, die beiden kamen aber mit einigen Beulen und Schrammen davon. Der eine setzte sich kurz darauf wieder ans Steuer, der andere bekam Panikattacken und fuhr nie wieder. Dasselbe Trauma und ganz unterschiedliche Reaktionen.

Die wichtigsten Symptome, die auf ein Trauma hindeuten, sind die folgenden:

- *Psychologische Bedrängnisse* wie Traurigkeit, Angst, Sorgen, Aufregung, Zorn, Schrecken, Trauer

- *Taubheit:* Zunächst fühlen Sie sich wie im Schock und machen »dicht«.

- *Depressionen:* Sie spüren möglicherweise eine durchdringende Traurigkeit, bekommen Weinanfälle, fühlen sich hilflos und pessimistisch. Vielleicht verlieren Sie auch das Interesse an Ihren üblichen Aktivitäten und haben Konzentrationsprobleme.

- *Verwirrung:* Sie haben sehr intensive Gefühle, können sie aber weder identifizieren noch in Worte fassen.

- *Körperliche Symptome* wie Schlaflosigkeit, Schläfrigkeit, Verlust des sexuellen Interesses, Energiemangel, Schmerzen ohne erkennbaren Grund

Andere Anzeichen oder Symptome von Traumata sind Misstrauen, Angst vor Risiken, das Gefühl der Wertlosigkeit und im schlimmsten Fall Selbstmordgedanken.

BLOCKIERTE, VERDUNKELTE ODER AUFGEBLASENE GEFÜHLE

Nach einem Trauma können Gefühle blockiert (betäubt), verdunkelt (verwirrt) oder aufgeblasen (übersteigert) sein. Versuchen Sie festzustellen, welche Kategorie auf Ihre Gefühle zutrifft.

Blockiert

● Taubheit

● Roboterhaftes Verhalten – wie ferngesteuert

● Abspaltung von einer Erfahrung (als würden Sie sich im Kino sehen)

● Reden über eine traumatische Erfahrung, als wäre sie einem anderen Menschen widerfahren

Verdunkelt

● Erinnerungen aus der Vergangenheit tauchen in der Gegenwart auf

● Bestimmte Auslöser führen zu Gefühlen, die im gegenwärtigen Kontext keinen Sinn ergeben (z.B. Zusammenzucken, wenn das Telefon klingelt)

● Überempfindlichkeit bei bestimmten Auslösern

● Albträume

● Zu starke oder zu schwache Reaktion auf bestimmte Auslöser

Aufgeblasen

● Überreiztheit oder übermäßige Wachsamkeit

● Schlafschwierigkeiten

● Überempfindlichkeit

● Schnelles Atmen

Die Verbindung
von Trauma und Essen

Die Verbindung zwischen traumatischen Erfahrungen und übermäßigem Essen scheint ganz einfach: Übermäßiges Essen oder andere Essstörungen entwickeln sich als Möglichkeit, mit überfordernden oder schmerzhaften Gefühlen umzugehen, die von einem Trauma ausgelöst werden, oder als Werkzeug, um Kontrolle über das Trauma und die ausgelösten Gefühle zu erlangen. Als Psychologin kann ich Ihnen aber sagen, dass diese Verbindung alles andere als einfach ist. Ein neuer Klient ist möglicherweise ganz auf seine »Fast-Food-Sucht« konzentriert, und es kann Wochen und Monate dauern, bis wir ein Trauma aufspüren, das vor einem Jahr, vor zehn oder gar dreißig Jahren stattgefunden hat. Und bedenken Sie: Es ist nicht das Trauma als solches, das sich in Essstörungen niederschlägt. Es ist die Art, wie Sie mit den Gefühlen umgehen, die das Trauma hervorbringt. Im Folgenden erzähle ich Ihnen ein paar Beispiele aus meiner Praxis, die Ihnen helfen sollen, die möglichen Verbindungen zwischen Trauma und Essstörungen besser zu verstehen.

Einsamkeit führt zu übermäßigem Essen. Eine meiner Klientinnen war bei ihrer Mutter aufgewachsen, die eine sehr bittere Scheidung hinter sich hatte und gezwungen war, extrem viel zu arbeiten, um finanziell über die Runden zu kommen. Meine Klientin verbrachte die Nachmittage nach der Schule bei ihren Großeltern und wurde von ihrer Großmutter mit Plätzchen und zusätzlichen Mahlzeiten regelrecht gemästet. Die Atmosphäre dort war warm und liebevoll, ganz anders als in ihrem einsamen, leeren Zuhause. Sie liebte es, nach der Schule mit ihrer Großmutter am Küchentisch zu sitzen und zu plaudern. Und wenn sie sich als Erwachsene einsam fühlte, war Essen manchmal ihr einziger Trost.

Selbstverachtung und Schuldgefühle führen zu Magersucht und Bulimie. Ein Klient bekam als Gymnasiast Nachhilfeunterricht von einem sehr beliebten Lehrer. Eines Tages kam es zu einem sexuellen Übergriff. Mein Klient schämte sich und war so verwirrt, dass er Angst hatte, jemandem davon zu erzählen. Er fürchtete, man würde ihm nicht glauben. Die Leute würden denken, er sei schwul, kein Mädchen würde mehr mit ihm ausgehen, und die Jungs würden ihn verprügeln. Zunächst hörte er einfach auf zu essen, so sehr fürchtete er, jemand würde von dem Zwischenfall erfahren. Später wurden seine Schuld- und Schamgefühle und seine Selbstverachtung so stark, dass er magersüchtig wurde, um die verlorene Kontrolle über seinen Körper wiederzuerlangen. Er hungerte, bekam Fressanfälle und übergab sich danach. Vor allem das Übergeben verschaffte ihm große Erleichterung: Seine Angst verschwand dann, als würde er seine ganze Angst und seine Wut über den Angriff auskotzen.

Zorn führt zu Fressattacken. Eine meiner Klientinnen arbeitete fast zehn Jahre lang in zwei Jobs, um ihrem Mann das Medizinstudium zu ermöglichen. Im ersten Monat in der neuen Praxis fing er ein Verhältnis mit einer Krankenhausärztin an. Meine Klientin war außer sich vor Zorn, aber in ihrer Familie gehörte es sich für eine Dame nicht, wütend zu werden. Irgendwann stellte sie fest, dass Essen ihr half, ihren Zorn tief in sich zu begraben, und sie nahm immer mehr zu. Jedes Mal, wenn der Zorn in ihr hochstieg, kamen die Essgelüste auf. Und wenn sie ihnen nachging, ließ auch der Zorn nach. Ihr zwanghaftes Essen verdeckte nicht nur ihren Zorn, sondern war auch eine Bestrafung, weil sie sich »dumm« und »unwürdig« fühlte.

Wenn man sich diese überwältigenden Erfahrungen und Gefühle ansieht, wird verständlich, warum Menschen anfangen, übermäßig zu essen, um damit zurechtzukommen. Aber ironischerweise führt der Weg hinaus erst einmal nach innen. Wenn Sie dem Trauma in Ihrem Leben ins Gesicht schauen und akzeptieren, dass es existiert, dann haben Sie den ersten wichtigen Schritt auf dem Weg zu einer gesünderen Beziehung zum Essen getan.

Emotionale Erdbeben
erschüttern die Emotionale Intelligenz

Ein Trauma ist eine normale Reaktion auf eine unnormale Situation. Aber traumatische Erfahrungen bringen Ihr gesamtes Nervensystem durcheinander. Diese Überreizung des Nervensystems versetzt Ihren Körper in einen Zustand von chronischem Stress (siehe Kapitel 6) und schwächt ihre Fähigkeit, mit den eigenen Emotionen zurechtzukommen.

Menschen mit einer traumatischen Erfahrung wissen oft nicht, was sie fühlen, verstehen den Grund für ihre Gefühle nicht und können ihre Gefühle nicht nutzen, um gesund und glücklich zu leben. Sie sind oft auch nicht mehr in der Lage, ihre Gefühle so zu regulieren, dass ihre Arbeit, ihre Beziehungen oder ihr Gewicht keinen Schaden nehmen. Kurz gesagt: Traumatische Erfahrungen schaden der Emotionalen Intelligenz.

Ich beschreibe meinen Klienten die Verbindung zwischen Trauma und Emotionaler Intelligenz oft mit der Metapher eines Spiegels. Wenn Sie in einen Ganzkörperspiegel schauen, sehen Sie sich, wie Sie sind, von Kopf bis Fuß. Wenn Sie aber in einen kleinen Handspiegel schauen, dann sehen Sie nur einen kleinen Teil von sich, vielleicht nur die Lippen oder ein Auge. Und wenn Sie sich auf dem Jahrmarkt in einem Zerrspiegel sehen, dann nehmen Sie ein verzogenes, verzerrtes Bild von sich wahr.

Ein Trauma ist wie der Zerrspiegel: Es verzerrt und verdreht Ihre Gefühle. Sie können vergrößert erscheinen oder ganz von Ihnen getrennt. Es wird einfach schwieriger oder ganz unmöglich, diesen Gefühlen noch zu trauen. Wenn Ihre Gefühle extrem erscheinen – also entweder überreizt oder ganz abgeschaltet –, dann können Sie vielleicht gar nicht mehr ruhig bleiben oder sich beruhigen. Extreme Schwierigkeiten mit der Selbstregulation von Gefühlen können die Folge eines Traumas sein und manchmal zu Essstörungen führen, die mit einer Posttraumatischen Belastungsstörung (PTBS) einhergehen.

Noch schlimmer ist es, wenn Sie Ihre Gefühle zum Ausdruck bringen können und jemand in Ihrer Nähe sie nicht würdigt.

Die EAT-Methode und das Trauma

Trauma	Trauma
Vergangene oder gegenwärtige Erfahrung, die Gefühle und Sicherheitsempfinden beeinträchtigt	Vergangene oder gegenwärtige Erfahrung, die Gefühle und Sicherheitsempfinden beeinträchtigt
▼	▼
Reaktion	**Reaktion**
Wiederholung alter Gefühle Unklare Gefühle, Empfindlichkeit, Verwirrung	Wiederholung alter Gefühle Unklare Gefühle, Empfindlichkeit, Verwirrung
▼	▼
Emotionale Entscheidung	**EatQ/Achtsame Pause**
Automatisches Verhalten, um sich zu beruhigen und Sicherheit wiederherzustellen	Unterscheidung zwischen Gefühlen der Vergangenheit und Gegenwart, Klärung von Gefühlen
	▼
Ein Trauma kann Ihre Gefühle verändern, sie verstärken, abspalten oder Gefühle aus der Vergangenheit in die Gegenwart holen. Es fällt Ihnen schwer,	**Einsichtsvolle Entscheidung**
	Nutzung der EAT-Methode

Gefühle zu entwickeln, die zur gegenwärtigen Situation passen. Eine achtsame Pause hilft Ihnen, Ihre Gefühle neu zu bewerten und zu entscheiden, ob sie durch das Trauma verzerrt sind.

Wenn Sie einen Autounfall gehabt haben, kann es absolut niederschmetternd sein, von Ihrem Partner oder von einem Freund zu hören, Sie seien »albern«, weil Sie zögern, sich wieder hinters Steuer zu setzen oder auch nur mitzufahren. Wenn Sie sexuellen Missbrauch erlebt haben und von einem ahnungslosen Verwandten Lobeshymnen auf den Täter hören, dann kann es sein, dass Sie das Vertrauen in Ihre Gefühle verlieren oder glauben, Sie würden verrückt.

Für die Heilung eines Traumas ist es unbedingt erforderlich, dass Sie Ihre Gefühle nicht als genaue Spiegelung Ihres natürlichen Zustands sehen. Sie sind eine normale Reaktion auf ein unnormales Ereignis. Wenn starke Gefühle in Verbindung mit dem

Trauma ausgelöst werden (Sie hören eine Stimme, die klingt wie Ihr Ex-Ehemann, oder Sie sehen im Fernsehen ein krebskrankes Kind), dann müssen Sie sich fragen, ob Ihre heftige Reaktion ein Ergebnis der Art ist, wie das Ereignis zu Ihnen zurückgespiegelt wird.

Die Verbindung von Posttraumatischer Belastungsstörung und Essstörungen

Nur Soldaten bekommen eine Posttraumatische Belastungsstörung, oder? Ganz falsch. Diese lebensbedrohliche Krankheit kann jeden treffen, und allzu oft liegen die Wurzeln in der Kindheit. Verschiedene Studien ziehen die Verbindung zwischen Missbrauch und Misshandlung in der Kindheit bzw. Stress im frühen Kindesalter und einem höheren Risiko für Fettleibigkeit.

Es liegt in der Natur des Menschen, dass er verstörende oder erschreckende Erfahrungen möglichst weit aus seinem bewussten Denken und Erleben verbannen will. Wenn Sie in Ihrer Kindheit beispielsweise Vernachlässigung oder Missbrauch erlebt haben, eine Naturkatastrophe oder eine bittere Trennung Ihrer Eltern, dann wäre es Ihnen lieber, sie läge weit hinter Ihnen, auch wenn sich das alles noch frisch und nah anfühlt. Aber diese Erfahrungen liegen nicht weit hinter Ihnen, sie liegen ganz dicht unter der Oberfläche oder schlafen und warten auf einen Auslöser, um wieder aufzuwachen. Wenn diese Erfahrungen einem zu nahekommen, dann tun sie ungeheuer weh. Und deshalb schieben so viele Menschen mit einer traumatischen Erfahrung ihre Gefühle mit Essen von sich weg.

Forschungsergebnisse bestätigen das. In einer Studie aus dem Jahr 2012 sammelten Forscher der University of Massachusetts in Worcester die Daten aus drei nationalen Studien mit 20 013 Teilnehmerinnen und Teilnehmern, die zwischen 2001 und 2003 durchgeführt worden waren. Unter den Teilnehmern, bei denen im Jahr vor der Studie eine Posttraumatische Belastungsstörung festgestellt worden war, war fast ein Drittel fettleibig, bei den Personen ohne PTBS war es nur knapp ein Viertel. Depressionen, Suchterkrankungen und andere Variablen spielten dabei keine Rolle, und Männer und Frauen waren gleichermaßen betroffen.

AUSLÖSER ERKENNEN

Eine meiner früheren Klientinnen, ich nenne sie Anna, verlor ihr Haus bei einer Überschwemmung. Es regnete heftig, und ehe sie es begriff, saß sie schon auf dem Dach ihres Hauses. Gott sei Dank wurden sie und ihre Lieben gerettet, aber alles, was sie besaßen, versank vor ihren Augen.

Annas Sicherheitsgefühl hatte dauerhaften Schaden genommen. Nach der Überschwemmung löste jeder Regen, ja selbst ein bedeckter Himmel, Erinnerungen an den schrecklichen Verlust aus und führte zu extremer Angst. Es gab zwei Dinge, die sie beruhigten: den ganzen Tag den Wetterbericht im Fernsehen zu sehen – und essen.

Erinnerungen an ein traumatisches Ereignis können jederzeit in Ihrem Bewusstsein aufsteigen. Es kann sich anfühlen, als würden Sie alles wieder erleben, dieselbe Angst, denselben Schrecken. Man nennt das Flashback. Manchmal braucht es dafür einen Auslöser, einen Ton oder Anblick, der die Rückkehr ermöglicht. Bei einer Frau, die einen sexuellen Übergriff hinter sich hat, kann es der Bericht über eine Vergewaltigung in den Nachrichten sein; ein Überlebender nach einem Verkehrsunfall erlebt vielleicht einen Flashback, wenn er Zeuge eines Unfalls wird.

Sie können Auslöser vermeiden oder sich weigern, über das Ereignis zu sprechen oder nachzudenken. Wenn Sie z.B. bei der Arbeit in einem Fast-Food-Restaurant einen bewaffneten Raubüberfall erlebt haben, können Sie in der Zukunft alle Fast-Food-Restaurants meiden.

Aber es ist anstrengend und sehr einschränkend, so zu leben. Außerdem müssen Sie begreifen, dass die Kontrolle, nach der Sie da streben, eine Illusion ist. Die Lösung kann nur darin bestehen, sich mit den Auslösern vertraut zu machen. Wenn Sie sie kennen, sind Sie vorbereitet und können positive, beruhigende Maßnahmen ergreifen, um dem Gefühl von Angst, Schrecken und Hilflosigkeit zu begegnen.

Wenn Sie keine Auslöser haben oder sie nicht kennen, lassen Sie sich von einem vertrauten Freund oder Therapeuten helfen, sie aufzudecken. Anna erkannte beispielsweise, dass sie sich an manchen Tagen richtig gut fühlte, während sie an anderen extrem ängstlich war. Als wir darüber sprachen, begriff sie auf einmal, dass es mit ihrem Blick aus dem Fenster zu tun hatte. Unbewusst suchte sie den Himmel ständig nach Anzeichen für Regen ab. Und wenn der Himmel dunkel war, aß sie automatisch mehr, um sich zu beruhigen.

Wenn Sie ein Trauma erlebt haben, ist die Identifikation der Auslöser ein wichtiger Schritt zu einsichtsvollen Entscheidungen. Wenn Anna heute unbedacht zu essen anfängt, weiß sie, dass ihre Erinnerungen an die Überschwemmung ihr einen Streich spielen. Dann benutzt sie eines der beruhigenden Werkzeuge, um ihre Angst zu besänftigen, eine Affirmation wie »Ich bin stark, ich bin ein Überlebenskünstler«. Und dann geht sie an ihren Tisch mit den Fotoalben, an denen sie arbeitet. Und sie beobachtet jeden Tag den Himmel. Wenn er sich verfinstert, erinnert sie sich daran, dass Überschwemmungen nur selten vorkommen und dass im Wetterbericht davor gewarnt wird.

Die Verbindung zwischen PTBS und Fettleibigkeit ist nicht eindeutig, aber die Studie stellte fest, dass PTBS sehr häufig mit Veränderungen der hormonellen Steuerung einhergeht, die für den Kampf-oder-Flucht-Modus verantwortlich ist und die Ausschüttung von Cortisol regelt. Und ein überhöhter Cortisolspiegel steht wiederum in Verbindung mit stressbedingter Gewichtszunahme und stressbedingten Veränderungen des Essverhaltens.

Eine andere Möglichkeit ist, dass ein Mangel an inhibitorischer Kontrolle eine Rolle spielt. Diese Kontrolle sorgt dafür, dass wir denken, bevor wir handeln, dass wir aufmerksam bleiben, auch wenn wir abgelenkt werden, und dass wir angemessen handeln, auch wenn wir in Versuchung kommen, uns anders zu verhalten. Die inhibitorische Kontrolle ist bei Menschen mit PTBS eher schwach ausgeprägt, stellte dieselbe Studie fest. Aber wer angesichts der Überfülle angenehmer Lebensmittel in unserer Umgebung Kurs halten will, der braucht jede Menge Kontrolle. Und so gibt es auch Studien, die eine Verbindung ziehen zwischen dem Mangel an inhibitorischer Kontrolle und Fettleibigkeit, ja, sogar schlechten Ergebnissen bei verhaltensorientierten Abnehmprogrammen.

Insgesamt entsprechen diese Ergebnisse meinen eigenen Beobachtungen bei meinen Klienten mit traumatischen Erfahrungen. Einige verlieren zunächst jede Lust aufs Essen. Aber wenn sie sich mit dem traumatischen Ereignis nicht beschäftigen wollen oder können, dann kommt das Verlangen machtvoll zurück. Schmerzhafte, ängstigende und erschreckende Erinnerungen, die tief in einem verstörten Herzen vergraben sind, treiben sie hin zu fetten, süßen, tröstlichen Lebensmitteln, die ihnen helfen, sich zu betäuben. Nur leider kann selbst das angenehmste Essen diesen tief vergrabenen Schmerz nicht lindern. Das Gefühl der Sättigung dauert nicht lange, der Hunger kommt wieder, wenn die Erinnerungen und Emotionen nicht endlich verarbeitet werden.

Wenn Ihnen das Trauma die Sprache verschlägt

Menschen mit einer traumatischen Erfahrung können mehr verlieren als ihr Gefühl für sich selbst oder ihr Verständnis für die Welt, ihr Vertrauen in die Welt. Häufig verlieren sie auch ihre Fähigkeit, ihre eigenen Gefühle zu verstehen und zum Ausdruck zu bringen – diese Sprachlosigkeit haben wir schon in Kapitel 3 betrachtet.

Ich erlebe oft Patienten, die unter einer extremen Sprachlosigkeit leiden. Viele haben traumatische Erfahrungen hinter sich und kämpfen mit Magersucht oder anderen Essstörungen. Sie sind oft kluge Einserstudenten oder Führungskräfte, die mit der weniger emotionalen Welt der Wissenschaft oder der Computer wunderbar zurechtkommen. Aber die Wahrnehmung und Regulierung ihrer Gefühle fällt ihnen schwer. Bewusst oder unbewusst leugnen sie, dass ihnen etwas fehlt, aber ihr schrumpfender Körper spricht eine andere Sprache: ihre vergrabenen Gefühle fressen sie förmlich auf.

Magersucht und andere Essstörungen sind komplizierte Störungen mit biologischen, psychologischen und sozialen Aspekten, aber viele Studien zeigen, dass bei Menschen mit Magersucht die Verbindung zwischen der Wahrnehmung und dem Ausdruck ihrer Gefühle unterbrochen ist. Und oft steckt ein emotionales, körperliches oder sexuelles Trauma dahinter.

Menschen, die sexuellen Missbrauch erlebt haben, behalten diese Erfahrung oft für sich und haben keine Möglichkeit, ihre unmittelbare Reaktion mit anderen auf vertrauensvolle Weise zu verarbeiten. Oder sie haben extreme Schwierigkeiten, die Kompliziertheit dessen zu verstehen und zu integrieren, was ihnen passiert ist. Wenn also eine Frau als Kind von einem Onkel missbraucht wurde, den sie liebte, dann hat sie vermutlich Liebe und Verrat empfunden und weiß nicht, wie sie diese beiden widerstreitenden Gefühle in Einklang bringen soll. Ohne Verständnis gibt es aber auch keine Worte dafür. Und leider kann sich die zerstörte Verbindung zwischen Gefühlen und Worten nicht selbst wiederherstellen.

Und so kommt es, dass sich einige Überlebende von allen Gefühlen abschneiden. In manchen Missbrauchssituationen spalten sie sich ab, und dieses Muster taucht dann wieder auf, wenn ein ähnliches Gefühl ausgelöst wird. Eine Frau, die sich bei einem bestimmten Lehrer unsicher und bedrängt fühlte, wird später möglicherweise mit Verstörung reagieren, wenn ihr Job in Gefahr ist und sie das Gefühl hat, ihrem Chef sei nicht zu trauen. Sie konnte als Kind nicht darüber sprechen, und jetzt kann sie es wieder nicht.

Um es ganz klar zu sagen: Nicht jeder Mensch mit einer Essstörung hat eine Missbrauchserfahrung hinter sich. Aber viele Menschen mit Schwierigkeiten, ihre Gefühle auszudrücken, zu verstehen und in Worte zu fassen – ob der Grund dafür nun in einem Trauma oder einem anderen Defizit liegt –, entwickeln irgendwann eine Essstörung.

Die gute Nachricht ist, dass man Sprachlosigkeit überwinden kann. Tatsächlich ist dies ein entscheidender Schritt auf dem Weg zur Heilung. Innerhalb des Beratungsprozesses können Männer und Frauen lernen, die Punkte zu verbinden zwischen ihren Gefühlen, ihrem Essverhalten und dem Umgang mit diesen Gefühlen. Sie können lernen, dass immer dann, wenn sie sich zum Hungern verdonnern, ein »inakzeptables« Gefühl im Raum steht, meistens Zorn. Wenn sie diese Verbindung in dem betreffenden Moment erkennen, dann haben sie die Möglichkeit, über ihren Zorn zu sprechen und auf gesündere Weise damit umzugehen, als wenn sie hungern oder sich vollstopfen würden.

Wenn Ihnen das vertraut vorkommt, dann sollten Sie sich gute Unterstützung und Behandlung suchen. Ein qualifizierter Therapeut kann Ihnen helfen und Ihnen den Weg zur Heilung aufzeigen.

Der heilende Balsam der Resilienz

Am 11. September 2001 erlebten die USA ein kollektives Trauma: den Anschlag auf das World Trade Center. Die ganze Nation war erschüttert. Aber das Leben ging weiter, für die Nation und für die einzelnen Überlebenden. Wir zapften die Quellen unserer Resilienz an, vielleicht zu unserer eigenen Überraschung.

Resilienz ist die Fähigkeit, aus Unbill, Trauma oder Tragödien wieder aufzustehen. Die Reise zur Resilienz geht über die Etappen Wahrnehmung, Akzeptanz, Reden über verstörende Gefühle – sie ist also eng mit Emotionaler Intelligenz verbunden.

Die Verbindung ist sogar besonders direkt. In einer kürzlich veröffentlichten Studie ließen französische und australische Forscher 414 Teilnehmer einen wissenschaftlichen Fragebogen ausfüllen, der die Emotionale Intelligenz misst. Auf der Grundlage ihrer Ergebnisse wurden die Teilnehmer dann nach sechs Unterkategorien bewertet: emotionale Selbstwahrnehmung und Wahrnehmung anderer, emotionale Ausdrucksfähigkeit, emotionale Selbstkontrolle, emotionales Management der eigenen und fremder Gefühle.

Alle diese Bereiche erwiesen sich als zentrale Faktoren bei der Erholung von negativen Erfahrungen, stellten die Forscher fest, vor allem aber das emotionale Management. Nun könnten Sie sich fragen, wie man diese Qualitäten entwickelt – und ob das überhaupt möglich ist. Die Antwort ist Ja. Und der Schlüssel liegt in der emotionalen Standfestigkeit. Ähnlich wie im Zwölf-Schritte-Programm der Anonymen Alkoholiker geht es darum, sich allen Erfahrungen zu stellen, statt davonzulaufen. Die Entwicklung von Resilienz verlangt von Ihnen, dass Sie sich allen Erfahrungen aussetzen. Wenn Sie das tun, wie unvollkommen auch immer, dann können Sie genesen. Als Therapeutin erlebe ich ungeheure Resilienz angesichts sehr schwieriger (manchmal grauenhafter) Beispiele von Traumata. Egal, was Sie erlebt haben, es ist möglich, glücklich und gesund zu leben. Viele meiner Klienten, die traumatische Erfahrungen oder Verlusterfahrungen gemacht haben, berichten von positiven Veränderungen, sobald sie die Wirkung des Traumas durchschaut hatten. Sie erzählen von befriedigenderen Beziehungen, einem größeren Gefühl von Stärke selbst in der Verletzlichkeit, einem gewachsenen Selbstwertgefühl und einer besser entwickelten Spiritualität. Oder sie denken neu darüber nach, was ihnen wirklich wichtig ist, und können die wertvollen Dinge in ihrem Leben mehr schätzen.

Um Ihre Resilienz aufzubauen, brauchen Sie liebe- und vertrauensvolle Beziehungen, einen positiven Blick auf sich selbst, die Fähigkeit, Ihre Stärken zu erkennen, und den tiefen Glauben, dass in Ihrem Leben etwas Gutes geschehen wird. Und den Zugang zu diesen Dingen finden Sie leichter, wenn Sie Ihre Emotionen regulieren können. Um sie aber zu regulieren, müssen Sie Ihre Emotionale Intelligenz stärken. Und um das zu tun, sollten Sie Mut fassen und über die Situation oder das Ereignis sprechen, das Ihnen so die Sprache verschlagen hat, dass Sie sich nur noch mit Essen trösten konnten.

Vier Möglichkeiten, Ihre Resilienz zu stärken

Es ist nicht einfach, Ihr Essverhalten zu verändern. Viele meiner Klienten haben es mehr als einmal versucht. Deshalb bin ich immer ganz begeistert, wenn Klienten, die aus ihrem gesunden Ernährungsplan herausgefallen sind, mir sagen: »Ich will es noch mal versuchen.« Die folgenden Tipps können Ihnen helfen, diese Fähigkeit der Begeisterung ebenfalls zu entwickeln.

1. Sorgen Sie für gute Grundlagen. Mit genügend Schlaf, Bewegung und gesundem Essen können Sie besser auf die Herausforderungen reagieren, die Ihnen begegnen – ohne zu viel zu essen. Verpflichten Sie sich dazu, jede Nacht sieben bis neun Stunden zu schlafen. Wenn Sie das schaffen, verpflichten Sie sich dazu, sich dreimal in der Woche je eine halbe Stunde zu bewegen.

2. Nehmen Sie Ausrutscher als Gelegenheit zum Lernen. Die Widerstandsfähigsten unter meinen Klienten sehen jeden Ausrutscher als Gelegenheit, etwas zu lernen, damit sie eine ähnliche Situation beim nächsten Mal besser überstehen. Wenn Ihnen ein Ausrutscher passiert, fragen Sie sich: »Was lerne ich daraus?«

3. Öffnen Sie sich. Statt immer wieder das zu tun, was nicht funktioniert, sagen meine widerstandsfähigen Klienten: »Das klappt so nicht, ich muss etwas anderes probieren.« Versuchen Sie es mit einem Werkzeug aus diesem Buch, das nicht schon zu Ihrem Repertoire gehört.

4. Suchen Sie sich Unterstützung. Meine widerstandsfähigsten Klienten bitten um Hilfe, wenn sie sie brauchen. Vielen fällt das nicht leicht, aber sie tun es trotzdem, weil sie wissen, dass es funktioniert. Sprechen Sie mit einer Selbsthilfegruppe, mit einer Freundin, einem Kollegen, einer Therapeutin – wer auch immer bereit ist zuzuhören.

Kristines Geschichte

Weil die Forschung so einen engen Zusammenhang zwischen Essstörungen und sexuellem Missbrauch zeigt, arbeite ich mit vielen Opfern in diesem Bereich. Und viele von ihnen leiden unter Essstörungen. Oft ist ihr zwanghaftes Essverhalten ein sichtbares Zeichen dafür, dass ihr Körper zum Schlachtfeld geworden ist. Einige berichten sofort ganz offen von Missbrauch und Gewalt, andere brauchen Zeit, um Vertrauen zu fassen und sich sicher zu fühlen.

Kristine, eine 37-jährige Beschäftigungstherapeutin, brauchte diese Zeit. Sie war eine wirklich nette, intelligente Frau, mit einem einnehmenden, fröhlichen Wesen, und sie aß heimlich. In der Öffentlichkeit war sie das »brave Mädchen«, zu Hause hatte sie Fressattacken. Sie hatte 20 Kilo Übergewicht, und auf ihren Fragebogen zu Beginn unserer Zusammenarbeit schrieb sie: »Körperbild« und »übermäßiges Essen«. Aber sie hatte auch Beziehungsprobleme und nur selten eine Verabredung. Gleich zu Anfang machte sie eine Andeutung auf einen Zwischenfall mit einem Babysitter, als sie sieben Jahre alt gewesen war, umging aber meine vorsichtigen Fragen, und ich drängte sie nicht.

Nach ein paar Monaten begann sie mit einem Mann auszugehen, den sie in der Arbeit kennengelernt hatte. Die Beziehung machte Fortschritte, und Kristine hätte ihre Gefühle gern auch körperlich zum Ausdruck gebracht, aber in einem besonders intimen Moment war sie plötzlich auf Distanz gegangen.

»Es war die Art, wie er meinen Arm aufs Bett drückte«, sagte sie. »Bis dahin war ich ganz und gar dabei, aber da bekam ich Panik und zog mich zurück. Es kam ganz automatisch. Damit war der Augenblick verdorben, und jetzt ist es ziemlich schwierig mit uns. Ich habe das Gefühl, als hätte ich einen Dauerschaden. Ich werde wohl nie eine normale Beziehung haben können.« Immer wieder kamen wir auf dieses unterschwellige Gefühl zurück.

In ihrem Schmerz war sie bereit, über den Missbrauch zu sprechen. Nachdem die Geschichte herausgesprudelt war, bot ich ihr ein Papiertaschentuch und ein paar sanfte, tröstliche Worte an. »Einen ›Dauerschaden‹ gibt es nicht«, sagte ich. »Das Trauma, das Sie erlebt haben, schadet Ihrem Selbstbild und Ihrer Einstellung zur Welt. Manchmal machen Sie einfach dicht, manchmal sind Sie misstrauisch. Und das Trauma hat definitiv Ihrem Essverhalten geschadet. Aber es sagt nichts darüber aus, wer Sie sind. Und Sie können eine normale, gesunde Beziehung haben, einschließlich körperlicher Intimität. Es wird Zeit und Mut verlangen, aber wir haben jede Menge Zeit, und ich spüre, dass Sie Mut haben.«

Ich hatte recht. Nach ein paar Monaten veränderte sich etwas in ihrem Essverhalten und in ihren Beziehungen. Aber sie hatte erst einen klaren Blick darauf entwickeln müssen, wie die Vergangenheit ihre Gegenwart beeinflusste.

Wie Kristine geben sich viele Trauma-Überlebende, mit denen ich arbeite, bewusst oder unbewusst die Schuld für den Missbrauch. Manchmal sehen sie darin den Grund dafür, dass sie sich nicht liebenswert fühlen oder Beziehungsprobleme haben. Missbrauchsopfer profitieren ungeheuer davon, wenn sie lernen, ihre Gefühle wahrzunehmen, sie zu akzeptieren und ihnen eine Stimme zu geben. Wenn sie über den Missbrauch sprechen – wenn sie erklären, wie er ihre Identität geformt hat, ihre Lebensentscheidungen und ihre Haltung zum Essen –, dann kommen die Gefühle in intimen Momenten oder beim Essen nicht mehr so leicht an die Oberfläche.

Das Schwierigste ist wohl, zu glauben, dass das Geschehene – dieses grauenhafte, das Leben verändernde Ereignis – so etwas ist wie eine Narbe auf dem Knie. Sie wissen, woher es kommt und wie es dorthin gekommen ist. Sie können eine Geschichte erzählen. Und manchmal lösen Ereignisse in der Gegenwart Erinnerungen daran aus.

Wohlgemerkt: Ich will sexuellen Missbrauch nicht mit einem aufgeschlagenen Knie gleichsetzen. Ich will Ihnen lediglich etwas über den Prozess der Heilung sagen. Eine Narbe ist die Methode, wie sich Ihre Haut nach einer Verletzung repariert. Denken Sie auch an die Narbe auf der Brust einer Frau: die Hinterlassenschaft einer Operation, die ihr das Leben gerettet hat. Narben auf der Seele bilden sich aus dem gleichen Grund: Sie sind Zeichen der Heilung. Aber Narben können auf gesunde oder ungesunde Weise heilen. Damit eine Narbe auf der Seele auf gesunde Weise heilt, müssen Sie sie manchmal anschauen und dürfen sich nicht abwenden. Und dann müssen Sie erzählen, wie sie dahin gekommen ist, und sich auf heilsame Weise mit den Gefühlen auseinandersetzen, die die Geschichte hervorruft. Wenn Sie das tun, wird die Narbe gut verheilen. Sie wird für immer bleiben, aber sie wird nicht mehr das Einzige sein, was Sie sehen.

Resilienz hat eine Stimme

Wie helfen der Ausdruck von Gefühlen und die Nutzung Emotionaler Intelligenz einem Menschen bei der Erholung von einem Trauma? Lassen Sie mich auf diese Frage mit einer wahren, sehr persönlichen Geschichte antworten.

Vor ein paar Jahren beschloss ich in einem sehr spontanen Moment, nach Italien abzuhauen und dort zu heiraten. Ich packte ein unglaubliches Kleid ein, suchte mir ein Hotel in Venedig und organisierte eine Unterkunft bei entfernten Verwandten, die ein Weingut besitzen. Wir flogen nach Rom, übernahmen unseren Mietwagen und fuhren kurz hinter der Stadt auf einen Rastplatz, um die Toilette zu benutzen. Wir schlossen das Auto ab und waren nur einen Moment weg.

Als wir zurückkamen, war der Wagen leer. Die Diebe hatten einen Schraubenzieher ins Kofferraumschloss gesteckt und es aufgebrochen. Das Hochzeitskleid, der Schleier, unsere Pässe, Kameras, Koffer – alles gestohlen, am helllichten Tag.

Ich erinnere mich noch, wie ich den Parkplatz absuchte, auf dem lauter Lastwagen standen und Leute, die in meinen traumatisierten Augen ziemlich lauernd aussahen. Wer auch immer sich mit unseren Sachen davongemacht hatte, beobachtete jetzt vermutlich meine Reaktion. Kurz gesagt: Dies war nicht die Hochzeit, die ich mir vorgestellt hatte, und mein Gefühl von Sicherheit löste sich in Luft auf. Ich habe viel Erfahrung mit Reisen, und dieser Platz war mir sicher vorgekommen.

Mit den Jahren habe ich mir immer wieder selbst dabei zugehört, wie ich diese Geschichte erzähle. Und auch wenn das Ende immer dasselbe ist – ich werde bestohlen –, hat sich die Art, wie ich davon erzähle, mit der Zeit verändert. Gleich nach meiner Rückkehr von der Reise triefte die Geschichte von meinem Gefühl von Angst und Übergriff – irgendwo da draußen war jemand, der meine Kleider und meine Fotos hatte. Dann wurde es zu einer wehmütigen Geschichte: Die Hochzeit, die ich mir so fantastisch vorgestellt hatte, fand nicht statt.

Und irgendwo unterwegs wurde eine Geschichte der Resilienz daraus. Heute erzähle ich davon, wie wir ohne Pässe zurechtkamen und zwei Wochen ohne Kleider und fast ohne Geld überlebten.

Was ich damit sagen will: In dem Maße, wie sich meine Gefühle dem Diebstahl gegenüber veränderten, tat es auch meine Geschichte. Aber die Tatsache, dass ich sie erzählte – die Angst, das Gefühl von Übergriff, Traurigkeit und Zorn zum Ausdruck brachte –, half mir dabei, heil zu werden.

Natürlich enden nicht alle Traumata gut und können zu einer Resilienz-Geschichte werden. Aber es ist wichtig, die Geschichte zu *erzählen*, einem Freund oder einem Therapeuten. Hätte ich sie für mich behalten, sie in meinem Herzen eingeschlossen, dann weiß ich nicht, ob sie sich so verwandelt hätte. Heilung wird möglich, wenn wir ausdrücken und verstehen, was wir fühlen. Heilung wird möglich durch Emotionale Intelligenz.

REBECCAS GESCHICHTE

Auf dem Heimflug von einer Konferenz, beim Durchblättern einer Frauenzeitschrift, stolperte Rebecca über einen Artikel über die Faktoren, die das Körperbild einer Frau verändern können. In der Geschichte wurde ich zitiert, Trauma sei einer dieser Faktoren.

»Mir blieb fast das Herz stehen. Ich fing an zu weinen, mein ganzes Gesicht war nass von Tränen«, erzählte mir die 44-jährige Computeranalystin bei unserem ersten Treffen. »Zum ersten Mal brachte ich mein Gewicht mit etwas in Verbindung, was mir vor langer Zeit widerfahren war. Sobald ich zu Hause war, rief ich in Ihrem Büro an, um mir einen Termin geben zu lassen.«

Und dann erzählte sie zögernd ihre Geschichte, die seit fast zwanzig Jahren unerzählt geblieben war.

Während der Frühlingsferien mit ihren Kommilitoninnen war Rebecca im Flur des Hotels überfallen worden. Der Angreifer war ein Junge aus ihrem Kurs, von dem sie nur den Vornamen kannte. Er hatte sie an die Wand gedrückt, ihr den Mund zugehalten und sie befummelt. Sie war wie gelähmt vor Angst – würde er sie vergewaltigen? Würde er sie in sein Zimmer zerren und umbringen?

Er hatte ihr mit Gewalt zwei lebenswichtige Fähigkeiten genommen: sich sicher zu fühlen und Vertrauen zu haben. Dass ihre Freundinnen ihre Angst und Wut nicht verstanden, verstärkte ihr Gefühl der Isolation.

Als sie eine Woche später dem Angreifer wieder in der Schule begegnete, würdigte er sie keines Blickes.»Es war, als wäre nichts geschehen«, sagte sie.»Als wäre ich verrückt. Ich fing an, mich zu fragen, ob das wirklich passiert war oder ob ich mir das alles nur ausgedacht hatte. Er sah auch vollkommen normal aus: ein netter Typ mit Baseballkappe, der im Unterricht ganz höflich sprach. Es scheint, als gäbe es keine Möglichkeit, gefährliche und nette Männer voneinander zu unterscheiden.«

Rebecca wurde übermäßig wachsam, beobachtete ständig ihre Umgebung auf der Suche nach Gefahren. Wenn sie ein Zimmer betrat, sah sie sich die Männer ganz genau an. Wenn einer auch nur ein bisschen seltsam aussah, ging sie wieder. Eine Beziehung oder auch nur eine Verabredung kam überhaupt nicht infrage.

Unfähig, mit ihren überwältigenden Gefühlen von Angst, Zorn und Isolation zurechtzukommen, unterdrückte sie sie mithilfe von Essen. Zum Zeitpunkt des Überfalls war sie normalgewichtig gewesen; in den Folgejahren hatte sie 25 Kilo zugenommen. Sie schlief schlecht, fiel nur betäubt von fettem und süßem Essen (wie Kuchenteig oder Milchshakes) in eine Art Koma und konnte dann schlafen.

Noch nach zwanzig Jahren war sie hin- und hergerissen zwischen ihrem Bedürfnis nach Sicherheit und ihrer Einsamkeit. Ich musste ihr helfen zu entdecken, dass sie tief innerlich an ihrem Gewicht festhielt, um sich zu schützen. Es war wie eine Mauer um sie herum, die Männer daran hinderte, sich ihr zu nähern und ihr zu schaden.

Bevor wir die Beziehungsprobleme angingen, mussten wir Rebeccas Essverhalten und ihre Gefühle in Verbindung bringen. Nach dem Überfall hatte sie fettes, süßes Essen mit der Befreiung von schmerzlichen Gefühlen verbunden, und diese Verbindung mussten wir auflösen.

Um Rebecca zu helfen, die schmerzlichen Gefühle zu erkennen (das E in der EAT-Methode), bat ich sie, ihre Gefühle zu dem Überfall schriftlich aufzulisten. Weil sie sie fast 20 Jahre lang unterdrückt hatte, konnte eine Flutwelle entstehen, die sie überschwemmen würde, wenn sie sie einfach aussprach.

Dann bat ich sie, mir vorzulesen, was sie aufgeschrieben hatte. Mit der Zeit lernte sie, über diese Gefühle zu sprechen, ohne sie vorher aufzuschreiben. Sie war also in der Lage, den Überfall als Teil ihrer Erfahrung anzusehen.

Die Annahme (A) ihrer Gefühle war schwieriger. Rebecca hatte fast 20 Jahre lang alles mit Essen betäubt; so etwas hört nicht einfach von einem Tag zum anderen auf. Manchmal rationalisierte sie ihre Fressattacken. Eine Weile hörte sie auf, ihre Gefühle mit Essen zu beruhigen, trank aber stattdessen Wein. Das stellte sie wieder ein, als sie begriff, dass sie nur ein Beruhigungsmittel gegen ein anderes ausgetauscht hatte. Ihr Ernährungstagebuch half ihr, ehrlich zu sein, was ihre Fressattacken und ihr übermäßiges Essen anging. Und Atemübungen halfen ihr, Zorn und Angst auszusitzen.

Wir erarbeiteten auch neue Möglichkeiten, ihre Gefühle zu transformieren. Sie stellte fest, dass Aktivitäten, bei denen sie nicht viel denken musste (eine Zeitschrift durchblättern, stricken, fernsehen), sie am meisten beruhigten. Statt Fett und Zucker konnte ihr etwas Bewegung, beispielsweise ein strammer Spaziergang im Park, helfen, müde zu werden.

Es brauchte Zeit, ihr Gefühl von Sicherheit und Vertrauen – die wichtigsten Bausteine jeder intimen Beziehung – wieder auf-zubauen. Rebecca musste darauf vertrauen, dass sie sich nicht nur körperlich schützen konnte (z.B. indem sie sich in einem Restaurant verabredete, statt sich abholen zu lassen), ohne sich zu isolieren, sondern dass sie auch ihrer Intuition trauen konnte, wenn sie sich mit einem Mann sicher fühlte.

Ich bewunderte Rebeccas Mut, sich ihrem Trauma endlich zu stellen. Es wäre viel einfacher gewesen, die Zeitschrift zu-zuschlagen und mit der Selbst-Sabotage weiterzumachen. Aber ihre Sehnsucht nach Liebe und Verbundenheit hatte ihre Angst besiegt. In dem Augenblick, in dem sie sich ganz und gar hilflos und verletzlich gefühlt hatte – als sie in einem Flug-zeug saß und wegen eines Zeitschriftenartikels weinte –, ent-schloss sie sich zu leben. Und jetzt hat sie Verabredungen und genießt sie.

Rebecca weigerte sich, einem traumatischen Erlebnis die Macht zu geben, zu entscheiden, wer sie war, und ihrer Ge-sundheit und ihrem emotionalen Wohlbefinden zu schaden. Das können Sie auch, wenn Sie bereit sind, die Vergangenheit eher anzusehen, als auszuradieren. Die Reise zur Rückerobe-rung Ihrer Vergangenheit könnte die erschreckendste – und lohnendste – Reise Ihres Lebens sein.

Vom Umgang mit dem Trauma

Die EAT-Methode kann Ihnen helfen, ein Trauma zu verarbeiten und seinen festen Griff auf Ihr Essverhalten zu lockern. Bei Amy hat es funktioniert. Sie war Studentin, als sie zu mir kam, um etwas gegen ihr zwanghaftes Essen zu tun.

Amy war in ärmlichen Verhältnissen auf einer Farm aufgewach-sen. Sie und ihre acht Geschwister hatten lange und schwer ge-arbeitet. Eine von Amys zahlreichen Aufgaben bestand darin, noch vor dem Morgengrauen aufzustehen und die Kühe zu füt-tern. Während der harten Winter froren ihr die Hände an dem

Metalleimer fest, sodass die Haut abriss und die Hände bluteten. Ihrem Magen ging es nicht viel besser. In einer so großen, armen Familie, die ganz und gar von der Farm abhängig war, gab es selten einmal genug zu essen. Gefrühstückt wurde, wenn die morgendlichen Arbeiten erledigt waren. Amy und ihre Geschwister schlugen sich dann geradezu um das Essen. Wenn Amy Glück hatte und Frühstück bekam – und sie hatte nicht immer Glück –, dann schluckte sie es herunter, ohne zu kauen. Mittag- und Abendessen waren von den gleichen Verteilungskämpfen geprägt. Manchmal stahl sie Essen bei Freunden oder hortete es, wenn sie konnte, in einer Schublade ihrer Kommode.

Mithilfe der EAT-Methode konnte Amy ihr früheres Gefühl, immer zu kurz zu kommen, überwinden. Und damit konnte sie auch aufhören, in der Gegenwart zu viel zu essen.

E: Erkennen und ermitteln

Wenn Sie extrem reagieren, stellen Sie fest, ob Ihre Gefühle blockiert (betäubt, abgetrennt), verdunkelt (verwirrt, Vergangenheit und Gegenwart vermischen sich) oder aufgeblasen (übertrieben) sind, indem Sie sich an den Beschreibungen in »blockierte, verdunkelte oder aufgeblasene Gefühle« in diesem Kapitel orientieren. In Amys Fall war der Auslöser das Büfett in der Cafeteria am College. Es ließ vernebelte, aufgeblasene Gefühle zur gleichen Zeit aufsteigen. Die unbegrenzte Menge an Essen und die vielen Wahlmöglichkeiten riefen das kleine Mädchen in ihr wach, das kämpfen und Essen verstecken musste, um genug zu bekommen (Verdunkelung). Jedes Mal, wenn sie die Cafeteria betrat, bekam Amy Panik, als müsste sie so viel wie möglich essen, bevor alles verschwand (aufblasen).

Sobald sie begriff, dass der Überfluss ihre Panik auslöste, beschloss Amy, jeden Tag zur selben Zeit in der Cafeteria zu essen, um die Panik zu verringern. Für jemanden, der ein Trauma überlebt hat, können Struktur und Routine sehr beruhigend sein. Wenn das also vertraut für Sie klingt, ermitteln Sie zunächst Ihre verschobenen Gefühle.

A: Annehmen und verstehen, was passiert ist

Würdigen Sie die Tatsache, dass Ihre Reaktionen auf die verzerrten Gefühle Ihnen geholfen haben, mit dem Trauma zurechtzukommen. Heute jedoch ist diese Strategie ein Problem. Amy musste verstehen, dass jeder, der als Kind so viel Hunger gehabt hatte wie sie, angesichts scheinbar unbegrenzter Mengen von Essen ausrasten würde. An einem entscheidenden Punkt in ihrem Leben war es genau die richtige Strategie gewesen, sich so viel Essen zu greifen und hinunterzuschlingen wie möglich. Aber jetzt gab es immer etwas zu essen. Jetzt war sie in Sicherheit. Ihre Strategie war überholt, sie musste etwas ändern. Meine Sicht auf Amys Essverhalten half ihr, das zu akzeptieren und sich bereitzumachen für einen neuen Schritt. Wenn Ihnen das vertraut vorkommt, sorgen Sie dafür, dass Sie sich wieder sicher fühlen. Erinnern Sie sich daran, dass Sie jetzt in einer anderen Situation leben. Schaffen Sie tatsächliche Sicherheit, wenn Sie sie brauchen. (In Amys Fall ging eine Freundin mit ihr zum Essen, um ihr Sicherheit zu geben, damit sie nicht ausrastete.) Und dann kehren Sie innerlich in die Gegenwart zurück und zentrieren sich mit einer Achtsamkeitsübung.

T: Transformation – reden Sie darüber

Reden kann Ihnen helfen, Ihre Gefühle in den Griff zu bekommen und wieder gerade zu rücken. Probieren Sie es aus, indem Sie ein Tagebuch führen (das ist wie ein Selbstgespräch). Diskutieren Sie, wie Ihre Gefühle blockiert, verdunkelt oder aufgeblasen sind. Sprechen Sie mit einem nahestehenden Menschen oder einem Therapeuten. Öffnen Sie sich einer vertrauten Freundin oder jemandem aus Ihrer Familie. Reden kann Ihnen helfen, die Gefühle wieder aus dem richtigen Blickwinkel zu sehen, ihnen zu vertrauen und Ihr Trauma, Ihre Gefühle und Ihr Essverhalten in Verbindung zu bringen.

Amy wollte nicht mit ihren Freunden über ihre Vergangenheit reden, deshalb experimentierte sie mit einem anderen Mittel des Selbstausdrucks und führte ein Tagebuch. Indem sie über den

Hunger in ihrer Kindheit schrieb, begriff sie, dass sie jetzt, als Erwachsene, in der Lage war, für sich selbst zu sorgen und sicherzustellen, dass sie genug zu essen hatte.

Für Amy war es schwierig, sich von ihrem Trauma zu erholen, und es könnte auch für Sie schwierig sein. Dieses Kapitel kann Ihnen helfen, die Punkte zwischen Ihren Erfahrungen, Ihren Gefühlen und Ihrem Essverhalten zu verbinden. Wenn Sie mehr Hilfe brauchen (und das ist bei vielen Menschen der Fall), dann vereinbaren Sie bitte einen Termin mit einem Therapeuten, der sich auf Traumabehandlung und/oder Essstörungen spezialisiert hat.

Der letzte Bissen

Wenn Sie ein Trauma oder eine gefühlsmäßig sehr belastende Situation erlebt haben, dann hoffe ich, Sie haben in diesem Kapitel Unterstützung und Hoffnung finden können. Solche Erfahrungen können die Emotionen verändern und verzerren, sie düster und unklar machen. Das ist normal. Aber diese Erfahrungen geben Ihnen auch Gelegenheit, sich selbst und Ihre ungeheuren Fähigkeiten zur Resilienz und zum Wachstum kennenzulernen. Ein Trauma muss nichts darüber aussagen, wer Sie sind und wie Sie essen. Sie haben die Fähigkeit, wieder aufzustehen, sich zu erholen, zu blühen und zu gedeihen.

TEIL III

Werkzeuge
für Ihren Erfolg

»Unsere Gefühle sind
unsere echtesten Wege zum Wissen.«

Audre Lorde

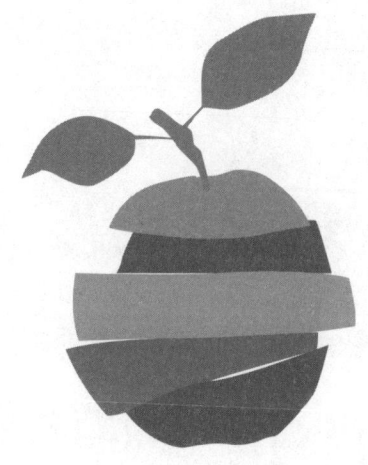

W as für ein wunderbares Zitat, um diesen Teil des Buches zu beginnen. Ich hoffe, Sie werden jetzt auf solchen Wegen gehen – einige sind angenehm, andere eher fordernd – und die Theorie der Emotionalen Intelligenz in Ihr Leben einbringen. Aber bevor wir auf die Werkzeuge eingehen, wollen wir rekapitulieren, was Sie bis jetzt gelernt haben.

In Teil eins und zwei haben wir die Theorie der Emotionalen Intelligenz untersucht und betrachtet, wie ihre vier Dimensionen – die Fähigkeit zur Wahrnehmung, zum Verstehen, zum Nutzen und zum Managen von Gefühlen – ihre Beziehung zum Essen beeinflussen. Wenn diese Fähigkeiten nicht stark genug sind oder nicht aufs Essen angewandt werden, dann schwächen sie Ihre Fähigkeit, eine Pause einzulegen, Vorder- und Hintergrund zu betrachten und die ungeheuer wichtigen einsichtsvollen Entscheidungen zu treffen. Einfach gesagt: Sie werden weiterhin emotionale Entscheidungen treffen, die zu emotionalem Essen, zu übermäßigem Essen und zur Gewichtszunahme führen.

Sie haben auch einige meiner Klienten kennengelernt, deren Kämpfe mit ihren Emotionen ihre Essensentscheidungen beeinflusst haben, ihre Fähigkeit, Essgelüsten zu widerstehen oder nach einem Ausrutscher weiterzumachen. Und ihr Gewicht. Die meisten, die sich ganz auf die EAT-Methode einlassen, nehmen ab und finden ihren Frieden mit dem Essen. Ich hoffe sehr, dass Sie einen Teil Ihrer eigenen Geschichte – und Hoffnung – in diesen Geschichten gefunden haben.

Jetzt, in Teil drei, werden Sie 25 Werkzeuge kennenlernen, die Ihnen helfen sollen, in praktisch jeder Situation eine achtsame Pause einzulegen und die EAT-Methode anzuwenden. Die E-Werkzeuge (Erkennen) helfen Ihnen, genau zu bestimmen, was Sie im Moment der Entscheidung fühlen. Die A-Werkzeuge (Annehmen) helfen Ihnen, diese Gefühle zu nutzen, um eine einsichtsvolle Entscheidung zu treffen. Und die T-Werkzeuge (Transformation) verschaffen Ihnen spezifische Möglichkeiten, mit Ihren Gefühlen zurechtzukommen, damit Sie nicht automatisch und impulsiv zum Essen greifen. Gemeinsam verschaffen Ihnen diese Werkzeuge die Fähigkeiten, die Sie brauchen, um die vier Dimensionen Emotionaler Intelligenz in die Praxis umzusetzen, überall und zu jeder Zeit. Dabei geht es vor allen Dingen ums Üben. Teil drei gibt Ihnen Werkzeuge an die Hand, aber wie Ihre Muskeln sind diese Werkzeuge auf häufigen Gebrauch angewiesen. Einige Werkzeuge werden Sie hilfreicher finden als andere, und das ist vollkommen in Ordnung. Trotzdem sollten Sie möglichst alle ausprobieren. Sie können auch ein EatQ-Notizbuch anlegen, in dem Sie bestimmte Übungen aufschreiben oder sich Notizen zu jedem Werkzeug machen. Manche Werkzeuge basieren ohnehin auf Schreiben – nichts Kompliziertes –, und es ist schön, alle Notizen an einem Platz zu haben. Umso leichter wird es Ihnen fallen, damit zu arbeiten, darüber nachzudenken und wieder darin zu lesen.

Die Werkzeuge haben keine Gelinggarantie: Im ewigen Kampf zwischen Käsekuchen und Taille wird der Käsekuchen immer gewinnen. Es ist unmöglich, mit jedem Gefühl gut umzugehen oder immer die richtige, gesunde Entscheidung zu treffen. Ich kann Ihnen aber versprechen, dass Sie sich bei regelmäßiger Anwendung selbst besser kennenlernen und weniger stark und weniger oft auf Essen angewiesen sein werden, um sich zu trösten. Sie werden in der Lage sein, Gefühle wahrzunehmen, vorherzusagen und sich darauf vorzubereiten.

Also, los geht's! Ich hoffe, Sie sind bereit, sich in die einfachen, aber praktischen Übungen zu stürzen, die Ihren EatQ auf die nächste Stufe bringen.

E

Erkennen Sie Ihre Gefühle und lernen Sie,
mit ihnen in Kontakt zu kommen

»Wir sollten nicht vergessen, dass die kleinen Emotionen die großen Kapitäne unseres Lebens sind und dass
wir ihnen gehorchen, ohne es zu merken.«

Vincent van Gogh

Die E-Werkzeuge schärfen Ihre Fähigkeit, Gefühle zu erkennen
und zum Ausdruck zu bringen und ihre Wirkung auf Ihr Verhalten einzuschätzen. Mit anderen Worten: Sie sind das Rohmaterial einsichtsvoller Entscheidungen. Sie sind auch die Grundlage der A- und T-Werkzeuge. Um Ihnen zu zeigen, wie wichtig
sie sind, um Ihren EatQ zu steigern, hier ein Vorher-Nachher-
Szenario:

Bevor Sie die E-Werkzeuge kennenlernen und anwenden:
Ich habe zu viel gegessen, weil ich wütend auf meinen
Partner war.

Nachdem Sie die E-Werkzeuge kennengelernt haben
und anwenden:
Ich war wütend auf meinen Partner und wollte gern etwas
essen, also habe ich stattdessen einen Spaziergang gemacht.

Sehen Sie den Unterschied? Im ersten Beispiel bestimmen die Gefühle Ihre Entscheidung. Im zweiten Beispiel verändert Ihre Wahrnehmung der eigenen Emotionen Ihr Verhalten.

Je eher Sie Ihre momentanen Gefühle wahrnehmen, wertschätzen und zum Ausdruck bringen, desto leichter können Sie sich an Ihren Ernährungsplan halten. Sagen wir, Sie kommen gerade aus einer langen, frustrierenden Besprechung. Es ist Zeit für Ihre Zwischenmahlzeit am Vormittag. Sie haben sich eine Tüte Mandeln von zu Hause mitgebracht, aber jetzt hätten Sie viel lieber eine Süßigkeit aus dem Automaten. Bewaffnet mit Ihren E-Werkzeugen, wissen Sie, dass Sie ärgerlich und frustriert sind. Wenn Sie jetzt eines oder mehrere der folgenden Werkzeuge benutzen (und Sie sollten ein oder zwei Lieblingswerkzeuge immer parat haben), dann kann Ihnen das helfen, den Kurzschluss zu vermeiden, die Lust auf die Mohnschnecke aufzulösen und bei Ihrem gesunden Snack zu bleiben. Die Werkzeuge in diesem Kapitel beziehen sich auf Achtsamkeit, emotionale Sprachfähigkeit und die Wahrnehmung körperlicher Signale, um festzustellen, was Sie fühlen. Jedes Mal, wenn Sie eines dieser Werkzeuge anwenden, stärken Sie Ihren EatQ.

Werkzeug 1: Erweitern Sie Ihren emotionalen Wortschatz

In dieser Übung verbessern Sie Ihre Fähigkeit, zwischen Schattierungen desselben Gefühls zu unterscheiden. Es ist gut, wenn Sie ärgerlich sind und das wissen. Noch besser ist es aber, wenn Sie wissen, dass Sie irritiert oder gekränkt sind – das sind leichte Variationen von Ärger. Die Suche nach dem richtigen Wort, um Ihr Gefühl zu benennen, verlangt nach einer Pause, die Ihre Impulskontrolle stärkt und Sie in die Lage versetzt, mit diesem Gefühl auf positive Weise zurechtzukommen.

Wenn Sie Traurigkeit oder Zorn in Worte fassen, werden diese machtvollen Emotionen weniger intensiv. Und wenn Sie negative Gefühle in Worte fassen, aktiviert das jenen Teil des Gehirns, der für die Impulskontrolle zuständig ist. Das hat eine Studie der University of California in Los Angeles bestätigt. In dieser Studie legte man 30 Personen Fotos von Gesichtern vor, die starke Emotionen zeigten. Gleichzeitig wurden durch bildgebende Verfahren Aufnahmen vom Gehirn der Teilnehmer gemacht, und sie wurden gebeten, die Gefühle in Worte wie »traurig« oder »zornig« einzuteilen oder zwischen zwei geschlechtsspezifischen Namen wie »Sally« oder »Harry« zu wählen, die zu den Gesichtern passten.

Sobald auf das zornig blickende Gesicht das Wort »zornig« angewandt wurde, verringerte sich die Reaktion in der Amygdala, jenem Teil des Gehirns, das mit Angst, Panik und anderen starken Emotionen beschäftigt ist. Gleichzeitig wurde aber ein anderer Teil des Gehirns aktiver: der rechte seitliche präfrontale Cortex. Diese Region wird von der Forschung mit dem verbalen Denken über emotionale Erfahrungen in Verbindung gebracht, mit der Verarbeitung von Gefühlen und der Impulskontrolle.

Was bedeutet das alles für Sie? Sehr viel, wenn Sie bei Stress oder starken Gefühlen zu viel essen. Es ist wichtig, dass Sie ganz genau wissen, was Sie fühlen, damit Sie es mit einem präzisen Wort beschreiben können. Diese Fähigkeit verhilft Ihnen zu mehr Einsicht in das, was Ihre Emotionen in Ihnen auslösen wollen (Essen!), und nimmt ihnen einen Großteil ihrer Macht. Wenn Sie Ihr emotionales Vokabular aufbauen, stärkt das also Ihre Impulskontrolle und befähigt Sie zum Widerstand gegen Gelüste oder zweite Portionen.

Aber es ist nicht immer ganz einfach, ein Gefühl genau zu benennen. Zunächst einmal sind wir daran gewöhnt, Standardbegriffe zu benutzen, wenn wir unsere Gefühle beschreiben. Wie oft hat man Sie schon gefragt, wie es Ihnen geht, und Sie haben mit »geht so« oder »gut« geantwortet? Wenn Sie daran gewöhnt sind, anderen solche allgemeinen, unspezifischen Antworten zu geben, dann sprechen Sie vielleicht mit sich selbst genauso blass und gefühlsarm.

Und wenn Sie dann auch noch in einer Familie aufgewachsen sind, in der man über Gefühle einfach nicht sprach, wenn man Sie zum Schweigen gebracht hat oder sich über Sie lustig gemacht hat, sobald Sie über Gefühle sprachen, dann haben Sie wahrscheinlich nicht besonders viel Erfahrung damit, Ihre Erfahrungen in gefühlvolle Worte zu kleiden. Wie wäre es gewesen, wenn Sie als Kind hingefallen wären und sich das Knie aufgeschlagen hätten und Ihre Mutter oder eine andere Betreuungsperson hätte Sie aufgehoben und gesagt: »Oh, mein Schatz, du fühlst dich sicher verletzt und bist ganz erschrocken.« Solche Empathie und ein solches Vorsprechen von Gefühlen stärkt die kognitive Verbindung zwischen dem Gefühl und dem Wort.

Schließlich und endlich sind Gefühle komplex, flüchtig und oft widerstreitend. Im Gefolge einer Trennung ist es oft nicht leicht, das richtige Wort zu finden, um gleichzeitig Liebe und Hass für Ihren Ex auszudrücken. Schon wenn Sie beides zugeben, Liebe und Hass, kann sich das verwirrend und schmerzlich anfühlen. Die Komplexität flüchtiger oder extremer Gefühle kann uns davon abhalten, es überhaupt zu versuchen.

Aber es ist möglich, eine regelrechte Eloquenz bei der Beschreibung von Gefühlen zu entwickeln, selbst wenn Ihnen das in der Vergangenheit sehr schwergefallen ist. Ich hatte Klienten, die hilflos die Schultern hoben oder um Worte rangen, wenn ich Sie bat, ganz detailliert zu beschreiben, was sie fühlten. Aber als wir die folgende Übung ausprobierten, begannen sie ihre Gefühle zu benennen, als hätten sie ihr Leben lang nichts anderes getan.

Das können Sie auch. Je besser Sie darin werden, Ihrem momentanen Gefühl ein Etikett aufzukleben – frustriert, einsam, ruhelos, irritiert etc. –, desto weniger sind Sie in Gefahr, impulsiv nach Essen zu greifen, um die Verwirrung zu vertreiben. Vor dreißig Jahren hat der bedeutende Psychologe Robert Plutchik ein »Rad der Gefühle« entwickelt. Seitdem sind viele andere derartige Räder entstanden. Sie zeigen, dass sich, ähnlich wie bei den Farben, primäre Gefühle mit anderen mischen können und dann verschiedene Emotionen entstehen lassen.

Hier ein Beispiel für ein »Rad der Gefühle«, das ich entwickelt habe:

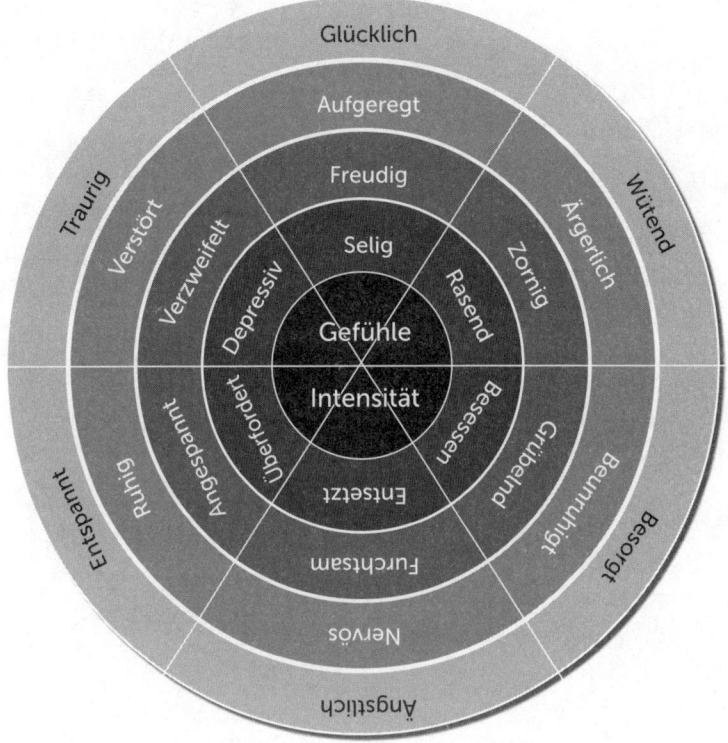

Jetzt können Sie Ihr eigenes Rad entwickeln. Nehmen Sie dazu das leere Rad auf der nächsten Seite zu Hilfe. Diese Übung kann Ihnen helfen, allgemeine Antworten wie »gut« oder »geht so« zu vermeiden. Am besten kopieren Sie das leere Rad, damit Sie immer wieder damit arbeiten können.

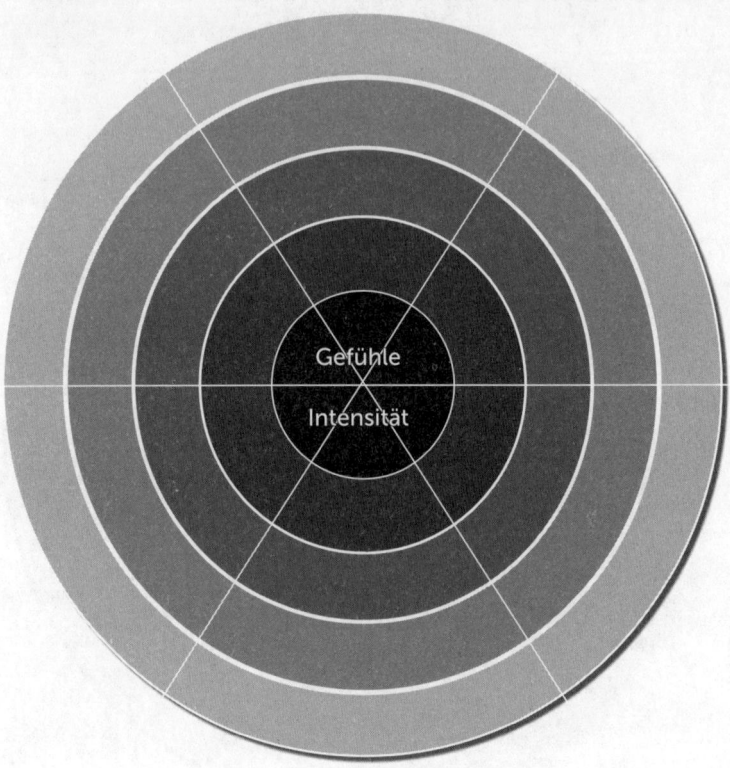

Schritt 1

Schreiben Sie in den äußeren Rand des Rades die primären Emotionen, die Sie am häufigsten erleben, zum Beispiel *traurig, froh, wütend* und so weiter.

In die Segmente zur Mitte hin schreiben Sie genauere Begriffe, wie beispielsweise *deprimiert, irritiert* oder *fröhlich*.

Wenn Sie sich leer, gelangweilt oder flach fühlen, schreiben Sie das auf. Auch dies sind Emotionen.

Wenn Sie nicht wissen, wie Sie sich fühlen, ist das auch in Ordnung. Dann nehmen Sie es zur Kenntnis und wiederholen die Übung in einer Stunde. Sie können auch versuchen, die Lücken später zu füllen. Am Anfang ist es vielleicht einfacher, Gefühle klar zu verarbeiten, wenn sie schon vergangen sind.

Bewahren Sie das Rad auf, vielleicht in Ihrem EatQ-Notizbuch. In den nächsten zwei Tagen lassen Sie einmal pro Stunde ruhen, was Sie gerade tun, und benennen eine Emotion, die Sie in den letzten zehn Minuten erlebt haben. Wenn Ihre Fähigkeit zur Verarbeitung und Benennung von Gefühlen wächst, bleiben Sie in Kontakt damit und fangen Sie ein neues Rad an. Kopieren Sie sich die Vorlage gleich mehrfach, damit Sie immer ein leeres Rad zur Verfügung haben.

Schritt 2

So wie wir Schattierungen von Gefühlen erleben, so erleben wir auch Schattierungen von Hunger und haben viele Worte, um unsere emotionalen Erfahrungen beim Essen zu beschreiben. In Schritt 2 geht es darum, Ihren emotionalen Wortschatz in Bezug auf das Essen zu vergrößern.

Am dritten Tag wiederholen Sie Schritt 1 und fügen ein Wort hinzu, das ein Verlangen oder einen Drang zum Essen beschreibt, den Sie in den letzten zehn Minuten verspürt haben. Hier ein paar Möglichkeiten:

- satt
- pappsatt
- zufrieden
- hungrig
- fast verhungert
- Lust
- besessen
- Schuld
- Vorfreude

Nach Tag drei sollten Sie mit diesem Teil der Übung wenigstens zweimal am Tag arbeiten, wenn Sie wollen, auch öfter. So wie es Ihnen hilft, Ihre Portionen zu kontrollieren, wenn Sie sie messen oder wiegen, so hilft das Benennen Ihrer Gefühle Ihnen, sich der Macht bewusst zu werden, die sie über Ihre Essensentscheidungen haben.

Werkzeug 2:
Wörter, die Mmmm machen

Politiker und Prediger wissen um die Macht der Worte, genauso wie die Marketingexperten der Nahrungsmittelindustrie, die Wörter wie »cremig«, »hausgemacht« oder »frisch vom Bauernhof« strategisch einsetzen, um spezifische Emotionen wie Genuss, Trost, Nostalgie, Reinheit zu wecken.

Solche emotional aufgeladenen Begriffe können uns durch und durch gehen und unsere Essensentscheidungen beeinflussen. Wir reagieren automatisch darauf, oft weit unterhalb unseres emotionalen Radars. Einer Studie von Brian Wansink und seinen Kollegen zufolge ließen sich die Verkaufszahlen um 27 Prozent steigern, wenn man auf der Speisekarte nicht einen »Cheesecake« anbot, sondern einen »New York Style Cheesecake mit Godiva-Schokoladensoße«. Es klingt einfach nach mehr Geschmack, nicht wahr? Nach Luxus. Dabei handelt es sich in beiden Fällen lediglich um Cheesecake.

Auf dieselbe Weise, wie Wörter Sie zum Essen verleiten können, sind Sie auch in der Lage, Ihr Denken zu sabotieren. In meiner Arbeit habe ich festgestellt, dass das Wort »Diät« tiefe Emotionen weckt. Ein paar Leute sind ganz motiviert, wenn sie es hören, aber für die meisten fühlt es sich instinktiv nach Scheitern und Angst an.

Wie geht es Ihnen damit? Schließen Sie die Augen, und wiederholen Sie das Wort laut oder leise für sich:

Diät

Diät

Diät

Wie war Ihre körperliche Empfindung beim Sprechen dieses Wortes? Wurde Ihnen das Herz schwer, hat sich der Magen zusammengekrampft? Haben Sie den Kiefer angespannt oder sind auf Ihrem Stuhl ein bisschen zusammengesackt? Haben Sie sich ärgerlich, hilflos oder machtlos gefühlt?

Die folgenden zwei Übungen mache ich oft mit meinen Klienten. In beiden Fällen wenden wir zunächst den IQ an, um herauszufinden, was wir vom Kopf her über die Wörter wissen. Dann nutzen wir den EatQ, um die Gefühle kennenzulernen, die die Wörter wachrufen, Gefühle, die zu emotionalen Entscheidungen führen können. Sie brauchen für diese Übung einen Stift und Ihr EatQ-Notizbuch.

ÜBUNG – WISSEN UND FÜHLEN

1. Legen Sie auf einer Seite in Ihrem Notizbuch drei senkrechte Spalten an (falten Sie es entweder oder ziehen Sie Linien)
2. Schreiben Sie »Wörter« über die erste Spalte und schreiben Sie die folgenden sechs Begriffe untereinander:
   - Gesundheit
   - Kalorien
   - Trostessen
   - schlank
   - Essen gehen
   - zu viel essen
3. Schreiben Sie »Definitionen« als Überschrift über die zweite Spalte und »Emotionen« über die dritte.
4. In die zweite Spalte schreiben Sie eine wörtliche Definition für jeden Begriff. Benutzen Sie ein Wörterbuch, wenn Sie möchten, aber versuchen Sie es in Ihren eigenen Worten zu definieren. Zwingen Sie Ihr Gehirn, über die wörtliche Bedeutung nachzudenken.
5. In der dritten Spalte listen Sie die Emotionen auf, die mit den Begriffen verbunden sind. Legen Sie sich keine Beschränkungen auf, assoziieren Sie frei, notieren Sie, was auch immer Ihnen in den Sinn kommt. Achten Sie auch auf Wörter, die positive emotionale Reaktionen wecken. Wenn ich z.B. den Begriff »achtsame Pause« verwende, nicken die Leute und lächeln. Gibt es Begriffe, bei denen Sie nicken und lächeln? »Zuckerfrei« z.B. oder »Vollkorn«? Das ist wichtig, denn auf solche Begriffe können Sie

zurückgreifen, wenn Sie entscheiden, was Sie essen wollen.

6. Vergleichen Sie die Definitionen mit den Emotionen. Schauen Sie sich z.B. noch einmal den Begriff »Kalorien« an. Intellektuell wissen Sie, dass eine Kalorie eine Wärmeeinheit ist. Aber was bedeutet das Wort »Kalorie« emotional für Sie? Eine meiner Klientinnen schrieb dazu: Angst, Zorn, dumm, Energie, Verzicht, Salat (sie verabscheute Salat).

Wenn Sie diese Liste emotionaler Auslöser fertig haben, sortieren Sie sie in zwei Kategorien: solche, die Sie motivieren, und solche, die negative Gefühle in Ihnen wecken. In dem gerade erwähnten Beispiel ist »Energie« das einzige motivierende Wort.

Wenn Sie wissen, welche Wörter negative Emotionen wecken, die unter der Oberfläche Ihres Bewusstseins lauern, dann treffen Sie vielleicht Entscheidungen, die eher von Einsicht als von Emotionen geprägt sind. Sagen wir, Sie sitzen in einem Restaurant, das gesetzlich dazu verpflichtet ist, Nährwertangaben auf der Speisekarte zu machen. Sie lesen dort das Wort »Kalorien«. Und Sie denken: »Igitt, Diätfraß!« Angewidert (aber ohne zu wissen, dass Sie angewidert sind) wenden Sie sich davon ab und bestellen, worauf Sie Lust haben.

Jetzt die gleiche Szene unter Anwendung Ihres EatQ: *Igitt, Diätfraß. Ich gebe zu, das Wort »Kalorien« widert mich an, wenn ich Hunger habe oder einfach Lust, essen zu gehen. Aber ich will auch nicht, dass so ein Wort Macht über mich hat. Also werde ich jetzt eine gesunde Entscheidung treffen.*

ÜBUNG – ZERLEGEN SIE DIE SPEISEKARTE

1. Wenn Sie das nächste Mal im Restaurant sind, analysieren Sie die Namen jedes Eintrags und die Wörter, die benutzt werden, um ihn zu beschreiben.

2. Notieren Sie sich innerlich alle verlockenden Wörter: »zart«, »flockig«, »knusprig«, »sonnengereift« und so weiter.

3. Lassen Sie innerlich alle beschreibenden Wörter weg, sodass am Ende nur noch die Grundbedeutung übrig bleibt. Vielleicht müssen Sie jetzt der Bedienung ein paar Fragen stellen. Beispielsweise steht auf der Karte »Hausgemachtes sizilianisches Kalbfleisch mit Parmesan« und »Zartes, leicht paniertes Hacksteak vom Kalb, frittiert und mit einer Soße aus sonnengereiften Tomaten, überbacken mit Mozzarella«. Tatsächlich handelt es sich um ein gebratenes, paniertes Stück Hackfleisch mit Tomatensoße und Mozzarella. Sie könnten sich erkundigen: »Sind die Tomaten tatsächlich sonnengereift und kommen direkt aus dem Garten, oder handelt es sich um Soße aus dem Glas? Was ist daran hausgemacht? Und was ist daran sizilianisch?«

4. Denken Sie darüber nach, wie sehr die Bezeichnungen und Beschreibungen Sie emotional beeinflussen. Bei welchen Wörtern läuft Ihnen das Wasser im Mund zusammen? Dämpft die Dekodierung der Beschreibungen Ihre Begeisterung? Ist Ihr Appetit wirklich gerechtfertigt? Und wenn ja, warum?

Machen Sie es sich zur Gewohnheit, Begriffe und Beschreibungen auf der Speisekarte zu zerlegen, wenn Sie essen gehen. Das ist eine gute Möglichkeit, eine achtsame Pause einzulegen, wenn eine (emotionale oder einsichtsvolle) Entscheidung ansteht.

Werkzeug 3: Hier sein

Eine Freundin postete vor Kurzem auf Facebook, sie hätte sich aus Versehen mit Zahnpasta das Gesicht eingecremt. Sie hatte gedacht, es handele sich um ihre Tagescreme, und nichts gemerkt, bis sie das kratzige Gefühl und den intensiven Minzgeruch wahrnahm.

Wir alle sind manchmal auf Autopilot eingestellt, beispielsweise morgens vor der ersten Tasse Kaffee oder beim Autofahren. Wir sind weit weg von dem, was wir tun, und plötzlich wieder ganz da. So geht es auch beim Essen. Sie wissen, was ich meine, wenn Sie jemals eine Tüte Chips geknabbert haben, während Sie lasen oder einen Film anschauten, und plötzlich waren Sie wieder da und stellten fest, dass die Tüte schon zu drei Vierteln leer war.

Wenn Ihnen das vertraut vorkommt, wird Ihnen die Technik der Achtsamkeit ganz wunderbar helfen. Zu der folgenden Übung hat mich ein buddhistischer Mönch inspiriert, den ich in Japan getroffen habe, und zwar in Kyoto. Man könnte meinen, dass ich bei dem Besuch des Ryōan-ji-Tempels mit seinen berühmten Steingärten vollkommen von all der Schönheit um mich herum absorbiert gewesen wäre, aber dem war nicht so. Ich steckte die Nase in meinen Reiseführer. Wo ging es weiter? Noch ein Tempel? Zurück zum Hotel?

Der Mönch, den ich zunächst nicht einmal bemerkt hatte, muss meine Ablenkung gesehen haben, denn er trat zu mir und klopfte mir auf den Arm. »Sei hier«, flüsterte er mit ruhiger, freundlicher Stimme.

Ich sprang zurück in den Augenblick und starrte sein heiter-gelassenes Gesicht an. Aber seine einfache, nur aus zwei Wörtern bestehende Anweisung ist mir geblieben: eine kurze Erinnerung daran, mich und andere in den Augenblick zurückzuholen. Wieder hier zu sein und nicht weit weg. Wenn Sie das visualisieren wollen, dann stellen Sie sich jemanden vor, der Ihnen etwas zuflüstert, der versucht, Ihre Aufmerksamkeit zu erregen. »Hey, hier! Schau doch mal!« Das ist Achtsamkeit. Das folgende Werkzeug ist oft eine der ersten Techniken, die ich meinen Klienten beibringe, bevor wir uns daranmachen, ihre Essgewohnheiten zu verändern.

ÜBUNG – SEI HIER

Wiederholen Sie laut oder leise die Anweisung: »Sei hier«, wenn Sie essen, vor jedem Bissen. Bevor Sie sich entscheiden, einen Snack zu sich zu nehmen, sagen Sie sich: »Sei hier.« Und dann entscheiden Sie.

Wiederholen Sie die Anweisung auch jedes Mal, wenn Sie merken, dass Sie weit weg sind. Sie bringen sich so zurück zu dem, was Sie gerade empfinden.

Wenn Sie merken, dass Sie hundert Sachen gleichzeitig denken: Sei hier.

Wenn Sie gleichzeitig eine SMS schreiben, sprechen und dabei Ihren Kindern etwas zurufen: Sei hier.

Wenn Sie sich hektisch und überfordert fühlen: Sei hier.

Um Ihnen hineinzuhelfen, gibt es einen einfachen Trick:

- Halt! Bremsen Sie ab. Schenken Sie sich eine Minute, um zurückzukommen. Mehr als eine Minute brauchen Sie nicht.
- Innewerden! Gehen Sie ganz in den Moment hinein. Konzentrieren Sie sich auf das, was Sie jetzt gerade tun.
- Ermitteln. Ermitteln und sammeln Sie Daten über Ihren Vorder- und Hintergrund (siehe Kapitel 6). Es geht um objektive Daten, nicht um Urteile. Konzentrieren Sie sich auf Ihre Sinne und auf die Signale Ihres Körpers.
- Reagieren. Heißen Sie alle Emotionen dieses Augenblicks willkommen: gute und schlechte Gefühle, wie auch immer sie aussehen mögen.

Sobald Sie das Gefühl identifiziert haben, können Sie die Informationen für Ihren Entscheidungsprozess nutzen. Empfinden Sie Ärger oder Stress, fühlen Sie den Drang, etwas zu essen, um das Gefühl niederzukämpfen? Sind Sie glücklich und ruhig und wollen das Wohlgefühl mit etwas zu essen verlängern?

Machen Sie diese Übung ein paarmal, und Sie werden bald merken, wenn Sie abschweifen, und wissen, wie Sie zurück in den Augenblick kommen, sodass Sie klügere Entscheidungen treffen können. Ich erinnere mich an eine Klientin, die mir erzählte, wie sie in einem Restaurant saß und, ohne groß nachzudenken, an einem Stück Brot herumzupfte. Leise flüsterte sie sich zu: »Sei hier«, und wenig später merkte sie, dass sie Angst hatte, keinen Hunger. Sie bat die Bedienung, den Brotkorb mitzunehmen, und damit war die Sache erledigt.

Um tiefer in das Thema »Achtsames Essen« einzusteigen, sollten Sie vielleicht auch wieder häufiger selbst kochen. Mit all dem Hacken und Schälen, Mixen und Rühren, den Aromen und schönen Farben ist das Kochen eine Aktivität, die zur Achtsamkeit geradezu einlädt. Wenn Sie Gurken, Paprikaschoten und Karotten schälen und in Scheiben schneiden, um einen Salat daraus zu machen – seien Sie ganz dabei. Konzentrieren Sie sich auf den Duft des frischen Basilikums, den gleichzeitig scharfen und süßen Geruch des Balsamessigs, den Klang Ihres Messers auf dem Schneidebrett. Selbst wenn Sie nur zweimal pro Woche kochen, dies aber in aller Achtsamkeit tun, dann haben Sie schon etwas davon. Untersuchungen zeigen, dass Selberkocher schneller abnehmen.

Und schließlich, versuchen Sie jeden Tag in dieser gesteigerten Aufmerksamkeit zu leben. Wenn Sie gehen, atmen Sie den Duft des Regens auf der Erde oder auf dem Asphalt ein, achten Sie auf die Wärme der Sonne auf Ihrem Kopf, spüren Sie nach, wie Ihre Füße durch die Blätter streifen, und genießen Sie das Knirschen von Kies unter Ihren Schritten. Wenn Sie Leute treffen, achten Sie auf ihre Körpersprache, ihre Gesten, ihre Stimme. Wenn Sie Ihre Teppiche staubsaugen, tun Sie es achtsam, duschen Sie achtsam. Konzentrieren Sie sich, genießen Sie das *Hier* und nehmen Sie Ihre Gefühle an. Spüren Sie, wie viel reicher das Leben ist, wenn Sie es in der schimmernden Seifenblase des *Jetzt* erleben.

Werkzeug 4: Straffen Sie Ihre Muskeln und Ihre Entschlossenheit

Ich bin ein gesunder Esser.
Ich will jetzt wirklich keinen Bissen mehr.
Viele meiner Klienten benutzen positives Denken, um sich an Ihren Ernährungsplan zu halten, aber das funktioniert nicht immer. Wenn positives Denken allein nicht genügt, ergänzen Sie es. Durch Muskeln.

In einer Untersuchungsreihe haben Forscher in Singapur herausgefunden, dass eine Straffung der Muskeln – die oft mit mentaler Entschlossenheit einhergeht – Ihnen helfen kann, die Willenskraft aufzubringen, die Sie brauchen, um bessere Essensentscheidungen zu treffen. Diese Erkenntnis gehört zu den vielen Ergebnissen einer relativ neuen Disziplin innerhalb der Psychologie, die »Embodied Cognition« (»Verkörpertes Einsehen«) genannt wird und davon ausgeht, dass Ihr Gehirn auf Ihr Gesicht und Ihren Körper schaut, um herauszufinden, was Sie gerade fühlen. Mit anderen Worten: Sobald Sie sich zu etwas entschließen und sagen: »So ist es!«, ziehen sich Ihre Muskeln als reflexartige Reaktion auf diesen Gedanken von selbst zusammen. Sie ziehen eine Grimasse, knirschen mit den Zähnen oder ballen die Fäuste.

Es gibt einige wirklich faszinierende Erkenntnisse in diesem Bereich. So hat man in einer Studie an der Yale University unter der Leitung des Psychologen John Bargh festgestellt, dass Leute, die eine warme Kaffeetasse in der Hand hielten, eher dazu neigten, einem der Assistenten nach einer kurzen gemeinsamen Aufzugfahrt Vertrauen zu schenken, als Leute mit einer kalten Kaffeetasse. An der Universität Toronto hat man die Teilnehmer nach Gelegenheiten gefragt, bei denen sie gesellschaftlich akzeptiert oder geschnitten wurden. Diejenigen mit eher freundlichen Erinnerungen schätzten den Raum, in dem sie befragt wurden, fünf Grad wärmer ein als diejenigen, die sich an Ablehnung erinnerten. Körperliche Empfindungen können also eine bedeutende Rolle bei der Entstehung von Gefühlen und Gedanken spielen. Wenn Geist und Körper im Tandem arbeiten, ist es einfacher, mit den eigenen Gefühlen in Kontakt zu kommen. Zu wissen, dass wir uns ärgern, ist mit den körperlichen Aspekten von Ärger (ein Knoten im Magen, geballte Fäuste, schnelles Atmen) verbunden. Das Gefühl von Traurigkeit kann dazu führen, dass wir weinen oder schluchzen – auch das sind körperliche Empfindungen. Es fällt auf, dass Menschen, die nach einem Trauma wie dem Verlust eines lieben Menschen nicht weinen können, oft von Frustration und emotionaler Verwirrung berichten.

Viele Menschen trennen unbewusst Geist und Körper. Wenn Sie jemals gelächelt und genickt haben, während Ihre Chefin sprach, obwohl Sie innerlich dachten:»Ich ertrage diese Frau nicht«, dann wissen Sie, was ich meine. Übrigens auch, wenn Sie jemals gedacht haben:»Hör sofort auf zu essen!«, obwohl Ihre Hand sich ständig von der Chipstüte zu Ihrem Mund bewegte.

In der Studie in Singapur wurden 66 Teilnehmer, die in der Snackbar auf dem Universitätsgelände angesprochen worden waren, in zwei Gruppen eingeteilt. Beide Gruppen bekamen einen Stift und verschiedene Anweisungen. Die erste Gruppe sollte den Stift fest umklammern und auf diese Weise die Muskeln in den Fingern anspannen. Die andere Gruppe bekam die Anweisung, den Stift einfach locker in der Hand zu halten, die Muskeln also nicht anzuspannen. Dann sollten sie in der Snackbar etwas zu essen bestellen, und die Forscher beobachteten, was sie bestellten. Diejenigen, die den Stift fest umklammert hielten, verfügten über mehr Willenskraft und bestellten gesündere Sachen. Offenbar spiegelt die Aktion der Muskeln die Wünsche des Geistes. Bemerkenswert ist dabei allerdings, dass auch in dieser Gruppe nur diejenigen Selbstkontrolle übten, die das auch wollten.

Die folgende Übung ist keine Zauberei, kann aber sehr hilfreich sein.

ÜBUNG – MUSKELN ANSPANNEN

Wie das mit Werkzeugen so ist: Diese Übung ist elegant und einfach. Wenn Sie das nächste Mal etwas zu essen ablehnen wollen, ballen Sie die Fäuste, spannen Sie Ihre Waden oder Ihren Bizeps an und sagen Sie leise oder laut:»Nein!« Wiederholen Sie das ein paarmal und konzentrieren sich darauf, wie es sich anfühlt, wenn Geist und Muskeln zusammenarbeiten. Oder greifen Sie einfach fest nach einem Stift, wie es die Teilnehmer in der Studie taten. Wenn Sie fest zugreifen und dabei NEIN denken, dann weiß Ihr Körper, dass Sie es ernst meinen.

Werkzeug 5: Checken Sie Ihren emotionalen Zustand

Wie oft checken Sie Ihre E-Mails oder Ihre Facebook-Nachrichten? Einmal in der Woche, einmal am Tag oder jede Minute? Solche Überprüfungen können Sie auf dem Laufenden halten – Sie wissen, was passiert, während es passiert, überall auf der Welt, und Sie können in ständiger Verbindung mit Freunden und Verwandten bleiben. Der Nachteil ist allerdings, dass Sie so sehr in das »Draußen« eintauchen, dass Sie vergessen, welche Nachrichten es aus Ihrem Innenleben gibt. Das ständige Überprüfen Ihrer Mails kann eine Ablenkung oder eine Flucht vor dem sein, was in Ihrem Inneren vorgeht. Die Lösung für dieses Problem besteht in der ständigen »Auffrischung« Ihres emotionalen Zustands.

Ihre Gefühle wechseln ständig, von Stunde zu Stunde, von Minute zu Minute. Sobald Sie begreifen, wie wandelbar sie sind, wie schnell sie sich verändern, fällt es Ihnen leichter, emotionalem Essen einen Schritt voraus zu sein. Das Leben auf der Überholspur kann Sie von Ihren Emotionen und sogar von echtem Hungergefühl abschneiden. Ich habe eine Menge viel beschäftigter Mütter, Geschäftsführer und Examenskandidaten unter meinen Klienten, die mir erzählen, sie hätten den ganzen Tag keinen Hunger, dafür würden sie abends umso mehr essen. Dabei stimmt es nicht, dass sie keinen Hunger haben, sie sind nur zu beschäftigt, ihn zu bemerken. Sie gehen in einem Wirbelwind von äußeren Eindrücken unter und vergessen ihr Inneres.

Das muss Ihnen aber nicht passieren. Wenn Sie z. B. die ersten Anzeichen von Stress bemerken – wenig Energie, angespannte Muskeln, klopfende Kopfschmerzen –, dann können Sie voraussehen, dass es jetzt nicht mehr lange dauern wird, bis Sie den Ruf der Schokolade hören. Und dann haben Sie immer noch Zeit, auf die Pausentaste zu drücken und die Lust auf Schokolade auszubremsen. Das Update Ihrer Gefühle dauert nur ein paar Sekunden. Führen Sie es mindestens einmal pro Tag durch. Setzen Sie sich regelmäßige Termine, machen Sie die Auffrischung alle Viertelstunde, zur vollen Stunde oder vor bestimmten Aufgaben, z. B. bevor Sie eine E-Mail verschicken oder jemanden anrufen. Sie können Ihre Gefühle ganz allgemein beobachten oder ein spezielles Gefühl, beispielsweise Stress oder Besorgnis. Und schreiben Sie die Ergebnisse in Ihr EatQ-Notizbuch.

ÜBUNG – EMOTIONALES UPDATE

1. Schließen Sie die Augen und atmen Sie ein paarmal konzentriert (siehe Kapitel 2), um Ihren Geist zu klären und sich nach innen zu wenden.

2. Wenn Sie ruhig sind, fragen Sie sich ganz sanft, was Sie in diesem Moment alles fühlen. Wenn Sie nicht sicher sind, überprüfen Sie Ihre Körpersprache. Sind Ihre Schultern verspannt oder wackeln Sie mit dem Fuß? Dann sind Sie vielleicht gestresst. Hängen Sie über Ihrem Schreibtisch oder spielen mit einer Büroklammer? Dann langweilen Sie sich vielleicht – oder sind Sie traurig? Geht Ihr Atem sehr flach? Das deutet auf Angst hin.

Wenn Sie diese Übung schwierig finden, dann fragen Sie sich, was Sie gerade fühlen, und stellen Sie sich Ihre Antwort als Zeitungs-Headline vor: kurz und bündig. Oder konzentrieren Sie sich auf eine genauere Frage: »Wie fühlt sich mein Körper an?« oder »Wie viel Hunger habe ich im Moment?«
Nach ein paar Tagen mit dieser Übung werden Sie Schwankungen in Ihren Gefühlen feststellen. Können Sie ein Muster erkennen? Wenn ja, versuchen Sie für die entsprechenden Stimmungen vorauszuplanen. Wenn Sie Ihre klarsten Entscheidungen am Morgen treffen, packen Sie sich morgens als Erstes etwas

fürs Mittagessen ein. Wenn Sie am Ende Ihres Arbeitstages vollkommen fertig sind, sorgen Sie für eine EatQ-freundliche Kleinigkeit am Nachmittag, damit Sie vor dem Abendessen keine allzu großen Gelüste bekommen.

Werkzeug 6: Möchten Sie etwas essen, oder brauchen Sie etwas zu essen?

Ich liebe das Buch *Intuitiv Abnehmen* von Evelyn Tribole und Elyse Resch so sehr, dass ich ein paar Exemplare davon im Büro habe, um sie an meine Klienten auszuleihen. Das Buch ist 1995 erstmals in den USA erschienen und wurde seither mehrfach wieder aufgelegt. Seine Botschaft war und ist revolutionär: Iss, wenn du Hunger hast, und hör auf, wenn du satt bist. Oder anders gesagt: Verlass dich auf die inneren Signale deines Körpers, die dir sagen, wann du anfangen und aufhören sollst zu essen. Hunger, also das körperliche Bedürfnis nach Nahrung, das durch einen knurrenden Magen signalisiert wird, ist ein absolut inneres Signal. Andere Signale sind subtiler: Kopfschmerzen, niedriger Energielevel, schlechte Laune, zittriges Gefühl.

Meistens essen wir aber aufgrund äußerer Signale, wie etwa einer Fernsehwerbung mit Wurst, Käse, Kuchen oder Chips. Wir reagieren auf *Appetit* – wir möchten etwas essen – und nicht auf *Hunger* – wir brauchen etwas zu essen. Deshalb gehen wir ja auch in einen Supermarkt, um Milch zu kaufen, und kommen wenig später mit einer Schachtel Törtchen heraus, die im Sonderangebot waren. Hinter dem Phänomen Impulskauf steht eine ganze Psychologie. Und selbst wenn wir uns für immun gegen Impulskäufe halten – wir sind es nicht.

Forschungsergebnisse der Cornell University zeigen die Macht äußerer Signale, die unsere Essensentscheidungen auf subtile Art – oft ohne dass wir es wissen – beeinflussen. In dieser Studie wurden 122 Testpersonen nach dem Zufallsprinzip in zwei Gruppen eingeteilt. Die eine Gruppe bekam das Signal »Mahlzeit«. Ihnen wurden Quesadillas und Chicken Wings serviert, und zwar auf einem Tisch mit richtigen Tellern, Gläsern, Besteck und Stoffservietten. Die zweite Gruppe bekam das Signal »Zwischenmahlzeit«. Das Essen war dasselbe, aber sie bekamen es auf Papptellern und mit Papierservietten serviert. Sie erhielten kein Besteck, tranken aus Plastikbechern und aßen im Stehen.

Die Teilnehmer mit den »Mahlzeit«-Signalen nahmen 28 Prozent mehr Kalorien zu sich als die Teilnehmer mit den »Zwischenmahlzeit«-Signalen (durchschnittlich 532 gegenüber 416 Kalorien). Daraus lernen wir, dass wir nur allzu häufig auf den Hintergrund reagieren, ohne auf den Vordergrund zu achten (siehe Kapitel 6).

Der Test zeigt aber auch, dass wir nicht nur auf äußere Signale achten dürfen, wenn wir unsere Aufmerksamkeit im Hinblick auf das, was wir essen (und wie viel), schärfen wollen. Äußere Signale können manipulativ sein und sind es oft auch. Stattdessen müssen wir auf innere Signale wie Hunger und Sättigung achten, die uns weniger leicht in die Irre führen. Wenn Sie Ihren EatQ so weit gesteigert haben, dass Sie die äußeren Signale erkennen, auf die Sie empfindlich reagieren, dann können Sie darauf achten und sich vorbereiten.

Die meisten Berater und Psychologen raten ihren Klienten, ihren Hunger und ihr Gefühl der Sättigung auf einer Skala von eins bis zehn einzuschätzen, bevor sie den ersten Bissen zu sich nehmen. Aber das kann schwierig sein, wenn Sie gelernt haben, Sättigung mit einem vollgestopften Magen gleichzusetzen, also eigentlich immer zu viel essen. Das Ziel besteht nicht darin, »voll« zu sein, sondern keinen Hunger mehr zu haben und zufrieden zu sein. Und das ist ein großer Unterschied! Deshalb empfehle ich Ihnen, den Unterschied zwischen emotionalem und körperlichem Hunger kennenzulernen: Möchten Sie essen, oder brauchen Sie etwas zu essen? In der folgenden Übung steht »möchten« für Ihr Verlangen nach einem bestimmten Essen oder dem nächsten Bissen. Es geht um die Suche nach Genuss und um hedonistisches Verlangen. »Brauchen« steht für echten körperlichen Hunger.

ÜBUNG – MÖCHTEN ODER BRAUCHEN?

Bevor Sie etwas essen – eine ganze Mahlzeit, einen Snack oder auch nur einen kleinen Bissen –, stellen Sie sich zwei kurze Fragen, die Ihren Geist darauf trainieren, Pausen einzulegen und darüber nachzudenken, was Sie gerade zu diesem Essen treibt.

1. Stellen Sie fest, wie sehr Sie essen *möchten*. Auf einer Skala von eins bis zehn: Wie gern hätten Sie dieses Essen, den nächsten Bissen? Die Eins steht für ein geringes Verlangen, die Zehn für starkes Verlangen.
2. Stellen Sie fest, wie sehr Sie etwas zu essen *brauchen*. Auf einer Skala von eins bis zehn: Wie hungrig sind Sie? Wohlgemerkt, wir sprechen von echtem körperlichem Hunger, nicht von Appetit. Die Eins steht für eine unangenehme Übersättigung, die Fünf für »weder hungrig noch satt« und die Zehn bedeutet, dass Sie wirklich intensiven körperlichen Hunger verspüren. Wenn Sie nicht sicher sind, ob Sie das Essen möchten oder brauchen, dann beantworten Sie sich die folgenden drei Fragen:

a) Fühle ich, dass ich nichts mehr im Magen habe (Magenknurren)?
b) Ist es Zeit, hungrig zu sein (Haben Sie vor einer Viertelstunde oder vor vier Stunden zuletzt etwas gegessen)?
c) Brauche ich etwas zu essen, um genug Energie zu haben?

Wenn Sie alle drei Fragen mit Ja beantwortet haben, empfinden Sie höchstwahrscheinlich echten körperlichen Hunger. Wenden Sie diese Übung so oft wie möglich an, wenn Sie den Unterschied zwischen Appetit und Hunger feststellen wollen. Und kommen Sie sich nicht albern dabei vor! Es dauert eine Weile, bis Sie den Unterschied kennen, vor allem, wenn Sie nicht daran gewöhnt sind.

Vergleichen Sie die beiden Ergebnisse. Wenn meine Klienten das tun, hat das oft einen Aha-Effekt. Sie können dann einen Schritt zurücktreten und den Unterschied zwischen einem emotionalen Verlangen und dem echten Bedürfnis nach Nahrung erkennen.

Wenn das Möchten stärker ist als das Brauchen, dann halten Sie inne. Vielleicht handeln Sie gerade eher emotional. Lassen Sie sich mindestens zehn Sekunden Zeit, um Ihre Entscheidung zu überdenken. Zählen Sie leise bis zehn, wenn Ihnen das hilft. Ein Beispiel: Stellen Sie sich vor, Sie stellen fest, dass Sie sehr gern einen Keks mit Erdnussbutter *möchten,* aber eigentlich noch nichts zu essen *brauchen.* Jetzt kann es sein, dass Sie eine starke Trotzreaktion erleben. Es ist in Ordnung, sich ab und zu etwas zu gönnen, aber wenn das Möchten gerade sehr stark ist, dann haben Sie ein Problem. Dies ist eine Gelegenheit, genauer kennenzulernen, was Sie wirklich wollen. Es kann ja sein, Sie hätten gern einen Keks oder ein Stück Kuchen. Was möchten Sie mehr? Solange Sie nicht beide essen wollen, drücken Sie die Pausentaste und denken Sie darüber nach.

Wenn das Brauchen stärker ist als das Möchten, dann essen Sie. Aber denken Sie nach, bevor Sie die Hand ausstrecken. Wenn wir richtig Hunger haben, essen wir, was gerade zur Verfügung steht. Auf die Dauer werden Sie aber immer weiteressen, wenn das Essen Sie nicht zufrieden macht, weil Sie nach Genuss suchen. Und diesen Genuss bereuen Sie vielleicht bald.

Wenn Brauchen und Möchten etwa gleich stark sind, dann essen Sie. Es ist richtig zu essen, wenn man Hunger hat. Und es ist eine Freude zu essen, wenn man Hunger hat und das angebotene Essen mag, denn dann werden Sie sich körperlich und emotional zufrieden fühlen. Aber seien Sie vorsichtig: Wenn Sie etwas essen, was Sie gern mögen, und körperlichen Hunger verspüren, dann halten Sie sich an den Vordergrund.

Werkzeug 7:
Der achtsame Bissen

In den letzten Jahren habe ich in meinen Kursen für achtsames Essen vielen Menschen gezeigt, wie man achtsam Schokolade isst. Vielleicht sollte ich eher sagen, ich zeige ihnen, wie man genießt. Aber die wirkliche Macht dieser Übung in achtsamem Essen liegt darin, dass es um Schokolade geht und nicht um die üblichen Rosinen oder Orangenschnitze. Warum? Weil, wie jeder »Schokoholic« weiß, dass Schokolade ein mächtiger Auslöser für emotionales Essen ist. Und sobald es um Schokolade geht, zeigt sich die Komplexität der Emotionen rund um einen einzelnen Bissen auf perfekte Weise.

Bei der folgenden Übung nutzen Sie Ihre Emotionale Intelligenz, indem Sie nicht nur auf Ihre Empfindungen achten, sondern auch auf die Gefühle, Gedanken und Erinnerungen, die in Ihnen aufsteigen. Die Aufmerksamkeit auf Gefühle und Gedanken, die unter der Oberfläche Ihres Bewusstseins vor sich hin strudeln, kann Ihnen Erkenntnisse darüber liefern, warum und in welcher Weise Sie nach Schokolade verlangen.

Die Liebe zu Schokolade geht weit über den Geschmack hinaus. Ja, Sie lieben diesen Geschmack, aber welche Gefühle steigen in Ihnen auf, wenn Sie Schokolade essen? In meinen früheren Büchern habe ich den »achtsamen Bissen« entwickelt – das Einschalten aller fünf Sinne, wenn Sie einen einzigen Bissen zu sich nehmen. Das folgende Werkzeug, das speziell für Menschen erfunden wurde, die Schokolade lieben, führt den achtsamen Bissen noch einen Schritt weiter. Während Sie ein einziges Stückchen Schokolade genießen, lädt diese Übung Sie ein, wahrzunehmen, wie sich Ihre Gefühle von einem Moment zum anderen verändern, vom Anfang des Genießens bis zum Ende.

Dies ist eine so wirkungsvolle Übung, dass immer wieder Menschen, die bei mir im Kurs waren, zu mir kommen und mir erzählen, dass sie jedes Mal an mich denken, wenn Sie eine Praline auswickeln, Schokoladenkuchen oder Schokoladeneis sehen. Ich habe diese Übung für Schokoladenesser entwickelt, aber Sie können sie mit jedem Essen machen, das Emotionen in Ihnen wachruft (Chips vielleicht?). Oder überhaupt mit jedem Essen. Aber bleiben Sie bei dem einen Bissen. Wenn es um Schokolade geht, können Sie vielleicht jemanden bitten, sich neben Sie zu setzen und Sie im Zweifelsfall zu bremsen.

Sie brauchen ein 30-Gramm-Stück von Ihrer Lieblingsschokolade, am besten noch eingewickelt, und einen Porzellanteller, gleich welcher Größe. Suchen Sie sich einen ruhigen Zeitpunkt und setzen Sie sich allein an den Küchentisch (vielleicht nachts, wenn alle anderen im Bett sind). Und wenn Ihre Lieblingsschokolade kein einzelner Riegel ist, dann legen Sie sich eine entsprechende Portion zurecht.

ÜBUNG – EIN BISSEN SCHOKOLADE

1. Legen Sie die (eingewickelte) Schokolade auf den Teller und setzen Sie sich.
2. Schließen Sie die Augen und versuchen Sie sich Ihre lebhafteste Erinnerung an Schokolade ins Gedächtnis zu rufen. Ist es der dichte, üppige Schokoladenkuchen, den Ihre Großmutter immer zu Ihrem Geburtstag machte? Oder ist es das Fest, bei dem Ihnen ganz furchtbar übel wurde, weil Sie zu viel Mousse au Chocolat gegessen hatten? Steigen Schuld- oder Reuegefühle in Ihnen auf? Ich gebe Ihnen hier nur ein paar Beispiele, gehen Sie selbst in die Tiefe und suchen Sie nach Ihren Erinnerungen.
3. Stimmen Sie sich auf Ihre fünf Sinne ein.
4. Und jetzt wickeln Sie die Schokolade langsam aus. Lauschen Sie auf das Knistern des Papiers. Schließen Sie die Augen, und halten Sie sich die Schokolade unter die Nase, um den Duft einzuatmen. Fahren Sie mit dem Daumen vorsichtig über die glatte, unbeschädigte Oberfläche. Inspizieren Sie die Schokolade ganz genau, in allen Details. Ist sie hell oder dunkel? Können Sie Nüsse oder Karamellstückchen erkennen? Hat die Schokolade ein eingeprägtes Muster, oder ist sie mit Meersalz gesprenkelt?

Und jetzt – wirklich erst jetzt – nehmen Sie die Schokolade in den Mund und *schmecken* Sie sie. Kauen Sie sie
langsam oder lassen Sie sie im Mund zergehen.
Wenn Sie eine andere Süßigkeit essen, machen Sie es
genauso. Nehmen Sie die Farbe und Textur wahr, die
Richtung, in der der Guss verläuft, und andere sinnlich
wahrnehmbare Details. Lassen Sie sich keine Einzelheit
entgehen. Und jetzt – wirklich erst jetzt – nehmen Sie
das Stück in den Mund und *schmecken* es. Kauen Sie es
langsam oder lassen Sie es im Mund zergehen.

5. Beantworten Sie sich jetzt die folgenden Fragen auf der
   Grundlage dessen, was Sie vom Anfang bis zum Ende
   dieser Übung erlebt haben.

a) **Veränderung.** Hat sich Ihr Verlangen nach der Schokolade verändert? Fing es stark an und wurde zum Ende hin
   geringer? Oder hat es eher zugenommen, sodass Sie am
   Ende gern mehr gewollt hätten?

b) **Erinnerungen.** Beschreiben Sie alle Erinnerungen, die in
   Ihnen aufgestiegen sind: wie Sie mit Ihrer Großmutter
   Schokoladenpudding gemacht haben, die Schokoladen-
   torte aus Ihrem Lieblingsrestaurant usw. Wie haben diese
   Erinnerungen Ihre Erwartung an den Geschmack und das
   Gefühl beim Essen geformt? Hat das tatsächliche Erlebnis
   Ihre Erwartungen und Hoffnungen eher übertroffen oder
   enttäuscht?

c) **Vielfalt der Gefühle.** Benennen Sie die verschiedenen
   Gefühle, die Sie während des Bissens erlebt haben.
   Schuldgefühl? Vergnügen? Verlangen? Hat ein Gefühl alle
   anderen überschattet?

d) **Urteil.** Haben Sie Ihre Gefühle beurteilt? Wenn ja, haben
   Sie sie als in Ordnung oder angemessen oder als inakzep-
   tabel oder schlecht beurteilt?

Viele meiner Klienten, die dieses Werkzeug ausprobiert haben,
waren überrascht von der Komplexität der Gefühle, die sie erlebten. Aber die Gefühle in Bezug auf andere Lebensmittel, die Sie

gern mögen, vor allem wenn sie lebhafte Erinnerungen wachrufen, können genauso komplex sein. Umso wichtiger ist es, sich an dieses Erlebnis zu erinnern, wenn Sie das nächste Mal Schokolade oder etwas anderes zu sich nehmen, das Emotionen auslöst. Denken Sie daran, langsam zu essen und Ihre Gefühle genau zu beobachten. Und schauen Sie, wohin sie Sie führen, bevor Sie den nächsten Bissen essen.

Werkzeug 8:
Offener Geist, geschlossener Geist

»Es gibt in jeder Industrie unendliche Möglichkeiten«, sagte der amerikanische Ingenieur Charles F. Kettering, der Erfinder des elektrischen Anlassers. »Wo es einen offenen Geist gibt, da gibt es immer ein neues Ziel.«

Vielleicht ist die Veränderung Ihres Essverhaltens ja Ihr nächstes Ziel, das Sie erforschen wollen – und für jede Art der Forschung braucht man unbedingt einen offenen Geist. Das heißt, Sie müssen hoffen und glauben, dass Veränderung möglich ist – und wenn wir nicht die Welt verändern können, dann doch immerhin unser Leben.

Um in Ihrem Leben und Ihren Beziehungen Erfolg zu haben, müssen Sie die Fähigkeit zu einem offenen Geist kultivieren: intellektuelle Neugier, die Bereitschaft zu neuen Erfahrungen, die Erforschung neuer Ideen. Diese Fähigkeiten sind wichtig für jeden Unternehmer, aber auch für Sie, wenn Sie einen neuen Ansatz suchen, um Ihr Essverhalten oder Ihr Gewicht zu managen. Mit einem offenen Geist werden Sie nicht nur außerhalb der festgesetzten Grenzen denken, Sie werden die Grenzen nicht einmal mehr sehen. So wirkungsvoll ist dieses Werkzeug.

Offenheit steht in Verbindung mit Emotionaler Intelligenz. Je offener Sie an die Wahrnehmung und Annahme *all* Ihrer Gefühle herangehen – die guten, die schlechten und die hässlichen –, desto effektiver werden Sie sie managen. Für mich ist es Offenheit, wenn ein Klient die Schultern strafft und sagt: »Ich will ehrlich mit Ihnen sein« oder »Ich will da nichts beschönigen«. Dann weiß ich, dass dieser Mensch den ersten Schritt zur Erforschung positiver Alternativen getan hat.

Menschen mit einem geschlossenen Geist hingegen ziehen sich auf ihre alten Denk- und Verhaltensweisen zurück – auf Dinge, die nicht funktioniert haben und auch in der Zukunft nicht funktionieren werden. Für mich ist das der Fall, wenn ein Klient mit chronischem Stress mir sagt: »Ich bin ausgeflippt und brauchte Schokolade.« Das ist das Ende der Geschichte – für diesen Menschen. Wäre er oder sie offen genug gewesen, den Stress in diesem Moment anzunehmen – das Gefühl wahrzunehmen und eine andere Möglichkeit zu entwickeln, damit umzugehen –, dann hätte er oder sie einen neuen Schluss für eine alte Geschichte schreiben können: »Ich bin ausgeflippt und habe das letzte Schokoladeneclair in der Büroküche *nicht* gegessen.«

Wenn Sie Ihren EatQ stärken wollen, ist es von entscheidender Bedeutung, dass Sie anfangen, Ihre Gefühle – auch und gerade die schmerzlichen – als nützliche Informationen zu sehen. Ich erinnere mich an eine Szene aus einer Fernsehsendung in meiner Kindheit, wo ein amerikanischer Ureinwohner das Ohr an den Boden legte, ganz genau auf ein schwaches, weit entferntes Grollen lauschte und dann sagte: »Diese Richtung.« Versuchen Sie, Ihre Gefühle ganz genau so zu sehen. Wenn Sie sich Zeit nehmen, um auf sie zu hören, dann werden sie Sie an Ihr Ziel bringen.

In dieser Übung geht es um einen offenen Geist. Wir sagen oft, natürlich unbewusst: »Ich möchte mich nicht … fühlen.« Setzen Sie ein, was Sie wollen: gestresst, müde, gelangweilt, wütend, traurig, einsam. Diese Übung lädt Sie dazu ein, offen mit den negativen Gefühlen umzugehen und sich von ihnen führen zu lassen. Probieren Sie es aus, und ich wette, Sie werden kein Essen mehr brauchen, um Ihre Gefühle oder Erfahrungen herunterzuschlucken.

ÜBUNG – EIN OFFENER GEIST

1. Suchen Sie sich einen Tag aus, an dem Sie sich zur Offenheit verpflichten. Am besten einen Tag, der nicht übermäßig viel Stress, Verpflichtungen oder Abgabetermine mit sich bringt.

2. Gehen Sie an diesem Tag Ihren ganz normalen Beschäftigungen nach. Aber vom Erwachen bis zum Schlafengehen beobachten und beachten Sie jedes Anzeichen eines geschlossenen Geistes. Achten Sie auf alarmierende Sätze wie die folgenden:
   - Ich will nicht.
   - Das ist nicht fair.
   - Ich will mich nicht so fühlen.
   - Das gefällt mir nicht.
   - Auf keinen Fall.

3. Sehen Sie sich alle geschlossenen Gedanken ganz genau an. Erforschen Sie sie. Lassen Sie sich diese Gedanken immer wieder durch den Kopf gehen. Wenn Ihr Kopf Nein sagt, erwidern Sie mit einem Gedanken, der zeigt, dass Sie auf etwas zugehen, statt zurückzuschrecken. Ein paar Beispielantworten auf Nein:
   - Ja!
   - Ich werde es versuchen.
   - Ich begrüße das.
   - Ich werde es mir genauer ansehen.
   - Dieses Gefühl ist ein Wegweiser, kein Feind.

4. Entwickeln Sie drei Möglichkeiten. Wenn Schokolade Ihr Mittel gegen Stress ist, dann denken Sie sich drei neue Möglichkeiten aus, mit Stress umzugehen. Sie müssen sie nicht anwenden, öffnen Sie sich nur für andere Möglichkeiten. Sie könnten, statt Schokolade zu essen, spazieren gehen, E-Mails beantworten oder einen Snack zu sich nehmen, der wirklich gegen Stress hilft (Kapitel 12). Wenn Sie eine oder alle neuen Möglichkeiten ausprobieren, wunderbar. Wenn nicht, ist es schon gut, dass Sie sich etwas anderes ausdenken, statt einfach dichtzumachen.

A

*Gefühle annehmen
und ihre Bedeutung verstehen*

»Handeln ist leicht, Denken schwer,
nach dem Gedanken handeln unbequem.«

Johann Wolfgang von Goethe

Die E-Werkzeuge stärken Ihre Fähigkeit, alle Ihre Gefühle wahrzunehmen und willkommen zu heißen – die guten, die schlechten
und die hässlichen. Aber es nützt nichts, sie willkommen zu
heißen, nachdem Sie eine Portion Eis verputzt haben. Es muss
im Augenblick der Entscheidung passieren, in der Schwebe zwischen dem, was Sie *möchten* (oder von dem Sie glauben, dass es
schmerzliche oder negative Gefühle glätten wird), und dem, was
Sie *wissen*.

Und hier kommen die A-Werkzeuge ins Spiel. Sie sollen Ihnen
helfen, über Ihre Gefühle nachzudenken, sodass Sie sie verstehen
und nutzen können. In ihrer Gesamtheit bauen die A-Werkzeuge
eine Brücke, die Sie von dort, wo Sie sind (Wahrnehmung der
Gefühle), zu Ihrem Ziel führt (Verhaltensänderung).

Die Brücke besteht darin, dass Sie über Ihre Gefühle nachdenken.
Vielleicht fragen Sie sich, warum das sein muss. Reicht es denn
nicht, dass Sie wissen, was Sie fühlen? Das ist ein guter Anfang, aber bedenken Sie: Um Ihre Gefühle zu managen und sich

positiven Alternativen zuzuwenden, müssen Sie begreifen, wie spezifische Gefühle sich bei Ihnen auswirken.

Sie sind ein Original. Ihre Geschichte, Ihr Temperament, Ihre Begabungen und Herausforderungen gehören nur Ihnen ganz allein. Die A-Werkzeuge helfen Ihnen, mehr über sich selbst herauszufinden, sodass Sie diese Aufmerksamkeit nutzen können, um zu verstehen, warum Ihre Gefühle sich so und nicht anders auswirken. Wie gehen Sie mit Ärger, Stress, Einsamkeit oder Angst um? Welche spezifischen Situationen, Ereignisse oder Menschen lösen diese Gefühle in Ihnen aus und gleichzeitig den Drang oder das Verlangen, etwas zu essen? Wie reagieren Sie typischerweise auf diese Gefühle? Welche Stärken haben Sie, die Ihnen helfen könnten, schädliche Gedanken und Verhaltensweisen zu verändern? Die A-Werkzeuge bringen Sie dazu, über diese und andere Fragen nachzudenken, und verbessern Ihre Selbstkenntnis.

Sie wissen schon, dass Gefühle flüchtig sind, sie kommen und gehen und können leicht ineinanderrutschen. Die A-Werkzeuge entwickeln auch Ihre Fähigkeit, Ihr Denken den wechselnden Gefühlen anzupassen, sodass Sie angemessen auf jedes Gefühl antworten können, statt einfach zu reagieren.

Werkzeug 9: Spielen Sie Ihre Stärken aus

Der Psychologe Howard Gardner, einer der ersten, der die Intelligenz über die engen Grenzen des messbaren IQ hinaus betrachtete, hat einmal gesagt: »Wir verbringen alle viel zu viel Zeit mit dem Versuch, unsere Schwächen zu reparieren, statt auf unsere Stärken zu bauen.« Da hat er recht, und ich würde gern ergänzen: Wenn es ums Essen geht, halten wir uns zu viel mit unseren Fehlern auf, statt zu sehen, was wir richtig machen.

Ein Teil der Arbeit mit Emotionaler Intelligenz besteht darin, sich auf die Stärken einzustimmen, wie auch immer sie aussehen, in jeder Situation. Wenn wir unsere Stärken kennen und anerkennen, ist das kein Stolz, sondern Selbsterkenntnis. Bei meiner Arbeit mit Klienten halte ich sofort nach ihren Stärken Ausschau – und ich werde immer fündig. Dann zeige ich sie auf, helfe den

Klienten, sie anzuerkennen, und mache Vorschläge, wie sie eingesetzt werden könnten, um das Essverhalten zu verbessern. Wenn jemand einen starken Forschergeist hat, schlage ich ihm vor, neue Rezepte zu finden. Wenn jemand besonders gesellig ist, mache ich ihm Mut, mit Freunden Sport zu treiben. Wenn jemand einen ausgeprägten Wettkampfgeist hat, schlage ich ihm vor, einen Wettbewerb in gesunder Ernährung mit Kollegen anzufangen. Ich erinnere mich an eine Klientin, die Expertin für Kalligrafie war. Um ihr ein positiveres Denken übers Essen möglich zu machen, schlug ich ihr vor, ermutigende Sätze in ihrer eleganten Schrift auf dickes, schönes Papier zu schreiben. Ich weiß noch, sie fand ein Zitat von Alexander Graham Bell: »Wenn sich eine Tür schließt, öffnet sich eine andere, aber oft schauen wir die geschlossene Tür so lange und mit so großem Bedauern an, dass wir die geöffnete Tür nicht sehen.« Gerade dieses Zitat half ihr, nach Gelegenheiten zum besseren Essen zu suchen und nicht den Verlust ihrer alten Möglichkeiten zu betrauern.

Menschen mit Emotionaler Intelligenz wissen auch um ihre Schwächen (wobei ich lieber von Herausforderungen spreche). Wenn Sie wissen, dass Sie zur Ungeduld, zum Aufschieben oder zur Konfliktvermeidung neigen, dann kann Ihnen das helfen, mit den Emotionen umzugehen, die in der jeweiligen Situation auftauchen – wenn Sie ungeduldig werden, ein Projekt mit einer Deadline übernehmen oder mit einem anstrengenden Familienmitglied oder Kollegen zurechtkommen müssen. Und Sie wissen, was das bedeutet: Das Management von Emotionen ist ein Zeichen von Stärke. Wenn Sie also Ihre Schwächen anerkennen, tun Sie etwas für Ihre Stärken.

In Bezug aufs Essen können Sie leichter einsichtsvolle Entscheidungen treffen, wenn Sie sich auf Ihre Stärken verlassen und die Schwächen kennen. Hier kommt wieder der Drei-Stufen-Plan zum Einsatz. Stellen wir uns vor, Sie wissen, dass Ihre Achillesferse das Essen am Abend ist. Wenn Sie das laut aussprechen (wahrnehmen), wissen Sie (vorhersehen), dass Ihre typischen Ausrutscher zwischen 19 Uhr und dem Schlafengehen passieren. Wenn Sie das wissen, können Sie Ihre Interventionen für diesen Zeitraum planen. Wenn Schokolade Sie kaltlässt, Sie dafür aber bei

Fast Food schwach werden, dann können Sie dafür einen entsprechenden Plan aufstellen. Oder um ein altes Sprichwort umzuwandeln: »Selbsterkenntnis ist Macht.«

Sie müssen Ihre Schwächen nicht unbedingt »reparieren«. Sie müssen nur wissen, wie Sie den Schaden begrenzen oder wie Sie mithilfe Ihrer Stärken auf die Herausforderungen reagieren. Wenn Sie z. B. sehr detailverliebt sind und Listen mögen, legen Sie eine Liste aller Schritte an, die Sie unternehmen, um Ihre Lust auf Fast Food zu umgehen. Sie können auch Ihre Herausforderungen in Stärken verwandeln. Wenn Sie z. B. gern abends essen, legen Sie doch Ihre Hauptmahlzeit in diese Zeit und sorgen dafür, dass sie richtig nahrhaft ist!

Wenn Sie Ihre Stärken ausspielen, statt sich von Ihren Herausforderungen aus der Bahn werfen zu lassen, dann ist das Essen nicht mehr so sehr Ihr Feind. Wie entmutigt Sie sich auch in Bezug auf Essen und Gewicht fühlen mögen: Sie haben Stärken. Aber vielleicht haben Sie sie ein wenig aus dem Blick verloren. Die folgende Übung – eine Selbsteinschätzung Ihrer Stärken in Bezug aufs Essen – kann Ihnen helfen, sie wiederzufinden.

ÜBUNG – IHRE STÄRKEN

Erster Tag

Sie haben die Aufgabe, alles Negative und alles Scheitern loszulassen und sich auf Ihre Stärken einzustimmen. Achten Sie auf Situationen, die Sie zum Leuchten bringen und in denen Sie sich gut fühlen, z.B. wenn Sie ein gesundes Frühstück zu sich nehmen oder das zweite Stück Schokolade weglassen. Wo auch immer Sie beim Essen etwas richtig gut machen, schreiben Sie es in Ihr EatQ-Notizbuch. Vielleicht können Ihnen die folgenden Anregungen helfen:

- Mein gesündestes Essen war ... (das Frühstück, Mittagessen, Abendessen)
- Gesunde Nahrungsmittel, die ich wirklich gern esse, sind ...
- Mein Lieblingssnack, von dem ich nicht zu viel esse, ist ...
- Richtig stolz bin ich beim Essen, wenn ...
- Es fällt mir besonders leicht, gut zu essen, wenn ...

- Die größte Leistung in meinem Leben ist ...
- Die Fähigkeit, die mir geholfen hat, diese Leistung zu erbringen, ist ...
- Ich kann diese Fähigkeit aufs Essen anwenden, wenn ...

Zweiter Tag

Nehmen Sie sich ein kleines Ziel vor, das Ihre Stärken fordert. Wenn Sie festgestellt haben, dass das Frühstück Ihre gesündeste Mahlzeit war, essen Sie noch ein Stück Obst oder ein paar Mandeln, damit es noch gesünder wird. Wenn das Mittagessen Ihre Lieblingsmahlzeit war, könnte Ihr Ziel darin bestehen, Zutaten einzukaufen, damit es jeden Tag eine gesunde Mahlzeit ist. Und wenn Sie besonders stolz darauf sind, dass Sie jeden Tag in der Arbeit am Automaten vorbeigehen, dann sorgen Sie dafür, dass das so bleibt, indem Sie Ihren Lieblingssnack mitnehmen.

Dritter Tag

Nachdem Sie Ihre Stärken jetzt besser beobachten, suchen Sie sich einen Verbündeten, der ganz andere Fähigkeiten und Stärken besitzt. Wenn Sie Schwierigkeiten haben, sich zu motivieren, suchen Sie sich eine Kollegin, die ein guter Cheerleader ist. Wenn Sie eher das große Ganze sehen, suchen Sie sich einen detailverliebten Freund, der Ihnen hilft, einen Trainings- und Ernährungsplan aufzustellen und Ihren Fortschritt zu dokumentieren.

Werkzeug 10: Mentale Renovierung – Verpassen Sie dem Gefühl einen neuen Rahmen

Eine hilfreiche Art, mit Gefühlen umzugehen, ist der Versuch, sie aus einem anderen Blickwinkel zu betrachten, ihnen eine andere Perspektive zu geben. Psychologen nennen das »Referenztransformation« oder einfacher »Umdeutung«. Bei der Umdeutung geht es wohlgemerkt nicht darum, das Gefühl zu verändern, sondern unsere Beziehung zu ihm. Es ist, als würden Sie einem alten Bild einen neuen Rahmen verpassen. Sie halten Ausschau nach der Bedeutung des Gefühls, nach den Gelegenheiten und dem Nutzen, den Sie daraus ziehen können, selbst wenn es sich um ein negatives Gefühl handelt. Auf diese Weise erhöht sich die Wahrscheinlichkeit einer einsichtsvollen Entscheidung.

Stellen Sie sich vor, Sie haben einen schrecklichen Arbeitstag hinter sich. Sie sind erschöpft, verärgert und überfordert von dem Papierberg, der Sie morgen früh schon wieder erwartet. Mit anderen Worten, Sie sind gestresst. Ein vertrautes Gefühl.

Jetzt können Sie so reagieren wie immer, nämlich denken: *Ich bin fertig. Ich ertrage diese furchtbaren Gefühle nicht. Das Einzige, was sie vertreibt, ist Essen, tut mir leid.*

Oder Sie können dem alten Bild – der vertrauten negativen Emotion – einen neuen Rahmen geben. Sie können sich sagen: *Tja, ich bin also wieder mal gestresst. Das stinkt mir gewaltig. Aber ich bin jetzt zu Hause, wo es mir gut geht. Ich kann die Schuhe ausziehen, mir etwas Bequemes anziehen und ein paar Seiten lesen, um mich von diesem üblen Tag zu erholen.*

Früher haben Psychologen ihren Klienten oft empfohlen, ihre Gefühle umzudeuten. Es funktionierte einfach, ohne dass wir ganz genau wussten, warum eigentlich. Nun hat eine kürzlich durchgeführte Studie gezeigt, dass dabei im Gehirn etwas passiert, und zwar gerade in dem Bereich, der auch die Lust aufs Essen steuert.

Meine Klienten haben gelernt, dass eine Umdeutung ihrer Gefühle sich nicht nur positiv auf ihr Essverhalten auswirkt, sondern ganz allgemein auf ihren Alltag. Eine meiner Klientinnen hat vor Kurzem ihre Stelle als Lehrerin verloren. Die ersten paar Tage hat sie damit verbracht, darüber zu grübeln, wie ihre Familie ohne ihr Gehalt über die Runden kommen soll. Als wir uns trafen, habe ich ihr empfohlen, die Situation umzudeuten. Und nach einigem Nachdenken sagte sie: »Ich habe mir immer Sorgen gemacht, dass ich nicht genug Zeit mit meinen Kindern verbringe; manchmal hatte ich richtige Schuldgefühle. Jetzt habe ich die Möglichkeit, für sie wirklich da zu sein.« Danach kam sie nicht nur besser mit der Entlassung zurecht, sondern das positive Gefühl gab ihr auch mehr emotionale Energie, sodass sie kluge Entscheidungen übers Essen treffen konnte.

Die folgende Übung können Sie anwenden, wenn negative Gefühle Sie runterziehen oder wenn Sie sie nicht loslassen können. Mit jeder Antwort rücken Sie die schwierigen Gefühle in eine andere Perspektive, sie werden weniger intensiv und beeinflussen nicht mehr so sehr Ihr Essverhalten.

ÜBUNG – EIN NEUER RAHMEN

1. Setzen Sie sich bequem hin. Schließen Sie die Augen. Lassen Sie Ihre Gedanken ein paar Momente schweifen.

2. Wenn Sie bereit sind, lesen Sie sich die folgenden Fragen durch. Welche springt Sie besonders an? Denken Sie ein paar Augenblicke darüber nach.

   • Gibt es ein anderes Gefühl, das schlimmer sein könnte als dieses?

   • Was könnte dieses Gefühl über den ersten Eindruck hinaus noch bedeuten?

   • Was könnte ich aus dieser Situation lernen?

   • Hat diese Situation vielleicht auch etwas Lustiges?

   • Wohin könnte mich dieses Gefühl führen?

   • Welche potenziellen Vorteile oder Gelegenheiten zum Wachstum könnte dieses Gefühl mir bieten?

   • Wie würde eines meiner Vorbilder, einer meiner Helden oder Freunde mit dem Problem umgehen?

Werkzeug 11: Ein bisschen Zärtlichkeit

Empathie – die Fähigkeit, sich in die Lage eines anderen Menschen zu versetzen – ist ein wichtiger Aspekt Emotionaler Intelligenz. Die Fähigkeit, sich darauf einzustellen und zu verstehen, was ein anderer Mensch fühlt, hilft Ihnen, wirksam mit diesem anderen Menschen zu kommunizieren und auf einer tieferen Ebene Verbindung aufzunehmen. Starke Empathie führt zu festen, dauerhaften Beziehungen und zum Erfolg im Beruf.

An erster Stelle steht die Empathie sich selbst gegenüber – es ist schwierig, urteilsfreies Mitgefühl für andere zu entwickeln, wenn man es für sich selbst nicht aufbringt. Leider ist es gerade in Bezug aufs Körpergewicht besonders schwierig, Mitgefühl mit sich selbst zu haben. Schuldgefühle und Selbstkritik stehen viel mehr im Vordergrund. Die automatische, gewohnheitsmäßige Reaktion ist das Verurteilen:

- Ich bin fett.

- Ich bin dumm, dass ich das esse. Ich weiß es doch besser.

- Wie konnte ich mir diesen Ausrutscher nur erlauben?
  Ich bin ein Schwächling!

Es ist menschlich zu denken, dass harte Urteile zu Veränderungen führen. Nur trifft es leider nicht zu. Wenn sich unser Geist darauf konzentriert, ein Problem zu lösen, sieht er eher auf das, was fehlt, und nicht auf das, was schon da ist.

Die gute Nachricht: Psychologen im klinischen Bereich, die Mitgefühl und Empathie ins Spiel bringen, wenn sie mit Patienten an dem Thema Gewichtsabnahme arbeiten, erleben, dass die Patienten sich für ihre Gefühle öffnen und auch mehr abnehmen. Die Methode ergibt also Sinn. Wenn Ihnen jemand Empathie anbietet, statt über Sie zu urteilen, dann hilft Ihnen das beim Zugang zu Ihren Gefühlen und lässt Sie eher darüber sprechen, was Sie wirklich fühlen. Meine Klienten berichten mir, dass sie sich verschließen, wenn sie sich von einem Familienmitglied oder einem Arzt verurteilt fühlen. Manchmal lügen sie sogar in Bezug auf die Gewichtsabnahme, weil sie fürchten, dass ihre echten Gefühle in Zukunft als Waffe gegen sie benutzt werden.

Urteile entfernen Sie von Ihrem inneren Erleben. Mit anderen Worten: Sie vermeiden Gefühle, weil Sie fürchten, Ihr Geist würde Sie beschimpfen oder Sie würden sich in negativen Gefühlen – Scham, Reue, Angst – verstricken. Und dann essen Sie, um diese Gefühle zu vertreiben. Wenn Sie sich öffnen und ehrlich sein können, dann können Sie Ihre Möglichkeiten ausloten, abzunehmen. Sie können herausfinden, was funktioniert und was nicht.

In der folgenden Übung sollen Sie zunächst einmal Empathie für sich selbst entwickeln und sie dann in einem nächsten Schritt auf einen anderen Menschen übertragen. Sie brauchen Ihr EatQ-Notizbuch dafür.

ÜBUNG – MITGEFÜHL ENTWICKELN

Setzen Sie sich zunächst zu einer ruhigen Zeit an einen stillen, bequemen Platz. Atmen Sie ein paarmal tief durch, und lassen Sie Ihre Gedanken schweifen. Dies ist eine gute Gelegenheit, darüber nachzudenken, an welchem Punkt Sie auf Ihrer Reise zu weniger Gewicht gerade stehen. Sind Sie zufrieden oder unzufrieden mit Ihren Fortschritten? Stimmen Sie sich auf Ihr inneres Selbstgespräch ein. Wenn Sie nur negatives Gerede hören *(Ich habe so viel Willenskraft wie gekochte Spaghetti; ich bin selbst schuld, dass ich so dick bin),* dann sind Sie dabei, sich zu verurteilen.

Schreiben Sie die Sätze in Ihrem EatQ-Notizbuch auf, aber ohne zu urteilen. Denken Sie vielmehr an Wertschätzung und Unterstützung. Beispielsweise so: *Es ist schon in Ordnung. Es ist wirklich schwierig. Versuch es weiter, nur heute.* Diese Sätze vermitteln Verständnis dafür, dass gesundes Essen und Gewichtsverlust nicht so einfach sind und dass Ausrutscher nichts damit zu tun haben, dass Sie dumm oder unfähig wären. Sie sind einfach nur ein Mensch.

1. Machen Sie die Übung mindestens einmal am Tag. Wenn Sie sich darauf einstimmen, werden Sie überrascht feststellen, wie oft Sie kritisch über sich denken.
2. Nach ein paar Tagen übertragen Sie das Mitgefühl auf andere Menschen. Wenn Sie z.B. ein Gespräch übers Essen oder über Diäten hören, versuchen Sie Mitgefühl zu vermitteln und nicht zu urteilen *(Du machst eine Diät? Brauchst du das zweite Stück Pizza wirklich noch?)* oder gute Ratschläge zu geben *(Damit nimmst du wirklich ab).* Versuchen Sie die Wörter »gut« und »schlecht« durch weniger urteilende Begriffe zu ersetzen, z.B. »gesund«

oder »nützlich«. Wenn Ihnen nichts Positives einfällt, seien Sie neutral *(Es ist völlig in Ordnung)*. Empathie zu vermitteln heißt einfach, zu sagen: »Es klingt so, als würdest du dich ... fühlen«, und dieses Gefühl wertzuschätzen: Frustration, Ärger oder Traurigkeit oder was immer. Sie können Empathie auch körperlich ausdrücken, mit einem mitfühlenden Nicken oder einer sanften Berührung am Arm oder der Schulter.

Ein gesundes Körpergewicht ist wichtig, aber es ist nicht einfach, so weit zu kommen. Wenn Sie das akzeptieren, wird es einfacher, nett zu sich selbst zu sein und anderen Mitgefühl und Toleranz entgegenzubringen, wenn sie dasselbe erleben.

Werkzeug 12:
Ihre emotionale Wettervorhersage

Wenn im Wetterbericht Regen vorhergesagt wird, nehme ich einen Schirm mit. Natürlich bin ich auch schon nass geworden, wenn ein plötzlicher Schauer mich erwischte, aber das heißt ja nicht, dass es eine Zeitverschwendung wäre, einen Schirm mitzunehmen, wenn Regen angekündigt ist.

Natürlich nicht. Manchmal irrt sich der Wetterbericht, aber manchmal hat er auch recht. Die Fähigkeit, zukünftige Gefühle vorauszusagen, wie es der Wetterbericht für die nächste Woche tut, wird »affektive Vorhersage« genannt. Wäre es nicht wunderbar, wenn Sie vorhersehen könnten, wie Ihre Entscheidungen Ihr künftiges Wohlbefinden beeinflussen? Tatsächlich können Sie das. Denn Ihre Erwartungen in Bezug auf emotionale Reaktionen auf künftige Ereignisse können Ihnen den Weg zu Entscheidungen über Beziehungen, berufliche Wege und Ihr Essverhalten weisen. Affektive Vorhersage ist eng mit Emotionaler Intelligenz verbunden. Wenn Sie vorhersagen können, wie Sie sich fühlen werden, dann können Sie sich besser auf das emotionale »Wetter« vorbereiten – und auch auf das Verlangen zu essen.

Stellen Sie sich vor, Sie haben in zwei Tagen eine Prüfung oder eine wichtiges Besprechung vor sich. Sie können vorhersagen, dass Sie sich vermutlich gestresst fühlen werden, und sich darauf vorbereiten – Ihre Unterlagen noch einmal durchgehen, genug schlafen, gut essen, sich mit positiven Selbstgesprächen aufmuntern. Solche Vorbereitungen verringern den Stress und damit die Wahrscheinlichkeit, dass Sie zu viel essen, um sich zu beruhigen.

Affektive Vorhersagen können Sie auch benutzen, um vorherzusehen, wie Sie sich fühlen werden, wenn Sie zu viel essen. Natürlich müssen Sie Ihren Geist darauf trainieren: *Wenn ich das esse, fühle ich mich aufgebläht, elend und schuldig. Und so will ich mich nicht fühlen.* Abzuschätzen, wie Sie sich vermutlich fühlen werden, wenn Sie zu viel Pizza essen, braucht Übung, aber im Moment der Entscheidung zahlt sich diese Übung aus. Interessanterweise konzentrieren Sie sich in diesem Fall darauf, die potenziell negativen Folgen zu vermeiden. Und das ist im Moment wichtiger als die langfristigen Vorteile des Gewichtsverlustes.

Wenn Sie doch einmal zu viel essen, machen Sie sich nicht selbst fertig. Schuldgefühle sind ziemlich nutzlos, weil sie nicht notwendigerweise zu einer Verhaltensänderung führen. Versuchen Sie lieber, in Ihrer Erinnerung zu speichern, wie Sie sich körperlich fühlen (aufgebläht, lethargisch). Gehen Sie ins Detail. Die Erinnerung an die sinnlichen Wahrnehmungen können Ihnen später helfen, eine Verbindung zwischen Verhalten und Folgen zu ziehen und Ihre Fähigkeit zur affektiven Vorhersage zu stärken: *Als ich xx gegessen habe, habe ich mich yy gefühlt, und so will ich mich nicht noch einmal fühlen.* Im Grunde genommen sind diese genauen Erinnerungen ein emotionaler Regenschirm, der Sie vor emotionalem Schlechtwetter schützt.

Nach meiner Erfahrung bleiben Klienten, die die emotionale Vorhersage gut beherrschen, dabei, bis die Verbindung von Verhalten und Konsequenzen sich gefestigt hat. Zu Anfang funktioniert das noch nicht reibungslos: *Ich wollte ein zweites Stück Kuchen essen, habe vorhergesehen, dass ich Schuldgefühle haben und mich vollgestopft fühlen würde, und habe es trotzdem gegessen.* Aber mit der Zeit wird es besser: *Ich wollte ein zweites Stück Kuchen essen, habe es aber gelassen, weil ich mich nicht so vollgestopft und schuldig fühlen wollte.* Sie sehen den Unterschied? Mit der Zeit funktioniert das.

Und es wird auch bei Ihnen funktionieren. Die folgende Übung hilft Ihnen, diese Verbindung herzustellen. Ich empfehle Ihnen, sie mehrere Tage hintereinander zu machen, ob Sie nun den Drang zum Essen spüren oder nicht. Und ich empfehle Ihnen auch, die Fragen auf eine Karte zu schreiben, diese Karte einzuschweißen und sich vorzulesen, wenn Sie in Versuchung sind, zu viel zu essen. (Wenn nötig, gehen Sie kurz vom Tisch weg und suchen sich einen stillen Ort, um sie sich vorzulesen und zu beantworten.)

ÜBUNG – VORHERSAGEN

Nehmen Sie Ihr EatQ-Notizbuch zur Hand. Schreiben Sie sich die folgenden Fragen auf und beantworten Sie sie. Gehen Sie dabei so detailliert vor wie möglich.

1. Wie werde ich mich vermutlich fühlen, wenn ich das esse? Gehen Sie ins Detail, vor allem in Bezug auf sinnliche Wahrnehmungen in Verbindung mit zu viel Essen (Haben Sie Ihre Jeans aufgeknöpft oder den Gürtel weiter gemacht, haben Sie Bauchweh bekommen, waren Sie am nächsten Tag beim Aufwachen aufgebläht? Solche Dinge).
2. Werden meine Gefühle eher positiv oder negativ sein?
3. Wenn ich das esse, wie wird der Unterschied zwischen dem anfänglichen Gefühl und dem Gefühl am Ende, nach ein paar Minuten, sein.
4. Wie lange wird das anfängliche Gefühl anhalten? Eine Minute? Fünf Minuten? Einen Tag?
5. Wie intensiv wird das anfängliche Gefühl auf einer Skala von eins bis zehn sein?
6. Wie lange wird das Endgefühl anhalten? Eine Minute? Fünf Minuten? Einen Tag?
7. Wie intensiv wird dieses Gefühl am Ende auf einer Skala von eins bis zehn sein?

Werkzeug 13:
Nehmen Sie sich eine »In-Zeit«

Es ist nicht immer leicht, Gedanken und Gefühle in Einklang zu bringen, vor allem wenn Sie wütend sind. Tatsächlich ist Ärger der häufigste Grund für emotionale Entscheidungen. Denken Sie einen Moment darüber nach, wie Sie Ärger zum Ausdruck bringen. Lassen Sie ihn raus, schreien und fluchen Sie? Unterdrücken Sie ihn und lassen ihn vor sich hin schwelen? Schäumen Sie leise vor sich hin und denken wütend »Dir werde ich's zeigen«? Wenn eine dieser Reaktionen Ihnen bekannt vorkommt, dann bedenken Sie: Wenn Ärger keinen Ausdruck finden darf, wendet er sich nach innen. Dann sind Sie der oder die Leidtragende.

Übermäßiges Essen ist eine Ausdrucksform für nach innen gewendeten Ärger. Denken Sie darüber nach, wie Ihr Essverhalten sich verändert, wenn Sie gereizt oder wütend sind. Wie beeinflussen diese Emotionen Ihr Denken? Erweitern oder beschneiden sie Ihre Fähigkeit zum logischen Denken oder Ihre Motivation, es besser zu machen? Eine meiner Klientinnen fühlt sich durch ihren Ärger herausgefordert, es besser zu machen. Sie nimmt ihren Ärger an und nutzt ihn, um sich sportlich zu betätigen und bessere Entscheidungen zu treffen. »Siehst du, es geht doch!«, sagt sie sich dann.

So widersprüchlich es klingen mag: Eine Studie, die in der psychologischen Zeitschrift *Emotion* veröffentlicht wurde, legt die Vermutung nahe, dass es klug sein kann, wütend zu werden. In dieser Studie mit 136 Leuten, hauptsächlich Frauen, waren diejenigen, die bei einer Konfrontation wütend werden wollten, mit einer stärkeren Emotionalen Intelligenz ausgestattet als diejenigen, die gern glücklich sein wollten. Diejenigen, die ihren Zorn zuließen, wussten, dass er in einem Konflikt das »richtige« Gefühl ist. Wenn Sie den Ärger nicht zulassen, verpassen Sie etwas Wichtiges. Vielleicht sagen Sie sich, es sei nicht so wichtig und Sie sollten es lieber gleich vergessen. Aber nach meiner Erfahrung vergessen Sie es eben nicht. Tatsächlich werden Sie emotionale

Entscheidungen treffen – den Kühlschrank plündern oder die nächste Imbissbude entern. Es kann klug sein, zornig zu werden, aber es ist fast nie besonders klug, im Eifer des Gefechts zu handeln.

In manchen Situationen können Emotionen Ihnen den Weg weisen, das »Nächst-Richtige« zu tun. Stellen Sie sich vor, Sie haben gerade mit Ihrem Netzanbieter wegen einer falschen Rechnung telefoniert und wollen sich dann etwas zum Abendessen machen. Sie öffnen den Kühlschrank und wühlen zornig darin herum. Wird am Ende das Wokgericht auf dem Tisch stehen, das Sie geplant hatten, oder – ach, zum Teufel – die Tiefkühlpizza, die eigentlich für Ihren Sohn gedacht ist, der manchmal zu den unmöglichsten Zeiten Hunger hat? Wenn Sie den Ärger annehmen und akzeptieren, dass er sie zu emotionalen Entscheidungen verleitet, dann können Sie etwas dagegensetzen, was Ihnen hilft, ihn positiver und effektiver abzulassen. Die Pizza dämpft vielleicht Ihren Ärger, aber nicht so gut wie ein Anruf bei Ihrer besten Freundin.

Ob es nun um Zorn oder Traurigkeit geht: Es ist unbedingt wichtig, den unangenehmen Gefühlen nachzugehen, darüber nachzudenken und zu einer positiven Lösung zu kommen. Wir empfehlen unseren Kindern oft, eine Auszeit zu nehmen, wenn sie von ihrem Zorn überwältigt werden. In dieser Übung geht es um eine »In-Zeit«, um sich auf den Ärger einzustimmen. Statt eine Pause zu machen, sollen Sie sich ein paar Minuten richtig auf den Ärger konzentrieren. Dafür brauchen Sie einen Kurzzeitwecker.

ÜBUNG – EINE IN-ZEIT NEHMEN

1. Wenn Sie das nächste Mal zornig sind, stellen Sie sich den Kurzzeitwecker auf fünf Minuten ein.

2. Atmen Sie konzentriert (siehe Kapitel 2), um die körperlichen Auswirkungen des Ärgers abzumildern (Ihr Herz schlägt wieder langsamer, Sie bekommen mehr Sauerstoff).

3. Solange Sie zornig sind (unterdrücken Sie es nicht!), hören Sie zu, was der Zorn Ihnen sagt. Versuchen Sie in diesen fünf Minuten herauszufinden, welchen Nutzen diese

Emotion hat. Was sagt sie Ihnen über die nächsten Schritte? Wenn nötig, erinnern Sie sich daran, dass Sie sich aus gutem Grund so sehr ärgern. Sie sollen den Grund herausfinden und nicht durch Essen verlieren.

4. Wenn der Wecker klingelt, verpflichten Sie sich, etwas zu tun, damit Sie auf eine positive Weise mit Ihrem Ärger umgehen. Schreiben Sie etwas in Ihr Tagebuch, rufen Sie jemanden an und erzählen Sie davon, gehen Sie ins Fitnessstudio, schnappen Sie sich den Staubsauger. Inzwischen sollten Sie gelernt haben, dass es immer verschiedene Möglichkeiten gibt. Ihr nächster Schritt besteht darin, sich eine auszusuchen.

Werkzeug 14:
Lassen Sie Ihre Gewohnheiten los

Wir essen aus den verschiedensten Gründen zu viel, aber oft ist es einfach eine dumme alte Angewohnheit, also ein automatisches Verhalten. Wir denken gar nicht richtig darüber nach. Wir haben viele Angewohnheiten. Manche sind gesund wie das Frühstück am Morgen, das nach allem, was wir wissen, ein guter Start in den Tag und eine gute Möglichkeit ist, das Gewicht zu halten. Andere sind nicht so gesund, z. B. der kleine Snack vor dem Schlafengehen. Wenn ich die Arbeit mit einem Klienten beginne, ist einer unserer ersten Schritte, dass wir trennen zwischen absichtlichem (also aktiv beschlossenem) Essen und solchem Essen, das einfach passiert, ohne dass man darüber nachdenkt. Dieser Schritt hilft vielen Leuten, nicht mehr so hart zu sich selbst zu sein. Die Veränderung von Gewohnheiten kann eine große Herausforderung sein, weil man sich erst einmal dabei ertappen muss, dass man sie hat. Aber wenn man sich ertappt, dann unterbricht man damit die Gewohnheit. Es ist, als würde man die Richtung eines Flusses verändern. Die gute Nachricht ist, dass Gewohnheiten sehr wandelbar sind. Man kann sie verändern und sich damit das Leben viel leichter machen.

Schon per definitionem sind Angewohnheiten vorhersehbar. Ihr Partner weiß wahrscheinlich im Voraus, welches Gericht von der Speisekarte Sie wählen, was Sie vom Einkaufen mitbringen und was Sie kurz vor dem Schlafengehen noch zu sich nehmen. Gewohnheiten, die unterhalb der Aufmerksamkeit lauern, bewegen sich nicht von selbst. Sie müssen sie ins Tageslicht ziehen. Sobald Sie sich Ihrer Gewohnheiten bewusst werden, bemerken Sie sie fast zwangsläufig. Menschen mit Emotionaler Intelligenz können ihre Selbstwahrnehmung anzapfen und ganz genau beobachten, wie ihr Verhalten sie automatisch zu ungesunden Entscheidungen verleitet.

Ein wichtiger Ausgangspunkt ist es, sich weniger auf die Veränderung alter Gewohnheiten zu konzentrieren und mehr auf die Herausbildung neuer. Ich sehe oft, wie meine Klienten mit sich kämpfen, um alte Gewohnheiten abzulegen. Aber wenn sie sich neue, gesunde Gewohnheiten zulegen, dann verändern sich die alten Gewohnheiten oft fast mühelos und ohne die übliche Frustration. Es ist schwierig, am Tag vier stark gezuckerte Getränke zu sich zu nehmen, wenn man sowohl zum Mittagessen als auch zum Abendessen einen Salat und etwas Obst hinzufügt. Sie neigen dann von selbst zu Getränken, die zu ihren neuen, positiven Essgewohnheiten passen.

Bei einer Studie aus der Zeitschrift *European Journal of Social Psychology* wurden 96 Freiwillige gebeten, festzustellen, wie lange es dauerte, eine neue Gewohnheit herauszubilden. Die Forscher wollten wissen, ob das Essen von Obst zum Nachtisch beim Mittagessen oder ein täglicher Viertelstundenlauf mühelos zur Gewohnheit werden könnte. Die Teilnehmer notierten jeden Tag, wie automatisch ihr Verhalten war. Mit anderen Worten, ob es ihnen eher schwerer fiel, es nicht zu tun, und ob sie es taten, ohne nachzudenken. Die Ergebnisse reichten von 18 bis 254 Tagen, im Durchschnitt dauerte es aber 66 Tage, bis die neuen Verhaltensweisen sich zu einer Gewohnheit entwickelt hatten, die wenig oder gar keine Mühe machte.

Die gute Nachricht ist also: Sie können sich gesunde Angewohnheiten zulegen. Die Herausforderung besteht nur darin, ungefähr zwei Monate lang immer dasselbe zu tun. Der Nutzen liegt darin, dass die gesunde Angewohnheit Teil einer neuen Routine wird. Wenn Sie einen Tag auslassen, macht das nicht viel. Aber es ist wichtig zu bedenken, dass einfache Verhaltensweisen (wie das Essen eines Apfels) weniger Zeit brauchen als kompliziertere Gewohnheiten, die mit Mühe verbunden sind (z. B. das Kochen von Mahlzeiten).

ÜBUNG – NEUE ANGEWOHNHEITEN

1. Beobachten Sie Ihre Gewohnheiten. Schreiben Sie sie in Ihrem EatQ-Notizbuch nieder, sobald Sie sie bemerken. Einige kennen Sie sicher: Sie essen vor dem Fernseher oder nehmen auch immer wieder einen Bissen, wenn Sie Ihr Kind füttern. Andere sind nicht so offensichtlich, beispielsweise dass Sie sich jedes Mal Süßigkeiten kaufen, bevor Sie in ein Flugzeug steigen. Indem Sie sich Ihrer Gewohnheiten bewusster werden, können Sie sie leichter verändern.

2. Legen Sie sich neue Gewohnheiten zu. Suchen Sie sich aus Ihrem EatQ-Notizbuch eine gute Angewohnheit aus, auf die Sie sich konzentrieren. Hier einige Vorschläge:

- Ersetzen Sie Limonade oder Cola durch Wasser.
- Essen Sie nicht beim Arbeiten, Lesen, Autofahren oder anderen Tätigkeiten.
- Ersetzen Sie salzige Snacks durch Karottensticks mit einem fettarmen Dip.
- Nehmen Sie sich jeden Tag ein Stück Obst oder einen kleinen Obstsalat als Zwischenmahlzeit mit in die Arbeit.
- Bereiten Sie bei den Mahlzeiten fertige Teller in der Küche vor, statt die Schüsseln auf den Tisch zu stellen. Das erschwert den Nachschlag.
- Setzen Sie sich hin, wenn Sie essen. Bleiben Sie nicht beim Kühlschrank stehen.

Sind Sie unsicher, welche gute Angewohnheit Sie in Angriff nehmen wollen? Eine Studie hat herausgefunden, dass zwei einfache Entscheidungen – mehr Obst und Gemüse essen, weniger fernsehen – zu starken, positiven Effekten führen.

3. Beurteilen Sie jeden Tag, wie leicht Ihnen die neue Angewohnheit fällt. Eins bedeutet, sie lässt sich leicht in Ihr Leben integrieren, zehn heißt, es ist unmöglich. Einige gute Angewohnheiten werden sich nach einer Woche festigen, andere brauchen länger. Das ist in Ordnung. Machen Sie einfach weiter. Wenn Sie eine gute Angewohnheit in Ihr Leben eingebaut haben, nehmen Sie sich die nächste vor.

Wenn Sie sich gute neue Angewohnheiten zulegen, schätzen Sie gelegentlich ab, ob sich Ihre alten Angewohnheiten positiv verändert haben. Eine oder mehrere sind vielleicht besonders hartnäckig. Dann müssen Sie Tricks anwenden. Wenn Sie z. B. die Angewohnheit haben, abends um acht etwas zu essen, sich auf die Couch zu legen und nach der Fernbedienung zu greifen, dann verändern Sie etwas. Setzen Sie sich in einen Sessel oder auf den Boden. An dem neuen Platz möchten Sie vielleicht immer noch etwas essen, aber es wird sich ein bisschen anders anfühlen. Und das ist gut so. Die Veränderung macht Ihnen das Verhalten bewusster, und vielleicht können Sie dann darüber nachdenken und damit aufhören.

Eine andere Taktik besteht darin, den Wohlfühl-Charakter der Gewohnheit einzuschränken. Wir entwickeln Gewohnheiten, weil sie sich gut anfühlen. Wenn Sie das Ergebnis verändern, kann Ihnen das helfen, die Gewohnheit aufzugeben. Es soll sich einfach ein kleines bisschen weniger gut anfühlen. Essen Sie im Stehen. Lassen Sie die Butter auf den Pfannkuchen weg. Nehmen Sie eine Chipsmarke, die Sie nicht so gern mögen, statt ihrer Lieblingssorte. Es kann tatsächlich Spaß machen, ungewöhnlich zu denken, um den schlechten Gewohnheiten einen Streich zu spielen.

Werkzeug 15: Schreiben Sie sich Ihr Verlangen nach emotionalem Essen von der Seele

Ich muss immer lächeln, wenn ich sehe, wie meine Klienten mit ihrem Tagebuch unter dem Arm hereinkommen. Ich weiß dann, dass sie wichtige Verbindunggen zwischen ihren Gefühlen und ihrem Essverhalten ziehen.

Ein Tagebuch ist eine wichtige Methode zur Entwicklung Emotionaler Intelligenz. Es geht dabei nicht nur darum, die Ereignisse des Tages aufzuzeichnen. Es geht um Ihre Gedanken und Gefühle in Bezug auf diese Ereignisse. Und hier geht es vor allem um die Gefühle, die Sie zum Essen verleiten.

Die Zeit, die Sie mit Ihrem Tagebuch verbringen, ist eine Art achtsamer Pause, die es Ihnen gestattet, Ihre Gefühle mit selbst gewählten Worten zum Ausdruck zu bringen. Später wird das Gefühl dann zum Rohmaterial, das Ihnen erlaubt, über Ihr Verhältnis zum Essen nachzudenken (nutzen Sie es, um sich zu beruhigen, zu betäuben oder bestimmte Emotionen, z. B. Ärger, zum Ausdruck zu bringen?).

Wenn Sie meinen Klienten auch nur im Geringsten ähneln, dann wird Ihnen der Gedanke an ein Tagebuch zunächst widerstreben. Vielleicht denken Sie, Sie hätten nicht die Zeit, oder Sie fürchten, was Sie schreiben, könnte nicht gut genug sein, oder Sie seien nicht in der Lage, Ihre Gefühle in Worte zu fassen. Aber bleiben Sie offen. Versuchen Sie es eine Woche lang. Sie müssen nicht seitenweise Ergüsse schreiben oder bemerkenswerte Einsichten über Ihr Essverhalten zu Papier bringen. Sie sollten nur ehrlich sein. Und weil niemand außer Ihnen Ihr Tagebuch liest, können Sie sich die Wahrheit leisten.

Wissenschaftler haben gezeigt, dass die körperlichen Symptome von Stress geringer werden, wenn man seine Erfahrungen in Worte fasst. Eine Studie mit 122 Studenten an der University of Iowa hat die Auswirkungen des Schreibens nach traumatischen Erfahrungen untersucht. Eine Gruppe schrieb über die Gefühle, die mit dem Ereignis verbunden waren, die andere Gruppe über ihre Gefühle und Gedanken. Eine dritte Gruppe schrieb nur die äußeren Ereignisse des Tages auf. Die zweite Gruppe konzentrierte sich auf den Sinn der Erfahrung und auf die emotionale Verarbeitung, nicht nur auf kognitive Fakten.

Interessanterweise verschlimmerten sich die negativen Symptome bei denjenigen Teilnehmern, die nur über Gefühle schrieben. Die Teilnehmer, die über Gedanken und Gefühle schrieben, erkannten jedoch, welche positiven Auswirkungen das Trauma in ihrem Leben letztlich hatte.

Am Ende versuchen wir alle, unseren Erfahrungen einen Sinn abzugewinnen. Und ein Großteil unseres Verhaltens gegenüber Essen und Gefühlen ergibt auf den ersten Blick gar keinen Sinn. Eine meiner Klientinnen schrieb z. B.: »Habe mich mit Plätzchen direkt aus dem Backofen vollgestopft. Erst habe ich mir befohlen, aufzuhören, dann dachte ich mir, was soll's. Jetzt, zwei Stunden später, hasse ich mich selbst.« Aber ihr Plätzchenanfall war ja nicht aus dem Nichts gekommen. Sie konnte Ihren Tagebucheintragungen entnehmen, dass alles eigentlich zwei Tage vorher angefangen hatte, mit dem Beginn einer neuen Diät. Die Entscheidung für die Diät hatte sich ergeben, als sie ihren Ex-Freund mit seiner neuen Freundin gesehen hatte. Das hatte sie total aus der Bahn geworfen, und sie war furchtbar neidisch auf die schlanke Figur der neuen Freundin. *Vielleicht hätte er mich lieber so dünn gehabt,* dachte sie. Und dann fing sie mit der Diät an. Aber der komplette Verzicht auf Zucker führte zu schweren Essgelüsten – und am Ende zu dem Überfall auf das Backblech. Kein Zucker, eine schmerzhafte Begegnung mit dem Ex … es ging wirklich nicht nur um ein paar Plätzchen. Ihr Tagebuch hielt eine wichtige Lektion für sie bereit: Es gibt immer einen Grund, warum du zu viel isst, aber du musst nach den Wurzeln suchen.

Vielen Leuten sind die guten alten Mittel Papier und Stift am liebsten, aber wenn es Ihnen besser gefällt, Ihr Tagebuch am Computer zu tippen, nur zu. Nehmen Sie, was sich für Sie gut anfühlt und Ihren Gefühlen am meisten Raum gibt.

Es gibt beim Tagebuchschreiben kein Richtig und Falsch, aber die meisten Leute schreiben sich die folgenden Dinge auf, und zwar bei jedem Essen:

- *Wann.* Die Uhrzeit, wann Sie das Gefühl verspürt haben oder die Zeit des Essens.

- *Wo.* Wo haben Sie gegessen, wer war dabei?

- *Stärke des Hungers,* am besten auf einer Skala von eins bis zehn.

- *Was.* Was haben Sie gegessen? Gehen Sie ins Detail und seien Sie ehrlich, aber konzentrieren Sie sich nicht zu sehr darauf.

- *Gefühl vor dem Essen.* Wie ging es Ihnen vor dem Essen? Beschreiben Sie Ihr Gefühl so detailliert wie möglich.

- *Gefühl nach dem Essen.* Wie ging es Ihnen nach dem Essen? Seien Sie so ehrlich und detailliert wie möglich.

Konzentrieren Sie sich beim Schreiben auf die Gefühle, nicht auf das Was oder Wieviel. Sie sollen sich bewusst machen, was vor, während und nach dem Essen in Ihnen vorgeht und wie sich Ihre Emotionen rund ums Essen entwickeln. Ziehen Sie Verbindungslinien zwischen Vorher und Nachher und schauen Sie sich die Gefühle an, die Sie zum Essen verleitet haben.

ÜBUNG – TAGEBUCH

- Nutzen Sie einen Teil Ihres EatQ-Notizbuchs als Tagebuch, sieben Tage lang.

- Schreiben Sie jeden Tag zur gleichen Zeit (viele meiner Klienten schreiben gern am Abend, ein paar Stunden vor dem Schlafengehen) und nutzen Sie die eben gegebenen Hinweise. Schreiben Sie so viel oder wenig, wie Sie wollen, aber berücksichtigen Sie alle Punkte.

- Zensieren Sie sich nicht, schreiben Sie frisch von der Leber weg. Das Tagebuch dient nicht dazu, Ihre Gefühle zu zensieren, sondern sie zu empfinden und zu verarbeiten.

Eine andere Möglichkeit, wenn Sie etwas mehr Struktur brauchen, ist das folgende Modell. Ermitteln Sie das wichtigste Ereignis des Tages – das Ereignis, über das Sie einfach schreiben müssen. Es kann ums Essen gehen (z. B. ums das Feiertagsessen mit Ihrer Familie), muss aber nicht. Dann halten Sie sich an dieses Muster:

E **Erkennen. Erkennen Sie Ihre Gefühle, und stimmen Sie sich darauf ein.** Beschreiben Sie das Ereignis in allen Einzelheiten und dazu mindestens zwei Gefühle, die Ihre Einstellung zu dem Ereignis genau beschreiben.

A **Annehmen.** Akzeptieren Sie diese Gefühle, seien sie negativ oder positiv. Kämpfen Sie irgendwie dagegen an? Auf welche Weise? Schieben Sie sie weg, vermeiden Sie sie, klammern Sie sich daran? Oder akzeptieren Sie sie einfach so, wie sie sind?

T **Transformieren.** Wenden Sie sich dem zu, was Sie tun können, um die Situation zu verbessern. Legen Sie eine Liste von Handlungsalternativen an (rausgehen aus der Situation, Bewegung, jemanden anrufen).

Werkzeug 16:
Suchen Sie sich therapeutisches Essen

Unter Stress greifen die meisten Leute nach Lebensmitteln, die sehr süß, salzig oder fett sind. Und es besteht kein Zweifel, dass tröstliches Essen tatsächlich Trost spendet – für kurze Zeit. Aber nicht lange nach dem letzten Bissen kommt es zu einem emotionalen »Katergefühl« mit Reue und Schuldgefühlen, das noch schlimmer wird, wenn Sie sich körperlich aufgebläht oder müde fühlen.

Aber so muss es nicht sein. Eine kürzlich durchgeführte Studie zeigt, das Obst und Gemüse – viel mehr als Eis, Nachos oder

Nudeln mit Käse – tatsächlich positive, stimmungsverändernde Wirkungen haben, die das sogenannte tröstliche Essen nur kurzfristig bereitstellt.

Forscher in Neuseeland haben die Ernährungstagebücher von 281 Studenten ausgewertet. Drei Wochen lang loggten sich die Studenten jeden Abend in ihr Tagebuch ein und gaben an, wie sie sich fühlten, anhand einer Liste mit neun positiven und neun negativen Begriffen. Zu den neun negativen Wörtern gehörten »deprimiert«, »traurig«, »ängstlich«, »wütend« und »gereizt«, zu den neun positiven Adjektiven »ruhig«, »zufrieden«, »entspannt«, »glücklich« und »aufgeregt«.

Die Studenten beantworteten außerdem fünf Fragen zu den Dingen, die sie an diesem Tag gegessen hatten, unter anderem die Menge an Obst (außer Saft und Trockenfrüchten), Gemüse (außer Saft) und Lebensmitteln wie Kekse, Chips und Kuchen.

Nach drei Wochen wurden die Tagebücher und die angekreuzten Wörter ausgewertet. Dabei zeigte sich eine starke Verbindung zwischen guter Stimmung und erhöhtem Obst- und Gemüseverzehr, aber keine Verbindung zu anderen Lebensmitteln. An den Tagen, an denen die Studenten besonders viel Obst und Gemüse aßen – sieben oder acht Portionen am Tag –, erlebten sie sich als ruhiger, glücklicher und mit höherem Energielevel. Sieben oder acht Portionen – das klingt nach viel, aber es geht jeweils nur um eine Handvoll. Die therapeutische Dosis, um eine Verbesserung der Stimmung hervorzurufen, war also nicht nur der berühmte Apfel pro Tag. Es ging um größere Mengen.

Um zu verstehen, was zuerst kam – die positive Stimmung oder der Verzehr von Obst und Gemüse –, wurden zusätzliche Analysen durchgeführt. Man stellte fest, dass ein erhöhter Konsum von Obst und Gemüse mit einer besseren Stimmung am nächsten Tag verbunden war. Es konnte nicht geklärt werden, ob die Stimmungsverbesserung chemisch bedingt war – also z. B. durch Vitamine oder Mineralstoffe – oder eintrat, weil wir uns einfach besser fühlen, wenn wir gesunde Entscheidungen treffen.

Babykarotten, frische Beeren oder eine saftige Tomate schmecken zwar anders als das traditionelle Trostessen und fühlen sich auch anders an, aber sie können Ihnen tatsächlich das schenken, was

Sie gern hätten: eine bessere Stimmung. Die nächste Übung ist eine Investition in Ihre Stimmung. Sie brauchen dafür nur einen einfachen Kalender.

ÜBUNG – OBST UND GEMÜSE

1. Kaufen Sie sich drei Ihrer liebsten Obst- und Gemüse-sorten (bei mir wären es Blaubeeren, frische Zuckererbsen und Honigmelone oder rote und gelbe Paprikaschoten). Waschen, schälen, schneiden Sie sie und packen Sie alles in Plastikbeutel. Ihr Ziel besteht darin, sieben bis acht Portionen am Tag zu essen, wie es die Studenten in Neuseeland taten, und zwar fünf Tage lang. Das kann man schaffen: Ein Schälchen Beeren zum Frühstück, ein Salat zum Mittagessen, eine Tasse gedämpftes Gemüse zum Abendessen, ein Stück Obst als Betthupferl.

2. Legen Sie sich den Kalender an eine Stelle, wo Sie ihn gut sehen und auch benutzen – auf dem Küchenschrank oder an der Kühlschranktür. Am Ende jedes Tages notieren Sie sich zweierlei: Die Zahl der Portionen Obst und Gemüse, die Sie gegessen haben, und Ihre Stimmung auf einer Skala von eins bis zehn. Schreiben Sie auch auf, ob und wie oft Sie unter Stress gegessen haben. Konzentrieren Sie sich aufs Positive: Sie werden jetzt nicht mit dem Stressessen aufhören, sondern anfangen, sich gesünder zu ernähren!

3. Verpflichten Sie sich dazu, die Übung fünf Tage lang zu machen. Wenn Sie in den ersten zwei Tagen noch keinen positiven Effekt auf Ihre Stimmung und auf das Essverhal-ten unter Stress bemerken, machen Sie trotzdem weiter. Vielleicht spüren Sie morgen eine Verbesserung.

4. Wenn die fünf Tage um sind, schauen Sie sich die Daten an. Hat sich Ihre Stimmung an den Tagen, an denen Sie mehr Obst und Gemüse gegessen haben, verbessert? Wenn nicht, war sie vielleicht am nächsten Tag besser? Haben Sie Ihr Essverhalten unter Stress besser im Griff gehabt?

T

*Transformation: Wenden Sie sich neuen,
positiven Möglichkeiten zu*

»Freiheit ist das Recht zu wählen, das Recht, sich selbst
Wahlalternativen zu schaffen.«

Archibald MacLeish

Die E- und A-Werkzeuge dienen dazu, Ihre Fähigkeit zur Wahrnehmung und Annahme Ihrer Gefühle zu entwickeln. Um das neue Verständnis für Ihre Emotionen zu nutzen und sie im entscheidenden Moment zu managen, brauchen Sie die T-Werkzeuge. Diese Werkzeuge laden Sie dazu ein, über die Emotionen nachzudenken, sodass Sie eine bewusste Entscheidung über Ihre Antwort auf sie treffen können. Aufmerksamkeit und Annehmen sind das Rohmaterial für einsichtsvolle Entscheidungen. Wenn Sie das Gefühl haben, Sie müssten essen, können Ihnen die folgenden Werkzeuge helfen, auf dem Gefühl zu »surfen« und seine Intensität zu verringern, sodass Sie im Moment der Entscheidung auf die Pausentaste drücken und eine einsichtsvolle Entscheidung treffen können.

Diese Pause ist wichtig, vor allem wenn Sie mit Gefühlen kämpfen, die Sie innerlich auffressen: Scham, Schuld oder Zorn. Vielleicht ignorieren Sie diese Gefühle oder schließen sie ein, bis sie explodieren. Wie auch immer, wenn Sie sie nicht betrachten, wie sie es verdient haben, können daraus Essgelüste, übermäßiges Essen oder sogar Fressattacken entstehen. Die T-Werkzeuge führen Sie zu einer achtsamen Pause, einer bewussten Entscheidung und der Fähigkeit, doch etwas anderes zu tun, wenn es sich eigentlich anfühlt, als gäbe es keine andere Möglichkeit als essen. Sie sollen antworten und nicht reagieren.

Weil aber Essen so oft eine eingefahrene Reaktion auf Gefühle darstellt, braucht es Zeit, neue Antworten zu lernen. Lassen Sie sich von Fehlschlägen nicht entmutigen. Mit etwas Übung wird sich die neue Antwort, die Sie zu viel mehr befähigt (nämlich das Nachdenken über das Gefühl und die konstruktive Nutzung der entsprechenden Informationen), genauso gut einprägen wie die alte, destruktive Reaktion (nämlich aufzugeben).

Die T-Werkzeuge geben Ihnen die Freiheit, eine bewusste Entscheidung zu treffen, ob Sie essen wollen oder nicht. Wenn Sie das Gefühl haben, dass Sie Ihr Essverhalten nicht kontrollieren können, dann bieten diese Werkzeuge Ihnen etwas an, was Sie bisher nicht kannten: eine Wahlmöglichkeit.

Werkzeug 17:
Zähmen Sie Ihre Impulse

Ich will eine Zimtschnecke!
Mehr Pommes!
Nur noch ein Bissen!

Kommen Ihnen diese Forderungen bekannt vor? Sie alle repräsentieren die innere Stimme, die Sie beim Anblick von genussreichem Essen nach vorn peitscht. Diese Stimme besteht nicht immer auf eine Extraportion Nudeln mit Käse oder eine Tüte M&Ms vor dem Schlafengehen; sie fordert eigentlich die Befriedigung anderer unmittelbarer Bedürfnisse: Ich will nicht zur Arbeit gehen, ich will schneller fahren, ich will Spaß haben. Meine Klienten geben dieser Stimme oft die Schuld für impulsive Entscheidungen beim Essen. Tatsächlich ist diese innere Stimme sehr mächtig, und es kann sich oft anfühlen, als säße sie am Steuer und Sie auf dem Beifahrersitz. Vielleicht haben Sie die Hoffnung aufgegeben, dass sich das jemals ändern könnte. Wir wollen einen Schritt zurücktreten und verstehen, warum es so schwierig ist.

Impulse haben ihren Ausgangspunkt im präfrontalen Cortex, jenem Teil des Gehirns, der die Entscheidungen trifft. Bei impulsivem Verhalten sind zwei Bereiche besonders betroffen. Der dorsolaterale präfrontale Cortex macht die Pläne, sortiert und unterdrückt Verlangen. Der orbitofrontale Cortex kümmert sich um das Management von Emotionen. Beide Bereiche wägen das Jetzt und das Später gegeneinander ab: Möchte ich jetzt einen kleinen Gewinn (Nudeln mit Käse) oder später einen großen Gewinn (Abnehmen)? Oft entscheiden wir uns impulsiv für den sofortigen Gewinn und bereuen diese Entscheidung später.

Dabei hilft es uns auch nichts, dass die Forschung vermutet, verglichen mit Normalgewichtigen seien Übergewichtige weniger dazu in der Lage, die Regionen des Gehirns abzuschalten, die Essgelüste entwickeln. Es scheint, als sei ihr Gehirn empfänglicher für Belohnungen durch Essen. In einer kleinen Studie mit neun normalgewichtigen und fünf übergewichtigen Teilnehmern scannten die Forscher der Yale University und der University of Southern California die Gehirnregionen, die aktiv werden, wenn wir Fotos mit verführerischem Essen (Hamburger und Pommes frites, Schokolade, Eis), Nahrungsmittel mit niedrigem Kaloriengehalt (Salat, Brokkoli, Tofu) und ganz normale Gegenstände ohne Bezug zum Essen (Buch, Fahrrad, Tür) betrachten.

Die Scans wurden zwei Stunden nach einer Mahlzeit durchgeführt, und die Forscher beeinflussten den Blutzuckerspiegel so, dass die Scans sowohl bei normalem als auch bei niedrigem Blutzuckerspiegel durchgeführt wurden.

Bei niedrigem Blutzuckerspiegel leuchteten die »Belohnungsregionen« des Gehirns auf und signalisierten das Bedürfnis zu essen. Der präfrontale Cortex war dann weniger gut in der Lage, diese Signale aufzuhalten, und zwar ganz besonders bei den übergewichtigen Teilnehmern, wenn sie die Bilder von verführerischen Lebensmitteln mit hohem Kaloriengehalt betrachteten. Bei normalem Blutzuckerspiegel zeigten die Scans der normalgewichtigen Teilnehmer eine stärkere Aktivität im präfrontalen Cortex, der die Aktivität in den »Belohnungsregionen« ihres Gehirns abschwächte.

Was heißt das nun genau? Es ist schon schwierig genug, einen Impuls zum Essen zu bekämpfen, also sollten Sie für einen stabilen Blutzuckerspiegel sorgen. Verzicht aufs Essen sorgt für Essgelüste, und der vermeintliche Belohnungsfaktor ist hoch – viel höher als bei normalem Blutzuckerspiegel.

Zum Glück zeigen andere Untersuchungen, dass das Gehirn lernen kann, Impulse zu erkennen und mit ihnen umzugehen, sodass impulsives Essen vermieden wird. Das nennt man »inhibitorisches Training« – eine Übung, bei der die Regionen im Gehirn angesprochen werden, die eine Handlung stoppen. Je mehr Sie damit arbeiten, desto stärker werden diese Regionen. In einer Studie von niederländischen Forschern wurden z. B. Schokoladenliebhaber in drei Gruppen eingeteilt. Sie alle bekamen Bilder von Schokolade gezeigt. Die erste Gruppe bekam den Auftrag, ein inhibitorisches Training durchzuführen, während sie die Bilder anschaute. Die Aufgabe bestand darin, keine Taste auf einer Computertastatur zu drücken. Die zweite Gruppe sollte reagieren (also eine Taste drücken), wenn die Bilder erschienen. Die dritte Gruppe diente als Kontrollgruppe und sollte nur die Hälfte der Bilder anschauen. Nach dem Anschauen der Bilder wurden die Teilnehmer eingeladen, Schokolade zu essen. Diejenigen, die die inhibitorische Aufgabe bekommen hatten, aßen weniger Schokolade als die anderen beiden Teilnehmergruppen. Offensichtlich kann ein solches Training helfen.

Daraus ergibt sich die folgende Vermutung: Sie haben mehr Macht über Ihre Impulse, als Sie denken. Die folgende Übung kann Sie dabei unterstützen, den Impuls zum Essen ins Leere laufen zu lassen.

Diese Übung sieht ganz leicht aus, ist aber gerade am Anfang gar nicht so einfach. Aber es lohnt sich, sie regelmäßig anzuwenden. Sie verschafft Ihnen Zeit, auf unmittelbare Bedürfnisse nicht sofort zu reagieren, sondern mit Bedacht zu antworten, wenn Sie merken, dass der Moment der Entscheidung gekommen ist.

Erster Schritt

1. Hören Sie auf Ihre »Ich will«-Stimme
2. Drücken Sie die Pausentaste.

Zweiter Schritt

Machen Sie Ihr eigenes inhibitorisches Training. Wir üben solche Dinge ständig mit Kindern, weil es funktioniert. Z.B. bringen wir ihnen bei, im Unterricht die Hand zu heben, bevor sie sprechen. Sie müssen sich aufstellen, bevor sie in die Pause gehen, statt wild zur Tür zu rennen. Sie sehen: Menschen können lernen, ihre Impulse zu kontrollieren.

Schaffen Sie sich während des Tages Augenblicke, in denen Sie sich bewusst zurückhalten. Es geht nur darum, sich selbst beizubringen, wie man »Stopp« sagt, und es dann auch zu tun. Wir denken oft, wir hätten keine Macht, mit dem Essen aufzuhören, wenn wir einmal angefangen haben. Aber diese Übung zeigt Ihnen, dass Sie diese Macht sehr wohl besitzen. Versuchen Sie es ein- oder zweimal am Tag:

1. Sagen Sie beim Gehen laut »Stopp!«. Bleiben Sie kurz stehen, und gehen Sie dann weiter.
2. Trinken Sie ein Glas Wasser, und halten Sie zwischendurch kurz inne. Dann trinken Sie weiter.
3. Strecken Sie ganz bewusst die Zeit zwischen der ersten Wahrnehmung, dass Sie etwas wollen, und dem Moment, in dem Sie es bekommen. Was auch immer es sein mag – ein Snack, eine Pause, das Lesen einer E-Mail. Versuchen Sie es mit einer Minute, und verlängern Sie dann die Zeit.

Werkzeug 18:
Ermächtigung durch Worte

Sagen Sie sich die folgenden Sätze laut vor:

»Ich darf kein Eis essen.«
»Ich entschließe mich, jetzt kein Eis zu essen.«

Spüren Sie den Unterschied? Der erste Satz fühlt sich an, als wären Sie vor ein äußeres Hindernis gelaufen, z. B. eine Diät, das Sie abhält zu tun, was Sie möchten. Der zweite Satz fühlt sich an, als hätten Sie eine persönliche, innere Entscheidung getroffen. Diese kleinen Wörter haben eine große Macht: darf, kann, sollte, müsste, muss. Es sind Schwarz-Weiß-Wörter, die ein Alles-oder-nichts-Denken heraufbeschwören. Setzen Sie sie gegen die Lust oder den Drang zu essen ein, und die Lust oder der Drang wird siegen. Ich beobachte das oft bei meinen Klienten. Diejenigen, die solche Wörter benutzen, haben mehr zu kämpfen als diejenigen, die solche Wörter aus ihrem Wortschatz gestrichen haben (typischerweise in dem Moment, da wir mit der EAT-Methode angefangen haben).
Ihre Wortwahl ist wichtig, vor allem wenn Sie mit sich selbst sprechen. Das Geplapper und die Kommentare in Ihrem Kopf können Sie aus der Bahn Ihrer Diät werfen, Sie zu emotionalen Entscheidungen verleiten oder zu einsichtsvollen Entscheidungen führen, die Sie auf dem Weg zu einer gesunden Ernährung halten. Wenn Sie sich sagen, dass Sie gesunde Dinge essen »sollten«, wenn Sie sich den Befehl geben, richtig zu essen, oder wenn Sie sich sagen, dass Sie jetzt etwas Bestimmtes nicht essen dürfen, dann wird das nicht funktionieren. Tatsächlich kann das Gegenteil passieren. In einer Untersuchungsreihe, die in der Zeitschrift *Journal of Consumer Research* veröffentlicht wurde, teilten die Forscher 209 Personen in zwei Gruppen ein. Die einen durften sich einen Schokoriegel oder einen Apfel aussuchen, *bevor* sie eine »Befehlsbotschaft« lasen, in der es hieß, sie sollten oder müssten Sport treiben oder brauchten unbedingt mehr Bewegung. Die andere

Gruppe durfte sich erst nach dem Lesen zwischen Schokoriegel und Apfel entscheiden.

Diejenigen, die ohnehin schon Selbstkontrolle gezeigt und den Apfel genommen hatten, wurden widerspenstig, wenn sie die Botschaft lasen. Sie hatten schon Verzicht geübt, jetzt wollten sie sich nicht mehr sagen lassen, was sie tun »sollten«. Diejenigen, die sich den Schokoriegel ausgesucht hatten, waren ebenfalls irritiert, aber nicht ganz so sehr, vermutlich weil sie sich den Snack genommen hatten, auf den sie Lust hatten. Sie hatten ihre Selbstkontrolle noch nicht erschöpft. Antworten Sie auf eine Versuchung mit dem Gedanken »Ich will nicht« statt »Ich darf nicht«. Dann wird es Ihnen vermutlich leichter fallen, der Versuchung zu widerstehen. Jedenfalls legt das eine weitere Studie in derselben Zeitschrift nahe. Dabei wurden für eine Reihe von vier Experimenten zur Macht des Gedankens »Ich will nicht« gegen den Gedanken »Ich darf nicht« 120 Teilnehmer in zwei Gruppen eingeteilt. Jede Gruppe bekam eine andere Strategie, um der Versuchung zu widerstehen. Die erste Gruppe dachte: »Ich darf nicht«, die zweite »Ich will nicht«. Um die Strategie zu üben, bekamen die Teilnehmer einen ungesunden Snack vorgelegt und sollten »Ich darf das nicht essen« oder »Ich will das nicht essen« denken. Dann gab es eine Phase mit einer anderen, nicht mit dem Essen verbundenen Aktivität.

Am Ende des Experiments bekamen die Teilnehmer ein Abschiedsgeschenk. Sie durften zwischen einem Müsliriegel und einem Schokoriegel wählen. Die »Ich will nicht«-Gruppe wählte wesentlich häufiger den Müsliriegel als die »Ich darf nicht«-Gruppe.

Diese Ergebnisse bestätigen eine uralte Wahrheit: Wir wollen uns von niemandem sagen lassen, was wir tun sollen, nicht mal von uns selbst. Wenn Sie sich schon Selbstbeschränkung auferlegen (auf ein Stück Kuchen verzichten oder Salat bestellen statt Pommes frites), dann gibt es Ihnen mehr Macht, sich zu sagen, dass Sie den Kuchen oder die Pommes frites nicht essen »wollen«. Damit stellen Sie eine Verbindung zwischen dieser Entscheidung und einem inneren Grund her. Wenn Sie sich sagen, dass Sie den Kuchen oder die Pommes frites nicht essen »dürfen«, dann steht ihnen ein äußeres Hindernis im Weg. Menschen, die ihre Emotionale Intelligenz nutzen, achten in der Regel sehr auf ihre Wortwahl. Beispielsweise so:

- »Ich darf kein Eis essen, weil ich in zwei Wochen Klassentreffen habe.« (externer Grund)

- »Ich will jetzt kein Eis essen, weil ich mein Ziel nicht sabotieren will.« (interner Grund)

Wenn Sie schon versuchen, positive Veränderungen in die Wege zu leiten, dann ist es wichtig, dass Sie die richtigen Worte finden, die Ihnen Macht geben und Mut machen, statt Sie klein und mutlos zu machen.

ÜBUNG – DAS RICHTIGE WORT

1. Fangen Sie negatives Geschwätz ein. Achten Sie auf Ihre Selbstgespräche, vor allem wenn es Zeit ist, etwas zu essen. Achten Sie vor allem auf Wörter wie muss, darf, sollte. Einige Beispiele:
   - Ich darf kein zweites Stück Pizza essen.
   - Ich sollte diese Chips nicht essen.

2. Schalten Sie um auf ermächtigende Sätze. Schalten Sie um vom negativen Selbstgespräch auf eine wirkungsvolle Zurückweisung. Zum Beispiel so:
   - Ich will jetzt kein zweites Stück Pizza essen.
   - Ich esse keine Chips, weil ich das so beschlossen habe.

Hören Sie den Unterschied? Sie machen Ihre Entscheidung in Ihrem Inneren fest und nicht an einem äußeren Zwang durch eine Diät oder irgendwelche Befehle.

Werkzeug 19: EatQ-Yoga

An dem Tag, an dem Sie mit Ihrer Familie nach Disney World fliegen wollen, wacht Ihr Kind mit Grippe auf. Auf dem Weg zu einem unheimlich wichtigen Termin bleiben Sie im Flughafen hängen, weil ein Sturm aufkommt. Wie gehen Sie mit solchen Zwischenfällen um? Wenn Ihre Routine durcheinandergerät, wenn Ihre Pläne scheitern, gehen Sie dann unter oder schwimmen Sie? Oder genauer gesagt: Passen Sie sich an oder essen Sie? *Flexibilität* ist die Fähigkeit, sich auf Veränderungen einzustellen und darauf zu antworten. Wie leicht können Sie von Plan A auf Plan B umschalten? Diese Fähigkeit sagt viel über Ihre Emotionale Intelligenz aus, vor allem über die Fähigkeit, gut mit Emotionen umzugehen, die Veränderung mit sich bringen, wie Frustration, Ärger, Überraschung.

Ich habe Klienten, die sich schwertun mit dieser wichtigen Anpassungsfähigkeit. Selbst geringfügige Veränderungen in ihrer Routine wirken sich verheerend auf ihr Essverhalten aus. Sie erleben einen kleinen Ausrutscher und schaffen es nicht, zu ihrem Plan zurückzukehren. Oder sie haben strikte Essensregeln. Eine Klientin weigerte sich sogar, ein Stück von dem Geburtstagskuchen zu essen, den ihre Tochter für sie gebacken hatte. Aber tatsächlich bleibt seelisch unflexiblen Leuten gar nichts anderes übrig. Entweder folgen sie einer strikten Strafdiät (bis irgendeine Situation oder ein Ereignis zu einem Fressanfall führt), oder sie essen zu viel.

Das ist schade, denn Flexibilität ist eine der emotionalen Fähigkeiten, die nach Ansicht der Forschung den Erfolg beim Abnehmen stark beeinflussen. Forscher an der Universität Würzburg haben Menschen mit einer starren Haltung zum Thema Abnehmen mit solchen verglichen, die einen eher flexiblen Stil pflegten. Alle 616 Teilnehmer hatten Essgelüste. Aber nur bei denjenigen mit einer starren Haltung waren diese Essgelüste mit Schwierigkeiten beim Abnehmen verbunden.

Laut dieser Studie neigen Menschen, die sich sehr strikt an eine Diät halten, vermutlich eher dazu, die Kontrolle zu verlieren. Beide Gruppen gaben ihren Essgelüsten manchmal nach, aber flexible Esser können so etwas eher kompensieren, indem sie ihr Essen später anpassen.

Hier einige Beispiele für Umstände, die Flexibilität fordern:

- Sie haben sich ein gesundes Mittagessen eingepackt, aber jetzt lädt Sie ein Kollege, den Sie gern besser kennenlernen würden, zum Essen ein.

- Sie haben einen Außentermin und keinen Zugang zu dem gesunden Essen, das Sie normalerweise zu sich nehmen.

- Im Restaurant gibt es Ihr normales Essen (z. B. gegrillter Fisch und Ofenkartoffeln) nicht und auch keine gesunde Alternative.

Denken Sie über die Beispiele nach. Würden Sie sich in einer solchen Situation anpassen (mit dem Kollegen zum Mittagessen gehen und etwas Gesundes bestellen; auf Ihrer Geschäftsreise essen, was da ist; im Restaurant bestellen, was die wenigsten Kalorien hat), oder würden die Emotionen, die die Veränderung auslöst, Sie dazu verleiten, mehr als geplant zu essen oder alle guten Vorsätze endgültig fahren zu lassen? Wenn das Zweite der Fall ist, wäre es gut, sich einzugestehen, dass Sie Veränderungen generell nicht gut finden. Erst dann können Sie Plan A loslassen, Plan B akzeptieren und Ihre Emotionen lange genug managen, um eine kluge Entscheidung zu treffen.

Sie sind nun mal nicht der Typ, der sich schnell auf Veränderungen einstellt? Das ist in Ordnung. Die folgende zweistufige Übung wird Ihnen helfen, Ihre Toleranz bei Störungen zu steigern. Sehen Sie sie als eine Art EatQ-Yoga. Es ist vielleicht ein bisschen unbequem, wie immer, wenn Sie Ihre Muskeln beanspruchen, aber es wird nicht lange dauern, dann haben Sie Ihre mentale Flexibilität so sehr erhöht, dass Sie Plan B annehmen können, stark bleiben und klügere Entscheidungen treffen.

ÜBUNG EATQ-YOGA

Erster Schritt

Halten Sie in der nächsten Woche Ausschau nach Gelegenheiten, um Ihre Alltagsroutine (Plan A) zu verändern. Es können einfache oder kompliziertere Veränderungen sein oder eine Mischung – das entscheiden Sie. Beispielsweise könnten Sie am Esstisch auf einem anderen Stuhl sitzen (einfach) oder nach dem Essen einen Spaziergang machen, statt sich vor den Fernseher zu setzen (etwas schwieriger). Und am Ende der Woche könnten Sie sich einen neuen Weg zur Arbeit suchen (kompliziert). Das sind aber nur Beispiele, suchen Sie sich maßgeschneiderte Veränderungen und nehmen Sie sich Zeit.

Bei diesen Veränderungen achten Sie auf innere Widerstände – Unsicherheit, Angst, womöglich Panik. Wenn Sie gegen solche Gefühle ankämpfen, verbrauchen Sie zu viel emotionale Energie. Wenn Sie sie akzeptieren, können Sie Ihre ganze Aufmerksamkeit darauf richten, sie zu managen.

Also nehmen Sie diese Gefühle an. Akzeptieren Sie, dass Ihnen Plan A lieber ist. Und dann sagen Sie sich: *Ich begrüße Plan B.* Dieser einfache Satz kann Ihnen helfen, besser mit dem inneren Widerstand umzugehen.

Zweiter Schritt

Wenn Sie bereit sind, schreiben Sie einen detaillierten Essensplan für den Tag. Und dann sorgen Sie für eine spontane Veränderung. Das muss gar nichts Dramatisches sein. Wenn Sie immer eine Banane als Zwischenmahlzeit essen, nehmen Sie heute einen Apfel. Wenn Sie normalerweise Eistee zum Mittagessen bestellen, nehmen Sie diesmal ein Glas Wasser mit einer Zitronenscheibe. Wenn Sie normalerweise Pommes frites essen, bestellen Sie heute einen Salat.

Dieses Werkzeug hilft Ihnen, sich anzupassen und flexibel zu bleiben, wenn sich die Pläne ändern. Und dies, ohne dass die Emotionen, die mit der Veränderung verbunden sind (Angst, Enttäuschung, Verwirrung), Sie überwältigen. Es erlaubt Ihnen auch, Veränderungen auszutesten. Sie verändern etwas, aber nach Ihren eigenen Regeln. Sie haben alles unter Kontrolle.

Wiederholen Sie diese Übung mindestens einmal pro Woche. Verändern Sie mehr und schwierige Dinge in dem Maße, wie Ihr Selbstvertrauen wächst. Ich wette, wenn Sie das nächste Mal Ihr sorgfältig zusammengestelltes Mittagessen zu Hause vergessen, bekommen Sie keine Panik und treffen auch keine ungesunde Entscheidung.

Werkzeug 20:
Knetmasse gegen Gelüste

Vermutlich geht es Ihnen wie den meisten Menschen: Sie sehen Gelüste nicht kommen. Da liegen Sie auf der Couch, sehen sich in aller Unschuld einen Film im Fernsehen an, und auf einmal taucht aus heiterem Himmel eine heftige Lust auf, etwas zu essen. Sie stellen sich das Objekt Ihrer Begierde vor, in allen üppigen, klebrigen, sahnigen, salzigen oder knusprigen Details. So sehr, dass Ihre gesamte Aufmerksamkeit und Energie davon aufgebraucht wird.

Dann klingelt das Telefon – eine willkommene Ablenkung. Und viel später stellen Sie fest, dass der verzweifelte Drang, etwas unbedingt haben zu müssen, verschwunden ist.

In der Psychologie geht man davon aus, dass unsere Gedanken übers Essen unsere Gelüste noch steigern können. Dies vor allem, wenn diese Gedanken zu noch detailreicheren Gedanken führen, wie wir das Begehrte bekommen könnten, von lebhaften sinnlichen Bildern begleitet. Es scheint, als hätten in Bezug auf Essgelüste mentale Bilder eine Schlüsselrolle.

In der Theorie sieht das so aus: Aus heiterem Himmel denken Sie an eine Zimtschnecke. Sie schauen sich den unerwarteten Gedanken kurz an und entscheiden, dass Sie gern eine Zimtschnecke hätten. Natürlich haben Sie gerade keine zur Hand, und Ihre Gedanken an die Zimtschnecke – und Ihre inneren Bilder – werden immer ausgefeilter. Diese inneren Bilder überfordern Ihre Sinne: der butterige, süße, würzige Geschmack, das Gefühl von weichem Teig an Ihren Zähnen, die süße Füllung, die Sie ganz zum Schluss genießen. All diese lebhaften inneren Bilder, eins detaillierter als das andere, machen aus dem unerwarteten Gedanken eine ausgewachsene Lust aufs Essen.

Eine Studie, die in Großbritannien durchgeführt wurde, ging von der Annahme aus, dass Bilder vom Essen eine Schlüsselrolle bei Essgelüsten spielen. In zwei getrennten Experimenten wurde diese Annahme überprüft. Bei dem ersten zehnminütigen Experiment gaben die Forscher den Teilnehmern die Anweisung, ihre Gedanken entweder wandern zu lassen oder Würfel und Pyramiden aus Modelliermasse zu formen, wobei sie die Formen so schnell wie möglich wechseln sollten. Die Modellierer erlebten weniger Schokoladen-Gelüste als die Tagträumer.

Im zweiten Experiment verglichen die Forscher die Wirkung von Essgelüsten auf eine einfache verbale Aufgabe (Zählen) und auf die Arbeit mit Modelliermasse. Wieder siegte die Modelliermasse: die Essgelüste wurden weniger, und die Teilnehmer dachten nicht mehr so oft an Schokolade.

Wie kann ein bisschen Knetmasse das bewirken? Ganz einfach: Wenn Sie die Gedanken ans Essen unterbrechen, die inneren Bilder stoppen, dann verschwinden auch die Gelüste.

Sie können die Übung direkt aus der Studie übernehmen. Dann brauchen Sie zwei Stücke Modelliermasse, eine für zu Hause und eine, die Sie mit an Ihren Arbeitsplatz nehmen. Sie benutzen die Masse, um Ihre Gedanken von den lebhaften inneren Bildern vom Essen abzulenken.

ÜBUNG – KNETEN SIE!

- Wenn Sie Lust aufs Essen bekommen, arbeiten Sie zehn Minuten mit Ihrer Modelliermasse, wie es die Teilnehmer an der Studie taten. Sie können Würfel und Pyramiden formen oder etwas, was Sie sich selbst ausdenken. Indem Sie Ihren »Arbeitsspeicher« mit einer speziellen Aufgabe beschäftigen, können Sie die inneren Bilder vom Essen reduzieren und die Lust vermindern.
- Wenn Sie die Modelliermasse gerade nicht bei sich haben, zählen Sie in Dreierschritten von hundert rückwärts. Auch

diese einfache Aufgabe kann Ihren »Arbeitsspeicher«
ausreichend beschäftigen.

- Wenn Sie nicht mit Modelliermasse arbeiten wollen, suchen
  Sie sich ein angenehmes, nicht mit Essen verbundenes
  inneres Bild (eine grüne Wiese, Wellen am Strand).

Werkzeug 21:
Sie erreichen, woran Sie glauben

Haben Sie sich jemals Sätze wie diese gesagt? »Warum soll ich mir
die Mühe machen, gesünder zu essen? Ich werde mich doch sowieso nicht ändern. Ich hab's versucht. Es hat bisher nicht funk-
tioniert, und es wird jetzt auch nicht funktionieren.« Meine
Klienten kommen oft mit solchen »Aufgabe-Gedanken« zu mir.
Diese Art von Gedanken kann viele verschiedene Formen anneh-
men, zum Beispiel: »Es ist einfach mein Schicksal, so zu sein.«
Oder es tauchen Trotzgedanken auf: »Ich kann ebenso gut ein Eis
essen, ich schaffe es ja sowieso nicht.« Ich kann das verstehen.
Solche Gedanken entstehen aus Frustration und Erschöpfung.
Aber die »Aufgabe-Gedanken« sind hinterhältig. Es ist, als würde
Ihr Handeln einfach abgebremst. Wenn ich sie höre, nehme ich die
Theorie der sich selbst verstärkenden Glaubenssätze zu Hilfe, um
meine Klienten wieder auf den richtigen Weg zu bringen. Tatsäch-
lich ist der Glaube, dass Sie die Macht haben, selbst etwas in sich
und Ihrer Situation zu verändern, so wichtig, dass ich bei jedem
Verdacht auf einen »Aufgabe-Gedanken« an dieser Stelle haltma-
che und die Glaubenssätze angehe, bevor wir weitermachen.
Hinter dem komplizierten Begriff der Theorie von den sich selbst
verstärkenden Glaubenssätzen verbirgt sich eine einfache Sache.
Sie geht davon aus, dass Lernen und Anstrengung unendlich
fruchtbar sein können und zu Veränderungen führen. Sie haben
die Fähigkeit, zu lernen und zu wachsen. Dieser Theorie zufolge
können Sie Veränderungen aufnehmen, trotz Fehlschlägen weitermachen und Ihre Anstrengungen als Weg zur Meisterschaft
ansehen, nicht als Endziel.

Studien zeigen, dass es wie eine Art Puffer oder »Impfung« gegen das Aufgeben wirkt, wenn man Menschen daran erinnert, dass sie die Fähigkeit haben, sich zu verändern. Mit anderen Worten: Wenn Sie gut essen und dann gedankenlos drauflosfuttern, kann die Erinnerung an Ihre Fähigkeit zur Veränderung Sie daran hindern zu sagen: »Ach, was soll's, ich hab's doch eh vermasselt – dann kann ich auch einfach so weitermachen.«

Sich selbst verstärkende Glaubenssätze sind mit Emotionaler Intelligenz verknüpft, weil die Emotionale Intelligenz Menschen dabei hilft, offen und flexibel zu bleiben. Ich zeige meinen Klienten ständig, wie man Elemente dieser Theorie anwendet. Zu Beginn kommen sie mit dem unterbewussten oder bewussten, hartnäckigen Glauben zu mir, es könne sich nichts verändern. Wenn sie das aber glauben, dann kann und wird sich tatsächlich nichts verändern, auch nicht ihre Fähigkeit, gesundes Essen auszuwählen und achtsam zu essen. Aber auch das Gegenteil ist der Fall. Tatsächlich ist Ihre Denkweise von großer Bedeutung.

Wir alle brauchen konkrete Erinnerungen daran, dass unsere Welt im Fluss, flexibel und ständig in Veränderung ist. Sie ist nicht statisch, auch wenn es sich manchmal so anfühlt. Ihre Umgebung verändert sich ständig, ebenso wie Sie selbst. Erinnern Sie sich oft daran. Nehmen Sie dieses Wissen an. Und verwenden Sie dieses Wissen als Werkzeug, das Ihnen hilft, zurück auf die Schiene zu kommen, wenn Ihre Gedanken Ihnen eine Falle stellen wollen.

ÜBUNG – GEGEN DEN TROTZ

- Hören Sie genau auf die trotzige innere Stimme in Ihrem Kopf. Wenn Sie sie hören, kämpfen Sie nicht dagegen an. Stattdessen sagen Sie sich leise oder laut: »Mein Essverhalten ist nicht festgelegt. Ich kann es verändern. Arbeit und Anstrengung lohnen sich.«
- Denken Sie an jemanden, den Sie kennen und der es geschafft hat, seine Essgewohnheiten zu verändern. Wenn diese Person das kann, dann können Sie das auch.
- Schreiben Sie sich jeden Tag eine E-Mail mit der Betreffzeile: »Gesundes Essen ist möglich«. In den Text der E-Mail

schreiben Sie Sätze wie die folgenden: »Die Karten sind nicht wichtig. Entscheidend ist, wie du sie ausspielst.« Schreiben Sie sich, wenn Sie mögen, jeden Tag eine andere E-Mail, aber alle mit dem gleichen Tenor: Entscheidungen rund ums Essen kann man verändern. Und Sie können das auch. Die tägliche E-Mail verankert diese Information in Ihrem Kopf und ist ein täglicher Impfschuss gegen den Trotz.

Werkzeug 22:
Bitte nur Bargeld

Sie stehen in der Kaffeeschlange, und da fällt Ihr Blick in die Vitrine mit den Backwaren. Als Sie an die Reihe kommen, bestellen Sie Ihren Kaffee und zögern. Diese Croissants sehen so drall, weich und süß aus ... Aus einem Impuls heraus bestellen Sie zum Kaffee noch ein Croissant und bezahlen mit Ihrer Karte.

Klingt vertraut? Manchmal essen wir ungesunde Sachen, weil unser Wissen nicht auf dem neuesten Stand ist. Aber allzu oft essen wir ungesunde Sachen, weil wir gerade Lust darauf haben. Wir sehen etwas, riechen etwas, und schon liegt die Bezahlkarte auf dem Tisch.

Diese Art von Impulskäufen, getrieben von emotionalen Entscheidungen, scheint einer der wichtigsten Gründe für ungesundes Essen zu sein. Tatsächlich zeigt die Konsumforschung, dass wir Kredit- oder EC-Karten häufiger verwenden, um »verbotene Freuden« zu finanzieren: stark gezuckerte Kaffeespezialitäten, Kuchen, Kekse, Chips und so weiter. Die mathematische Gleichung ist einfach: Ess-Umgebung + Karte = impulsive, später bereute Entscheidungen.

Impulskäufe in Bezug auf leckeres, aber ungesundes Essen – ein Stück Kuchen zum Kaffee, der Lieblings-Schokoriegel an der Tankstelle – basieren auf spontanem Verlangen, das durch Bilder und Sinneswahrnehmungen ausgelöst wird. Solche Blitzentscheidungen, die mehr auf Emotionen als auf bewusstem Denken beruhen, können Ihre langfristigen Ziele untergraben – zum Beispiel einen gesunden Ernährungsplan.

Im Zeitalter der Karten folgt deshalb hier ein ganz altmodisches Werkzeug: Wenn Sie unterwegs sind und etwas zu essen kaufen wollen, bezahlen Sie bar.

Aus psychologischer Sicht ist es »schmerzhafter«, Bargeld auszugeben, als die Kreditkarte zu benutzen, die Sie von der Erfahrung und vor allem von den Emotionen distanziert, die mit dem Geldausgeben verbunden sind, selbst bei kleinen Beträgen. Wenn Sie gerne mal shoppen gehen, wissen Sie, dass es viel schwieriger ist, sich von einem Hundert-Euro-Schein zu trennen, als die Kreditkarte zu zücken.

Dasselbe Phänomen gilt auch bei Lebensmittelkäufen. In einer über sechs Monate hinweg durchgeführten Analyse des Einkaufsverhaltens bei 1000 Personen, die im *Journal of Consumer Research* veröffentlicht wurde, fanden die Forscher heraus, dass in den Einkaufswagen viel mehr Impulskäufe und ungesunde Waren enthalten waren, wenn die Leute mit Karten bezahlten und nicht mit Bargeld. In Nachfolgestudien stellten sie fest, dass der Grund in dem »Schmerz« liegt, der ausgelöst wird, wenn man sich von Bargeld trennt.

Wenn Sie so heftig darum kämpfen, gesunde Entscheidungen zu treffen, und wenn Sie wissen, dass Plastikgeld die Wahrscheinlichkeit erhöht, ungesunde Dinge zu kaufen, dann kann Ihnen diese Erkenntnis helfen, Impulskäufe einzuschränken. Meine Klienten staunen oft, wenn sie die folgende Übung ausprobieren, vor allem diejenigen, die sich sehr stark auf ihre Kreditkarte verlassen oder über eine Geschäftskarte verfügen. Sie kaufen vielleicht immer noch den Kuchen oder die Kekse, aber sie bemerken, dass die Bezahlung mit Bargeld eine interessante mentale Pause aufkommen lässt, die vorher nicht da war. Wir brauchen mehr solche mentalen Pausen oder mentalen Verschiebungen, Unterbrechungen in den Automatismen, mit denen wir auf unsere Impulse reagieren.

Selbst wenn Sie diese Übung auf lange Sicht nicht machen wollen: Wenn Sie es einmal in der Woche probieren, verändert das Ihr Denken über Impulskäufe. Sie werden eine natürliche Pause erleben – diesen kleinen psychologischen »Schmerz«, sich von Ihrem Geld zu trennen. Es kann sein, dass Ihnen dieses Gefühl neu ist und dass Sie sich daran erinnern und darauf zurückgreifen können, wenn Sie es brauchen.

ÜBUNG – BARZAHLUNG

1. Wenn Sie das nächste Mal Lebensmittel einkaufen oder auswärts essen, lassen Sie Ihre Karte zu Hause. Setzen Sie einen vernünftigen Betrag fest, den Sie ausgeben wollen, und nehmen Sie ihn mit: in Ihrem Geldbeutel, Ihrer Handtasche, Ihrer Hosentasche. Ich weiß, es klingt unmöglich, aber viele von meinen Klienten gehen noch schnell zum Geldautomaten, bevor sie den Supermarkt oder das Restaurant betreten.

2. Schauen Sie staunend zu, wie Sie klüger einkaufen und bestellen. Ihnen bleibt gar nichts anderes übrig. Sie brauchen die Milch dringender als die Chicken Wings.

3. Wenn Sie mit Ihren Snacks am Arbeitsplatz zu kämpfen haben, nehmen Sie nur eine begrenzte Menge Bargeld mit zur Arbeit. Wenn Sie einen Kollegen haben, dem Sie vertrauen können, dann bitten Sie ihn oder sie, das Geld für Sie zu verwalten. Legen Sie jeden Tag das Geld, das sie nicht für ungesundes Essen oder Impulskäufe ausgegeben haben, in einen Becher. Und kaufen Sie sich später von diesem Geld etwas, was Sie sich wirklich wünschen – eine Jeans in einer kleineren Größe zum Beispiel.

Wenn Sie schon bar bezahlen und keine Kreditkarte haben, sparen Sie sich die Ausgaben für Fertiggerichte. Rechnen Sie sich aus, wie viel Sie im Laufe einer Woche für Fertiggerichte ausgeben. Eine Fahrt zu einem Fast-Food-Restaurant kann eine Menge Geld kosten, das summiert sich schnell. Legen Sie das gesparte Geld zur Seite und geben Sie es für etwas aus, was Sie nicht essen können und was Ihnen dennoch Freude macht.

Werkzeug 23: Bestellen Sie emotional intelligentes Essen

Auswärts zu essen gehört zum amerikanischen Lebensstil, und in Europa ist die Tendenz steigend, selbst oder gerade bei Leuten mit Gewichtsproblemen. Aber es gibt Grund zum Optimismus: Eine Studie hat kürzlich herausgefunden, dass Frauen, die an einem sechswöchigen Meditationsprogramm namens »Mindful Restaurant Eating« (Achtsames Essen im Restaurant) teilgenommen haben, auch dann noch abnahmen, wenn sie auswärts aßen. Und das ohne Diät.

In dieser Studie, die im *Journal of Nutrition and Education Behavior* veröffentlicht wurde, aßen 35 Frauen zwischen 40 und 59 Jahren mit unterschiedlichem Gewicht mindestens drei Mal pro Woche außer Haus. 30 Prozent von ihnen machten eine Diät. Die Forscher teilten die Hälfte der Frauen einer »Interventionsgruppe« zu, die meditative Übungen erlernte, mit deren Hilfe sie den Anblick, den Duft und die Textur des Essens besser wahrnehmen konnten, um noch mehr Genuss aus dem Essen zu ziehen, und sich auf Hunger, Sättigung und Impulse zum Essen konzentrierten. Die übrigen Teilnehmerinnen bildeten die Kontrollgruppe.

Alle Frauen aßen weiterhin im Restaurant. Trotzdem nahmen die Frauen in der »Interventionsgruppe« durchschnittlich zwei Kilo ab und nahmen durchschnittlich 300 Kalorien am Tag weniger zu sich, sodass sie ihr Gewicht besser halten konnten. Bei den Frauen in der Kontrollgruppe veränderte sich nichts, sie nahmen nicht ab und aßen genauso wie vorher. Das Programm war zwar aufs Essen im Restaurant zugeschnitten, aber die Forscher stellten fest, dass die Frauen auch zu Hause weniger Kalorien zu sich nahmen.

Die Ergebnisse dieser Studie sind noch sehr vorläufig, spiegeln aber wider, was viele meiner Klienten mir berichten: Sie können nach wie vor das Essen im Restaurant genießen und dabei abnehmen oder Ihr Gewicht halten – wenn Sie achtsam essen und Ihre Emotionale Intelligenz einsetzen. Und wenn dieser Ansatz bei meinen Klienten funktioniert, dann funktioniert er auch bei Ihnen.

Mindestens einmal in der Woche sollten Sie alle vier Teile der folgenden Übung praktizieren. Und wenn Sie bereit sind, tun Sie es auch im Restaurant.

ÜBUNG – ACHTSAM ESSEN

Selbstwahrnehmung

Wenn Sie essen, bis Sie nicht mehr können, dann ist das möglicherweise eine Anleitung, um ständig zu viel zu essen. Bevor Sie merken, dass Sie »voll« sind, haben Sie schon zu viel gegessen. In dieser Übung lernen Sie, achtsam den Moment wahrzunehmen, wenn Sie zufrieden und nicht mehr hungrig sind.

1. Bevor Sie die nächste Mahlzeit zu Hause einnehmen, fragen Sie sich, wie hungrig Sie sind: ein bisschen, ziemlich stark oder vielleicht gar nicht?
2. Stellen Sie sich dieselbe Frage nach fünf Bissen wieder.
3. Wiederholen Sie das. Nehmen Sie fünf Bissen und stellen Sie sich die Frage, bis Sie sagen: »Nicht mehr hungrig, sondern zufrieden.« Dann sollten Sie die Gabel (oder den Löffel) hinlegen.
4. Erspüren Sie den Unterschied zwischen »voll« und »zufrieden«. »Voll« wird oft durch eine Ausweitung Ihres Magens angezeigt, während »nicht mehr hungrig, sondern zufrieden« durch die Abwesenheit von Hungerzeichen signalisiert wird, z.B. Magenknurren oder ein Gefühl der Leere. Sie sollten sich zufrieden fühlen.
5. Praktizieren Sie diese Übung bei jeder Mahlzeit, bis sie Ihnen ganz natürlich vorkommt.

Wenn Sie dazu bereit sind, praktizieren Sie diese Übung in Ihrem Lieblingsrestaurant. Denken Sie daran: Im Restaurant sind die Portionen größer, sodass Sie den Zustand »nicht mehr hungrig, sondern zufrieden« erreichen könnten, bevor Ihr Teller leer ist. Wenn das so ist, bitten Sie die Bedienung um eine Verpackung, um die Reste mit nach Hause zu nehmen. Und packen Sie alles sofort ein.

Impulskontrolle

Wenn Sie auswärts essen, ist eine kluge Auswahl die halbe Miete. Eine achtsame Pause von zwei Minuten zwischen Ihrer ersten Wahl und der endgültigen Entscheidung kann Ihnen dabei helfen.

Stellen Sie erst einmal fest, was in Ihrem Inneren vor sich geht. Wenn Ihre innere Stimme Ihnen ganz genau sagt, was Sie wollen, dann sollten Sie Verdacht schöpfen, dass Ihre Impulse am Werk sind. Wenn das der Fall ist, versuchen Sie Folgendes:

1. Bevor Sie sich auf den Weg ins Restaurant machen, schauen Sie nach, ob die Speisekarte im Internet zu finden ist. Wenn ja, machen Sie sich mit den gesunden Möglichkeiten vertraut und entscheiden Sie vorab, was Sie bestellen werden, solange Sie noch einen kühlen Kopf haben.
2. Wenn die Speisekarte nicht im Internet zu finden ist, nehmen Sie die Speisekarte, schauen Sie sich alle Möglichkeiten sorgfältig an und suchen sich aus, was Sie gern essen würden. Dann schließen Sie die Speisekarte für zwei Minuten, öffnen sie wieder und schauen sich die Möglichkeiten noch ein zweites Mal an. Die Pause gibt Ihnen Gelegenheit, noch einmal nachzudenken und nicht aus einem Impuls heraus zu bestellen.
3. Wenn Ihre Impulse normalerweise gewinnen oder die Entscheidung zu stark mit Emotionen aufgeladen ist, denken Sie an ein gesundes Gericht, das auf fast allen Speisekarten zu finden ist (eine leichte Suppe, ein Salat mit Essig und Öl). Dann bestellen Sie dieses Gericht, ohne überhaupt die Speisekarte zu lesen.

Durchsetzungsvermögen

Wenn Sie auswärts essen, lassen Sie sich das Gericht auf eine bestimmte Weise zubereiten (keinen Käse, keine Bratkartoffeln). Das kann Ihnen helfen, nicht zu viel zu essen. Wenn die Bratkartoffeln dann doch auf Ihrem Teller sind, können Sie sie wieder wegnehmen lassen, damit Sie sie nicht essen. Aber manche Leute fühlen sich nicht wohl mit »Extrawünschen«.

Wenn es Ihnen schwerfällt, solche Wünsche im Restaurant zu äußern, können Sie vielleicht zu Hause üben.

1. Üben Sie die folgenden oder ähnliche Sätze laut vor dem Spiegel:
   - Ich hätte das Dressing gerne extra.
   - Könnten Sie die Sahnesoße bitte weglassen? Das wäre mir lieber.
   - Ich hätte gerne gegrilltes Gemüse statt der Pommes frites. Vielen Dank.
2. Wiederholen Sie die Sätze, verändern Sie den Ton und die Stimmlage, bis sie Ihnen leicht über die Lippen kommen.
3. Denken Sie sich ein paar eigene Veränderungen Ihrer Bestellung aus und wiederholen Sie die Schritte 1 und 2.

Wahrnehmung von gedankenlosem Essen
Sobald Sie im Restaurant Platz genommen haben, stellen Sie sich vor, wie in dieser Umgebung gedankenloses Essen aussehen würde. Stimmen Sie sich darauf ein. Bestimmen Sie ganz bewusst das Gericht, das Sie von »zufrieden« auf »übervoll« schiebt. Das könnte sein:

- Ein oder zwei Stücke Brot mit Butter (abhängig von der Größe der Brotstücke)
- Eine Portion Chips und Salsa
- Der Käse oder die großen, fettigen Croûtons auf Ihrem Salat
- Die Hälfte der »Sättigungsbeilage« auf Ihrem Teller (Pommes frites, Reis oder Kartoffelpüree mit Butter)

Sie könnten sogar erwägen, diese Dinge bewusst auf einen anderen Teller zu legen, um sich daran zu erinnern, dass sie Ihnen nicht guttun.

Werkzeug 24: Immer der Nase nach

Menschen mit Emotionaler Intelligenz kennen sich selbst und wissen, welche Düfte Ihren Appetit anregen. Wenn Sie das wissen, können Sie sich auf den Moment vorbereiten, wo Sie etwas riechen, was Sie besonders gern mögen. Ich denke da an frische Donuts. Nicht, dass ich jetzt gern einen hätte, aber während ich das hier schreibe, an einem Spätsommertag, bringen ziemlich viele Klienten welche mit in die Sitzung. In ein paar Wochen findet bei uns eine Ausstellung mit Jahrmarkt statt, und einer der Verkäufer vor Ort macht legendäre Donuts. Es ist noch Wochen hin bis zur Eröffnung, aber die Lust darauf fängt schon an. Haben Sie jemals einen frischen, hausgemachten Donut oder Krapfen gegessen, so richtig frisch aus der Fritteuse? Schmeckt er Ihnen? Wenn nicht, stellen Sie sich ein anderes Lieblingsessen vor, eines, das Sie in der Fantasie so richtig quälen kann.

Gut, jetzt wissen Sie, was ich meine. Sie haben ein Bild im Kopf. Vermutlich erinnern Sie sich auch an den Duft. Essgelüste bestehen zur Hälfte aus Bildern, zur Hälfte aus Düften. Ihr Gehirn stellt sich beides vor, und peng!, wird die Lust noch intensiver.

Vor nicht allzu langer Zeit hätte man Ihnen jetzt empfohlen, nicht an Donuts zu denken (und Diätbücher tun das immer noch). Aber die neuere Forschung zeigt, dass es eine mächtigere und angenehmere Möglichkeit gibt: Lenken Sie Ihr Bildersehen und Ihren Geruchssinn ab, damit sie gar nicht erst ein mächtiges Bild aufbauen können. Ihre Sinne können nur eine begrenzte Menge von Eindrücken aufnehmen. Und Sie können diesen Kanal mit etwas anderem füllen als mit Essensdüften.

In einer Studie mit 67 Frauen, die in der Zeitschrift *Appetite* veröffentlicht wurde, haben australische Forscher die Wirkung von Düften auf die Lust auf Schokolade getestet. Die Frauen wurden gebeten, zwei Stunden vor dem Test nichts zu essen und zu trinken. Dann wurden sie einzeln in einen ruhigen Raum geführt und vor einen Computerbildschirm gesetzt, auf dem ihnen Fotos von köstlichen Schokoladengerichten und Desserts vorgeführt wurden, darunter auch Schokoladenkuchen, Brownies, Eis und Donuts. Nach jedem Foto wurden sie aufgefordert, das Bild im

Gedächtnis zu behalten. Dann bekamen sie einen von drei verschiedenen Düften zu schnuppern: Jasmin, grüner Apfel oder Wasser. Und danach baten die Forscher die Teilnehmerinnen, ihre Lust auf Schokolade auf einer Skala von »gar nicht« bis »extrem stark« einzuschätzen. Der Jasminduft verringerte die Lust auf Schokolade viel wirkungsvoller als die anderen Düfte, stellten die Forscher fest.

Das Schöne am Wegschnuppern von Gelüsten ist die Tatsache, dass es so einfach ist. Ein kurzes Schnuppern löst die Lust auf. Sie müssen den Duft nicht mehr als ein paar Sekunden vor Ihrer Nase haben.

Wenn Sie rauchen, können Sie auf diese Weise übrigens auch mit dem Rauchen aufhören. Eine Studie von 1999 hat gezeigt, dass Raucher, die einem angenehmen und später einem unangenehmen Duft ausgesetzt waren, weniger Lust auf eine Zigarette hatten als solche, die den neutralen Geruch von Wasser eingeatmet hatten. Die Studie testete sieben verschiedene Düfte: Kokos, Banane, Pfefferminz, Zitrone, Wick Vaporub, Essig und Blütenduft. Negative Gerüche waren weniger hilfreich, aber alle Düfte halfen dabei, mit der Lust aufs Rauchen umzugehen.

ÜBUNG – DÜFTE HELFEN

Kaufen Sie sich in einem Naturkostladen oder in der Apotheke ein paar Fläschchen mit ätherischen Ölen (Jasmin oder einem anderen Duft, den Sie mögen). Nehmen Sie ein Fläschchen mit in die Arbeit, behalten Sie eins in der Küche und eins in der Handtasche. Wenn Sie extreme Lust aufs Essen bekommen, schnuppern Sie an dem Fläschchen. Der Duft wird die Sinnesbilder reduzieren oder blockieren, die Ihre Fantasie Ihnen vorgaukelt.

Wenn Sie feststellen, dass dieses Werkzeug bei Ihnen besonders gut funktioniert, gehen Sie noch einen Schritt weiter. Machen Sie sich eine Schachtel zurecht mit Fläschchen oder Duftkerzen mit verschiedenen nicht mit Essen verbundenen Düften, die Ihnen helfen, wenn Sie auf etwas ganz Bestimmtes Lust haben.

Werkzeug 25: Ein Werkzeug für Kaufreudige

Kauen Sie einfach gern oder haben Sie oft das Bedürfnis, gleich nach dem Essen noch etwas in den Mund zu stecken? Das muss Ihnen nicht peinlich sein, vielen meiner Klienten geht es so. Sie finden Kauen einfach tröstlich, und vielleicht ist das bei Ihnen auch so. Sie werden vielleicht überrascht sein zu erfahren, dass Kauen bei der Regulierung von Emotionen und bei der Impulskontrolle hilft. Beides sind Schlüsselbegriffe der Emotionalen Intelligenz.

In der Forschung ist man sich dieser Tatsache schon länger bewusst: Mundbewegungen wirken beruhigend auf uns. Das ist früh in unserer Kindheit angelegt, denken Sie nur an Babys, die gestillt werden oder an einem Schnuller nuckeln.

Für alle, denen es genauso geht, könnte Kaugummi ein Teil der Lösung sein. Natürlich haben Generationen von Lehrern uns das Kaugummikauen verboten, aber wenn Sie mit Ihrem Essverhalten kämpfen, könnte es Ihnen trotzdem guttun. Die Forschung geht davon aus, dass es Stress abbaut, die Stimmung aufhellt, die Denkleistung erhöht und sowohl den Hunger als auch Essgelüste verringert. Selbst wenn Sie kein Kaugummi-Fan sind, bedenken Sie die Vorteile.

Stressabbau

In einer Studie der Swinburne-University in Australien teilten die Forscher vierzig Teilnehmer in zwei Gruppen auf: Die einen kauten Kaugummi, die anderen nicht. Dann machten beide Gruppen einen Computertest, bei dem sie verschiedene kognitive Aufgaben lösen sollten. Es ging dabei gleichzeitig um Reaktionszeit, Konzentration und Zurückhaltung von Reaktionen – der ganze Test war also darauf angelegt, Stress zu erzeugen.

Diejenigen Teilnehmer, die Kaugummi kauten, während sie unter stressigen Bedingungen Multitasking leisten sollten, litten unter 10 Prozent weniger an Angstgefühlen verglichen mit den Nicht-Kauern. Gleichzeitig war ihre Aufmerksamkeit 8 Prozent höher. Ihr Cortisolspiegel war niedriger, und ihre Gesamtleistung war 67 Prozent höher als die der Nicht-Kauer. Vermutlich war wegen der schwächeren Stressreaktion die Durchblutung ihres Gehirns einfach besser.

Entspannung bei gleichzeitiger Aufmerksamkeit
EEG-Studien haben gezeigt, dass Kaugummikauen Gehirnwellen produziert, die denen im Zustand der Entspannung sehr ähnlich sind. Zumindest eine Studie zeigt, dass das Kauen sogar Alphawellen erzeugen kann. Alphawellen erzeugen ein Gefühl von Entspannung und Aufmerksamkeit zur gleichen Zeit. Einen besseren Zustand können Sie kaum finden, wenn Sie entscheiden wollen, was Sie essen, oder wenn Sie Essen aus Langeweile vermeiden wollen.

Steigerung der Gehirnleistung
Forscher an der St. Lawrence University in New York haben herausgefunden, dass Studenten bessere Leistungen in Tests erbrachten, wenn sie dabei Kaugummi kauten. Die Aufmerksamkeit wurde dadurch mehr gesteigert als durch Koffein, aber nur 15 bis 20 Minuten lang. Die kurze Dauer hängt wohl damit zusammen, dass das Kauen eine körperliche Reaktion hervorruft, die sofortiges Handeln voraussetzt.

Steigerung der kognitiven Fähigkeiten
In einer Studie wurden 80 Studenten in zwei Gruppen aufgeteilt. Die eine Gruppe kaute fünf Minuten vor einer Testreihe Kaugummi, die andere nicht. In dem Test ging es um Gedächtnisleistungen, Ausdrucksfähigkeit und andere kognitive Fähigkeiten. Die Kaugummi-Gruppe schnitt deutlich besser ab. Eine andere Studie zeigte verbesserte Reaktionszeiten – was von Vorteil ist, wenn eine Entscheidung ansteht, z. B. bei der Bestellung im Restaurant. Sowohl das Kauen selbst als auch der Geschmack des Kaugummis können helfen.

Dämpfung von Hunger und Appetit
Kaugummi dämpft mindestens eine Dreiviertelstunde lang Hunger, Appetit und die Lust auf Snacks, und es fördert das Gefühl der Sättigung, so fand eine Studie heraus, die in der Zeitschrift

Appetite veröffentlicht wurde. Die Forscher luden 53 Frauen an mehreren Tagen zum Mittagessen ins Labor ein. Gleich danach schätzten die Frauen Hunger, Appetit und Lust auf süße und salzige Snacks ein, drei Stunden lang im stündlichen Abstand. Danach kamen sie zu einem süßen oder salzigen Snack zurück ins Labor. Zweimal während der dreistündigen Wartezeit kauten die Frauen wenigstens eine Viertelstunde lang Kaugummi, zweimal taten sie es nicht. Die Forscher fanden heraus, dass das Kaugummi die Lust auf den Snack um etwa 10 Prozent verringerte und den Hunger und die Lust aufs Essen erheblich dämpfte.

Aber Vorsicht: Manchmal funktioniert Kaugummi auch zu gut. Es kann zur Sucht werden. Beschränken Sie sich auf höchstens ein Päckchen pro Tag. Und achten Sie Ihren Zähnen zuliebe darauf, dass Sie zuckerfreie Sorten wählen.

ÜBUNG – KAUGUMMI

Bei diesem Werkzeug gibt es keine Schritte, aber wenn Sie probieren wollen, mithilfe von Kaugummi Ihre Stimmung und Ihre Lust aufs Essen zu beeinflussen, dann sollten Sie wissen, bei welchen Gelegenheiten Sie es nutzen können. Die meisten Studien besagen, es sei am hilfreichsten, wenn Sie ein paar Minuten vor dem entscheidenden Punkt anfangen zu kauen. Folgende Möglichkeiten könnten den Versuch wert sein:

- Wenn Sie eine Speisekarte lesen, um entspannte Aufmerksamkeit zu fördern und auf diese Weise einsichtsvolle Entscheidungen zu treffen
- Wenn Sie gestresst sind, um Spannungen abzubauen und stressbedingtes Essen zu vermeiden
- Eine Viertelstunde vor einer Mahlzeit, um den Appetit zu zügeln und ein Gefühl der Sättigung zu erzeugen
- Drei bis fünfzehn Minuten vor einer Entscheidung, um den Blutzuckerspiegel zu erhöhen und die Reaktionszeit zu verbessern

Und wenn Sie besonders aufmerksam sein wollen, nehmen Sie Kaugummi mit Pfefferminzgeschmack. Der Duft von Pfefferminz steigert die Aufmerksamkeit.

Jetzt sind Sie bereit

Wie fühlen Sie sich? Zuversichtlich? Nervös? Von beidem ein bisschen?

Egal, wie Sie sich fühlen, Sie haben Ihren EatQ gesteigert, und von hier aus kann es nur noch besser werden. Wenn Sie lernen, Ihre Gefühle zu erkennen und noch besser anzunehmen, werden Sie auch Vertrauen in Ihre Fähigkeit fassen, diese Gefühle zu nutzen, um Essensentscheidungen zu treffen, die Ihrer Gesundheit und Ihrem Wohlbefinden nützen – bewusste Essensentscheidungen, die von Aufmerksamkeit und einem Verständnis für Ihre Gefühle geprägt sind, und von der Fähigkeit, mit ihnen umzugehen. Wir sind am Ende unserer gemeinsamen Reise angekommen, aber Sie sind jetzt mehr als bereit, allein weiterzugehen.

Tatsächlich haben Sie mehr geschafft, als Sie vielleicht wissen. Indem Sie dieses Buch durchgearbeitet haben, haben Sie sich entschlossen, alte Verletzungen anzusehen, neue Ideen auszuprobieren und etwas anders zu machen, statt immer nach der alten Leier zu leben und mal wieder eine Diät anzufangen. Ob es Ihnen darum geht, abzunehmen, oder ob Sie einfach Frieden mit dem Essen schließen wollen: Jetzt sind Sie auf dem richtigen Weg.

Ich wünsche Ihnen alles Gute für Ihre weitere Reise. Sie haben jetzt alles, was Sie brauchen, um erfolgreich zu sein. Echter Wandel braucht seine Zeit, braucht Geduld, positives Denken und Hingabe. Und die EAT-Methode kann Ihre Essgewohnheiten dauerhaft verändern. Das weiß ich. Ich habe gesehen, wie sie meinen Klienten hilft, und ich glaube, sie wird auch Ihnen helfen.

Ein paar Worte zum Schluss: Machen Sie weiter. Ruhen Sie sich nicht auf Ihren Lorbeeren aus, und zögern Sie nicht, sich selbst mit unverbrüchlicher Treue verbunden zu bleiben. Wie der große Maler Pablo Picasso einmal sagte: »Handeln ist der wichtigste Schlüssel zum Erfolg.« Daran glaube ich von ganzem Herzen. Und ich glaube auch, dass ein solches Handeln aus der Liebe zu uns selbst erwächst. Wenn Sie also weitermachen, lieben Sie sich selbst. Glauben Sie an sich. Behalten Sie die Hoffnung. Sie werden überrascht sein, was Sie alles schaffen können.

Ich habe Ihnen die Werkzeuge an die Hand gegeben, aber die Hingabe und der Mut müssen von Ihnen kommen. Gehen Sie in die Tiefe, und leben Sie achtsam. Mit der Zeit werden Sie feststellen, dass Sie irgendjemand anderem helfen, der mit seinem Essverhalten kämpft.

Wenn Sie Fragen haben oder jemandem von Ihren Erfolgen mit der EAT-Methode erzählen wollen, dann freue ich mich, von Ihnen zu hören! Bitte zögern Sie nicht, mir ein paar Zeilen zu schreiben: Meine Website finden Sie unter www.drsusanalbers. com

Danksagung

Ich möchte mich gern bei den vielen Menschen bedanken, die dieses Buch möglich gemacht haben:

Bei meinen Kollegen und den Wissenschaftlern, deren Studien ich ausgewertet habe. Ihre Arbeit hat dieses Buch und meine Arbeit mit den Klienten überhaupt erst ermöglicht.

Bei allen Pionieren auf dem Feld der Emotionalen Intelligenz, vor allem Dr. Daniel Goleman, Dr. Peter Salovey und Dr. John D. Mayer. Ihre Arbeit hat die Art, wie wir uns selbst wahrnehmen und wie wir die Fähigkeit zur Verbindung und Kommunikation mit anderen einschätzen, für immer verändert.

Bei den vielen Forschern, deren Arbeit ich bewundere und respektiere, darunter Chade Meng Tan, Dr. Jon Kabat-Zinn, Dr. Jean Kristeller, Dr. Kelly McGonigal, Dr. Barbara Rolls, Dr. Cynthia Bulik, Dr. Marion Nestle, Dr. Roy Baumeister, Dr. Janet Polivy, Dr. Elisha Goldstein, Dr. Lilian Cheung, Thich Nhat Hanh, Dr. Andrew Weil, Dr. David Ludwig, Dr. David Katz, Dr. Steven Stein, Dr. Ellen Langer, Evelyn Tribole und Elyse Resch. Von ihnen allen habe ich viel über Emotionale Intelligenz, achtsames Essen, Achtsamkeit und gesundes Essen gelernt.

Bei Dr. Sara Gottfried für das inspirierende Vorwort und ihren klugen, motivierenden Rat.

Bei Dr. Brian Wansink für seine Forschung und das Buch *Mindless Eating*. Beides inspiriert mich immer noch zum neuen Nachdenken über achtsames und gedankenloses Essen. Sein Talent für praktische und begeisternde Forschung ist einfach ein Geschenk.

Bei der Cleveland Clinic. Es war ein Genuss, zehn Jahre dort zu arbeiten.

Bei Nancy Hancock für ihren klugen Rat und ihre Unterstützung, für die Arbeit ihrer Lektoren, Korrektoren, Marketing- und Presseleute bei HarperOne.

Bei den Lektoren und Kollegen, die mir geholfen haben, meine früheren Bücher zu veröffentlichen: *Eating Mindful; 50 Ways to Soothe Youself Without Food; Eat, Dring & Be Mindful* und *But I Deserve This Chocolate*. Ich habe ihnen allen schon oft persönlich gedankt, aber ich bin immer noch dankbar für die Hilfe bei der Drucklegung meiner Arbeit.

Bei Mark Bittman, Michael Pollan, Jenni Schaefer, Jenniger Weiner, Dr. Oz, Dr. Roizen, Geene Roth und Marsha Hudnall von Green Montain. Ihre Arbeit inspiriert Menschen dazu, gesünder zu essen. Sie alle schreiben aus unterschiedlichen Perspektiven darüber, wie wir essen. Und all das ist unglaublich nützlich – im globalen wie im persönlichen Sinne.

Bei meinen Klienten, wie immer. Ich schätze ihre klugen Hinweise, und es ist mir eine Ehre, an ihrer Reise teilnehmen zu dürfen.

Bei Celeste Fine, die eine wunderbare Agentin ist: hart arbeitend, kommunikativ, kreativ und unterstützend. Und bei Sarah Cantin, die mich mit Celeste zusammengebracht hat.

Bei David Zyla für seine großartigen Ratschläge. Bei Peter James von Peter James Web Designs für seine fantastische Unterstützung. Bei Erika Harwood für die schönen Grafiken in diesem Buch.

Bei Julia VanTine für ihre harte Arbeit und ihr Durchhaltevermögen.

Bei Carrie Arnold für die Forschungshilfe und ihr eigenes Schreiben in Bezug auf gesundes Essen.

Und wie immer eine Umarmung für meine alten Freunde: Dr. Victoria Gould, Jane Lesniewski, Betsy Swope, Eric Lingenfelter und Dr. Jason Grief. Ich freue mich immer darauf, an verschiedenen Orten auf der Welt Zeit mit euch zu verbringen. Vielen Dank auch an Susan Heady, die meine ersten Textfassungen viele Male gelesen hat. Und für deine Freundschaft, Susan.

Bei Dr. Thomas Albers, Carmela Albers, Dr. Angela Albers und Dr. Eric Brooks; Judd, Linda, Jenna, Paul, Maya und Jonah Serotta; bei John Rhonda und Jim Bowling. Ich weiß, was für ein großes Glück ich habe, dass es euch alle gibt: eine unglaublich unterstützende Familie, sehr engagiert und nahe. Danke auch an Angie für ihre Bereitschaft, von einem Moment zum anderen loszufahren – ich freue mich auf viele weitere Abenteuer.

Bei John, Brooklyn und Jack Bowling. Ich kann gar nicht sagen, wie sehr ich eure Hilfe und Partnerschaft schätze. Brookie und Jack – danke für euer tägliches kluges Wort und euer glückliches Lächeln.

Quellen und Hinweise
zum Weiterlesen

Keim Brandon: »Brain Scanners Can See Your Decisions Before You Make Them«, in: *Wired*, 13/2008

Jean Anthelme Brillat-Savarin: *Physiologie des Geschmacks oder: Betrachtungen über das höhere Tafelvergnügen.* Dt. Erstausgabe Braunschweig 1865. Repr. Leipzig 1983 u. ö.

F.L. Brown und V. Slaughter: »Normal Body, Beautiful Body: Descrepant Perceptions Reveal a Pervasive >Thin Ideal< from Childhood to Adulthood«, in: *Body Image* 8/2 (2011), S. 119–125

Howard Gardner: *Frames of Mind: The Theory of Multiple Intelligences.* New York, 3. Aufl., 2011 (dt. Ausgabe: *Abschied vom IQ: Die Rahmen-Theorie der vielfachen Intelligenzen.* Stuttgart 2005)

Daniel Goleman: »What Makes a Leader?«, in: *Harvard Business Review* 1/2004

Daniel Goleman: *Emotional Intelligence.* New York 1995 (dt. Ausgabe: *EQ. Emotionale Intelligenz.* München 1995 u. ö.)

S.S. Iyengar und M.R. Lepper: »When Choice is Demotivating: Can One Desire Too Much of a Good Thing?«, *Journal of Personality and Social Psychology* 79/6 (2000), S. 995–1006

Jon Kabat-Zinn: *Full Catastrophe Living: Using the Wisdom of Your Body and Mind to Face Stress, Pain, and Illness.* New York 1991 (neueste dt. Ausgabe: *Im Alltag Ruhe finden: Meditationen für ein gelassenes Leben.* München 2013)

J.D. Mayer, D.R. Caruso, P. Salovey: »Emotional Intelligence Meets Traditional Standards for an Intelligence«, in: *Intelligence* 27/4 (1999), S. 267–298

P.C. Peter und D. Brinberg: »Learning Emotional Intelligence: An Exploratory Study in the Domain of Health«, in: *Journal of Applied Social Psychology* 42/6 (2012), S. 1394–1414

Geneen Roth: *Feeding the Hungry Heart.* New York 1982 u. ö. (dt. Ausgabe: *Sehnsüchtiger Hunger.* München 1994)

Barry Schwartz: *The Paradox of Choice: Why More Is Less.* New York 2003

P. Salovey und J.D. Mayer: »Emotional Intelligence«, in: *Imagination, Cognition, and Personality* 9/3 (1990), S. 185–211

Elizabeth Somer: *Eat Your Way to Happiness.* New York 2009

Chade-Meng Tang: *Search Inside Yourself.* New York 2012 (dt. Ausgabe: *Search Inside Yourself.* München 2012)

L. Zysberg und A. Rubanov: »Emotional Intelligence and Emotional Eating Patterns: A New Insight into the Antecedents of Eating Disorders?«, in: *Journal of Nutrition Education and Behavior* 42/5 (2010), S. 345–348

Die folgenden Zeitschriften und Blogs wurden für dieses Buch ausgewertet

ABC News
Addictive Behaviors
Advances in Food an Nutrition
  Research
American Journal of Clinical
  Nutrition
American Journal of Public Health
Annals of Behavioral Medicine
Antioxidants and Redox Signaling
Appetite
Archives of Internal Medicine
Behaviour Research and Therapy
Body Image
British Journal of Health Psychology
Cognition
Cornell Hotel and Restaurant
  Administrative Quarterly
Critical Reviews in Food Science
  Nutrition
Cultural Compass
Eating Disorders
Emotion
European Eating Disorders Review
European Journal of Clinical
  Nutrition
European Journal of Social Psychology
Experimental and Clinical Psycho-
  pharmacology
Food Nutrition Bulletin
Front Line
Harvard Business Review
Health Psychology
Helpguide.org
Intelligence
International Journal of Eating
  Disorders
International Journal of Obesity
Journal of Affective Disorders
Journal of Animal Science and
  Biotechnology
Journal of Applied Social Psychology
Journal of Clinical Investigation
Journal of Consumer Research
Journal of Experimental Social
  Psychology

Journal of Nutrition Education and
  Behavior
Journal of Pediatrics
Journal of Personality and Social
  Psychology
Journal of Psychiatry and Neuro-
  science
Journal of Social and Clinical
  Psychology
Journal of the Academy of Nutrition
  and Dietetics
Journal of the American College of
  Nutrition
Judgement and Decision Making
Lab News
Los Angeles Times
Medical Hypotheses
Medicine and Sports Science
Motivation and Emotion
NBC News
New York Times
Nutrition Reviews
Nutritional Neuroscience
Obesity
People
Personality and Individual Differences
Physiology and Behavior
PLOS ONE
Psychological Bulletin
Psychological Science
Psychology Today
Psychoneuroendocrinology
Psychopharmacology
Rush University Medical Center
  online
Science Daily
Scientific American Guest Blog
Stress Newsletter
Time
USA Today
Wired

THICH NHAT HANH | DR. LILIAN CHEUNG

Achtsam essen - achtsam leben

Der buddhistische Weg zum gesunden Gewicht

Wie kann man bewusst leben und ein gesundes Gewicht erlangen? Der berühmte Zen-Meister Thich Nhat Hanh und die Ernährungswissenschaftlerin Dr. Lilian Cheung verbinden zeitlose Prinzipien der buddhistischen Lehre mit modernen wissenschaftlichen Erkenntnissen, um das Thema Ernährung aus einem neuen Blickwinkel zu beleuchten. Sie zeigen, dass durch einen achtsamen und bewussten Lebensstil auch das Essverhalten verändert und damit der Kampf um das Gewicht beendet werden kann. Die hier vorgestellten Achtsamkeitsübungen lassen sich leicht und vollständig in unser tägliches Leben einbeziehen. Mit ihrer Hilfe kann jeder lernen, wie man aus alten Gewohnheiten aussteigt, auf seine natürlichen Bedürfnisse achtet, bewusster genießt und so den Weg heraus aus der üblichen Diätfalle findet.

O.W. BARTH ✴